临床医疗护理常规（2019 年版）

精神科诊疗常规

孙洪强　马　辛　主　编
陆　林　主　审
北京医师协会　组织编写

中国健康传媒集团
中国医药科技出版社

内容提要

本书是精神科工作规范指南，根据《医师定期考核管理办法》的要求，由北京医师协会组织全市精神科专家、学科带头人及中青年业务骨干在上一版基础上，根据 DSM－5 及 ICD－11 最新进展共同编写而成。体例清晰明确，内容具有基础性、专业性、指导性及可操作性等特点。本书是北京市精神科专科领域执业医师“定期考核”业务水平的唯一指定用书，适合广大执业医师、在校师生使用。

图书在版编目（CIP）数据

精神科诊疗常规／孙洪强，马辛主编．—北京：中国医药科技出版社，2021.7
（临床医疗护理常规：2019 年版）
ISBN 978－7－5214－2520－8

Ⅰ．①精…　Ⅱ．①孙…　②马…　Ⅲ．①精神病－诊疗　Ⅳ．①R749

中国版本图书馆 CIP 数据核字（2021）第 120048 号

美术编辑　陈君杞
版式设计　易维鑫

出版　**中国健康传媒集团**｜中国医药科技出版社
地址　北京市海淀区文慧园北路甲 22 号
邮编　100082
电话　发行：010－62227427　邮购：010－62236938
网址　www.cmstp.com
规格　787×1092 mm 1/16
印张　18 1/2
字数　400 千字
版次　2021 年 7 月第 1 版
印次　2021 年 7 月第 1 次印刷
印刷　三河市万龙印装有限公司
经销　全国各地新华书店
书号　ISBN 978－7－5214－2520－8
定价　89.00 元

获取新书信息、投稿、为图书纠错，请扫码联系我们。

《临床医疗护理常规（2019年版）》
编委会

《精神科诊疗常规》
编委会

主　　编　孙洪强　马　辛

主　　审　陆　林

副 主 编　王　刚　王晓慧　田宝朋　时　杰

编　　委（以姓氏笔画为序）

马燕桃　王传跃　王绍礼　王雪芹　卞清涛

孔庆梅　邓佳慧　丛　中　刘　靖　刘　粹

刘破资　闫　芳　闫　俊　孙　伟　孙新宇

李　冰　李晓虹　李雪霓　邸晓兰　迟　勇

张卫华　陈　群　陈景旭　林　红　易嘉龙

郑　毅　姚贵忠　袁俊亮　钱　英　唐登华

黄薛冰　曹延筠　曹庆久　崔永华　程　嘉

潘成英　魏　镜

学术秘书　温　雯　娄思佳

Preface

序 言

为适应现代医疗卫生事业的发展需要，及时更新医学知识，北京医师协会2018年10月决定对北京市《临床医疗护理常规（2012年版）》的内容进行补充修订。北京医师协会与北京地区52个专科医师分会组织医学专家和业务骨干，以现代医学理论为指导，致力于促进北京地区医疗质量与患者安全的持续改进和提高。经过有关专科医师分会和专家的共同努力，修编后的《临床医疗护理常规（2019年版）》内容更加丰富，相关知识、技能更加先进，更能满足北京地区临床一线医师的需求。作为北京市各级各类医疗机构医务人员日常医疗护理工作规范，各类专科医师应知应会的基本知识与技能，北京市执业医师定期考核唯一指定用书，《临床医疗护理常规（2019年版）》必将有效地帮助医疗机构提高工作质量，规范医疗行为，维护医务人员合法权益，推动北京地区临床医疗护理工作的持续改进和提高，为实现健康中国的宏伟目标做出积极的贡献。

在此，也向积极参与《临床医疗护理常规（2019年版）》修编工作的各位专家和业务骨干表示衷心地感谢。

郭积勇

2019年12月

《临床医疗护理常规（2019年版）》
修编说明

2012 年 3 月北京医师协会受北京市原卫生局委托，组织北京地区 35 个专科医师分会的医学专家和业务骨干，以现代医学理论为指导，结合北京地区临床实践经验，对《临床医疗护理常规（2002 年版）》进行了认真修编，推出了《临床医疗护理常规（2012 年版）》。

《临床医疗护理常规（2012 年版）》是按照北京医师协会已经成立的各专科医师分会所涉及的医疗专业类别进行编写的。推出 7 年来，对提高各级各类医疗机构医疗质量，规范医护人员医疗行为，保障医务人员及患者安全方面发挥了重要作用。

随着我国医疗卫生事业的快速发展，涌现出许多新的医疗技术手段，北京医师协会的专科医师分会也由 2012 年的 35 个发展到目前的 59 个。为了更好地规范医疗服务行为，适应现代医疗卫生工作的需要，借鉴、吸收国内外先进经验，紧跟医学发展步伐，自 2018 年 10 月开始，北京医师协会组织专科医师分会对《临床医疗护理常规（2012 年版）》有关内容进行补充修编，现共计推出 33 个专科的《临床医疗护理常规（2019 年版）》。《临床医疗护理常规（2019 年版）》凝聚着有关专家和业务骨干的心血，是北京地区临床医疗护理工作的一份宝贵财富。

尚需说明：

1. 关于《临床医疗护理常规（2019 年版）》的修编，内科医师分会、康复医学科医师分会、泌尿外科医师分会、烧伤科医师分会、耳鼻咽喉科医师分会认为本专科技术变化不大，未进行修编。原《儿科诊疗常规》分为《儿内科诊疗常规》和《儿外科诊疗常规》两册。由于北京医师协会近期成立了重症专科医师分会和疼痛专科医师分会，故本次修订增加了《重症医学科诊疗常规》和《疼痛科诊疗常规》。全科医学医师分会提前对《全科医学科诊疗常规》进行了修订，已于 2018 年 7 月出版。老年专科医师分会于 2017 年成立后即出版了本专科的《老年医学诊疗常规》。

2. 为进一步完善北京市医师定期考核工作，保证医师定期考核工作取得实效，修编后的《临床医疗护理常规（2019 年版）》旨在积极配合专科医师制度的建设，各专科分册独立程度高、专业性强，为各专科医师提供了应知应会的基本知识和技能。《临床医疗护理常规（2019 年版）》将成为各专科执业临床医师定期考核业务水平测试的重要内容。

3.《临床医疗护理常规（2019 年版）》的修编仍然是一项基础性工作，目的在于为各级医护人员在临床医疗护理工作中提供应参照的基本程序和方法，以利于临床路径工作的开展，促进医学进展的学术探讨和技术改进。

4. 本次修编仍不含中医专业。

北京医师协会
2019 年 10 月

Foreword
前 言

《精神科诊疗常规》是北京医师协会组织编写的《临床医疗护理常规（2019 年版）》的一个分册。2012 年版《精神科诊疗常规》出版至今已有 8 年，对促进北京地区精神科诊疗规范，提高精神科医师诊疗水平，保障医疗安全起到了重要指导作用。在过去的 8 年中，精神疾病在病因机制的研究、诊断标准的变迁、治疗理念的更新等各个方面都有较大的变化与发展。有鉴于此，在北京医师协会的安排和指导下，我们组织了北京市精神科等相关领域的数十位专家教授对手册的内容进行修改与更新。新版手册编写以科学、全面、规范为原则，主要根据最新的 ICD－11 疾病诊断体系进行编写，现行 ICD－10、DSM－5 等诊断体系作为补充。在上一版的基础上，调整了疾病章节结构，增添了睡眠－觉醒障碍和游戏障碍等新分类疾病章节，增加了多学科诊疗思路、精神疾病诊疗新技术等内容，从临床表现和评估、诊断要点和鉴别诊断、治疗原则三个方面介绍相关精神疾病共 21 章。内容简明扼要，重点突出，便于医生临床查阅与使用。本书基于临床循证医学证据，结合各个相关领域专家的临床经验编写而成，而精神疾病的学术研究、临床诊疗发展迅速，加之实际临床情况错综复杂，在编写过程中难免有所疏漏，希望广大读者提出宝贵意见或建议，以便再版时不断修订完善。

感谢北京大学第六医院陆林院士对本次修编工作的指导与支持，感谢北京医师协会及北京医师协会精神科专科分会理事所在单位的鼎力支持与帮助。

编　者

2020 年 7 月

Contents

目 录

第一章　神经发育障碍

神经发育障碍为一类在发育期出现的行为或认知障碍，表现为获取或执行特定的智能、运动或社交功能上有显著困难。尽管行为和认知缺损存在于多种可以在发育期起病的精神行为障碍中（如精神分裂症、双相障碍等），但只有以神经发育为核心特点的障碍被归入此类。该类障碍病因复杂，在很多案例中病因未明。

第一节　智力发育障碍

智力发育障碍是一组起病于发育期（通常 18 岁之前）、病因各异、以智力功能和适应行为显著低于平均水平（标准化智力测查结果低于平均值两个标准差或以上）为特征的神经发育障碍。

智力发育障碍常见，为导致人类致残的重要原因。1985 年 WHO 资料报道该障碍轻度患病率约为 3%，中、重度患病率约为 0.3% ~0.4%。2001 年全国 0 ~6 岁残疾儿童抽样调查结果显示该障碍患病率为 0.931%。

智力发育障碍病因复杂，包括生物学因素和心理社会因素或称遗传因素和环境因素。

一、临床表现

1. 总体临床表现

（1）智力功能低下　智力通常也称为智能，是人类认识客观事物能力的总和，是获得知识、认识和理解事物以及运用知识与经验解决问题的能力。智力由多种技能综合构成，如：观察、理解、推理、判断、计算、记忆、语言及社会能力等等，可以由标准化智力测查工具进行测量。智力发育障碍的患者智力发育存在落后。

（2）适应行为障碍　社会适应能力是人类适应日常生活、学习、工作、家庭、社会等所需要具备的能力，包括：日常生活技能、学校技能、独立生活和自给自足能力、社会交往技能和责任能力等。智力发育障碍患者的社会适应能力存在缺陷。

2. 各种程度的临床表现

（1）轻度智力发育障碍　最常见，约占全部患者的 85%，成年后智力水平相当于 9 ~12 岁正常儿童。婴幼儿期说话、走路等较正常儿童略微迟缓，上学后言语能力足以应付一般日常交流。可学会一定的阅读、书写及简单计算技能，但因记忆力、理解力、计算力和抽象概括能力等均较差，学习困难明显，需要特殊教育和帮助，不能完成普通小学学业。成年后日常生活可以自理，能学会简单劳动技能，可在他人支持下参加社会生产劳动，自食其力。轻度患者大多性情温顺、安静，比较好管理。少数患者意志活动缺乏主动性和积极性，需要他人安排和督促。可以建立友谊和家庭。遇到特殊事件时需要给予支持，以维持社会适应能力。一般无神经系统异常体征和躯体畸形。

（2）中度智力发育障碍　约占全部患者的10%，成年后智力水平相当于6～9岁正常儿童。婴幼儿期言语和运动发育明显落后于同龄正常儿童，小学后虽然能够掌握简单生活用语，但词汇量少，言语简单，部分患者构音不清。理解力、计算力和记忆力等明显落后，经过长期教育训练，部分患者可以学会少许非常简单的阅读和书写，但阅读及理解能力均很有限，多数患者对数的概念模糊，甚至不能学会简单的计算和点数。有一定的模仿能力，长期训练后能学会一定的简单生活技能和简单劳动技能，成年后可自理简单生活，在监护下大部分可从事简单、重复的体力劳动，但他们的生活、劳动技能较差，需要经常的帮助和辅导。多数患者情感反应尚适切，可能建立较稳定的关系。多数患者有生物学病因，部分患者有神经系统异常体征和躯体畸形。

（3）重度智力发育障碍　约占全部患者的3%～4%，成年后智力水平相当于3～6岁正常儿童。语言发育水平低，只能学会一些简单词句，词汇贫乏。理解力很差，通常不能理解文字和数的概念。不会辨别和躲避危险，情感幼稚。虽经长期反复训练可学会部分简单、基本的自我照料技能，如自己进食和简单卫生习惯，但成年后生活不能自理，终生需人照顾。患者常常有显著的生物学病因，并常有神经系统功能障碍和躯体畸形。

（4）极重度智力发育障碍　约占全部患者的1%～2%，成年后智力水平相当于3岁以下正常儿童。大多无语言能力，也不理解他人言语。理解力极差。不能分辨亲疏，不知躲避危险，情感反应原始，运动损害明显，部分患者终生不能行走。生活完全不能自理，全部需人照顾，需终生养护。患者往往具有明显的生物学病因，包括严重的染色体畸变和先天性遗传代谢病等，并常有明显的神经系统功能障碍和躯体畸形。

二、评估

1. 智力评估　可用标准化智力测查量表对患者的智力水平进行评定，最常用者为韦氏幼儿智力量表、韦氏儿童智力量表、韦氏成人智力量表。智商（IQ）低于70，表明患者存在智力低下。

2. 社会适应能力评估　可用婴儿－初中生社会生活能力量表，适应行为评定量表评估患者的社会适应能力，适应商低于70，表明患者存在社会适应困难。也可用同年龄、同文化背景的人群为基准判断患者的社会适应能力。

三、诊断要点

1. 诊断要点　需具备以下三点，缺一不可。

（1）智力明显低于同龄人的平均水平，使用标准化智力测验时智商（IQ）低于人群均值两个标准差，一般智商在70以下。

（2）社会适应困难，表现在个人生活能力、学习能力及履行社会职责等方面有明显缺陷。

（3）起病于发育阶段，即18岁以前。

2. 各种程度的智商标准

（1）轻度智力发育障碍IQ 50～69。

（2）中度智力发育障碍IQ 35～49。

（3）重度智力发育障碍 IQ 20～34。

（4）极重度智力发育障碍 IQ 20 以下。

3. 共病诊断 智力发育障碍易于共患其他精神障碍。如患者存在的其他症状符合其他精神疾病的诊断标准，则并列诊断。

四、鉴别诊断

1. 注意缺陷多动障碍 部分注意缺陷多动障碍患者存在显著的学习困难，故应与智力发育障碍相鉴别。通常来讲，注意缺陷多动障碍患者学龄前无明显语言、运动发育迟缓，存在典型的注意缺陷多动障碍症状，智商≥70，经改善注意缺陷和多动后，学习困难常常会有不同程度的改善。但是，因注意缺陷和活动过度均有可能影响智力测查结果，因此对于难以鉴别的儿童，可在注意缺陷多动障碍症状经过治疗得到改善后，再次复测患者智力，以便做出准确诊断。因 10%～20% 的智力发育障碍患者同时存在注意缺陷多动障碍症状，并符合注意缺陷多动障碍诊断标准，此时需做出共病诊断。

2. 孤独症谱系障碍 该障碍核心症状与智力发育障碍不同，主要为持续的社交互动与社交交流障碍、局限的兴趣与刻板重复的行为模式，这些核心症状有助于与智力发育障碍的鉴别。但因孤独症谱系障碍患者常常伴有智力发育障碍，故当患者同时符合智力发育障碍和孤独症谱系障碍的诊断标准时，两个诊断均需做出。

五、治疗原则与方法

智力发育障碍的治疗原则是：早期发现、早期诊断、查明原因和尽早干预。应该运用教育训练、药物治疗等综合措施改善患者症状，促进患者智力和社会适应能力的发展。

1. 医学措施

（1）病因治疗 只有少数病因所致的智力发育障碍可以进行病因治疗，包括遗传代谢性疾病：如苯丙酮尿症（低苯丙氨酸饮食）、半乳糖血症（停用乳类食品，给以米麦粉或代乳粉）和枫糖尿症等（维生素 B_1 治疗）；内分泌异常：如先天性甲状腺功能减退症（甲状腺素治疗）、地方性克汀病等；颅脑先天性畸形：如颅缝早闭、先天性脑积水（手术治疗）等。虽然上述病因所致的智力发育障碍可以进行病因治疗，但只有尽早开始，即在上述病因对患者智力尚未造成明显损害之前积极治疗，才有可能取得较好疗效。

（2）促进和改善脑细胞功能发育的药物治疗 如吡拉西坦、脑活素、赖氨酸等药物。这些药物通过提高脑内部分酶的活性，促进脑内葡萄糖及氨基酸的代谢等而发挥作用。

（3）对症治疗 针对共存的其他精神症状或躯体疾病，应予以相应的治疗。如对明显兴奋、幻觉、妄想者可用抗精神病药物；对躯体功能障碍者（如听力障碍、视力障碍），应予以相应的治疗和矫正。

2. 非医学措施，即照管和教育训练 教育训练越早开始，效果越好。应根据患者智力发育障碍程度的不同，确定适合于患者的个体化教育训练目标。

对于该病重度、极重度患者，因其生活不能自理，故照管养护非常重要，但在照管养护的同时，仍需要进行长期训练以使患者学会简单的卫生习惯和基本生活能力。对于中度患者，在照管的同时，应该加强教育训练，通过学校、家庭和社会的帮助使患者学会生活自理或部分自理，并能够在他人指导照顾下进行简单劳动。对于轻度患者，在教育训练的同时加强职业培训，使其学会简单的非技术性或半技术性劳动，以利其独立生活。

六、疾病管理与预防

1. 三级预防 因该障碍常见，致残率高，绝大多数患者缺乏有效的治疗措施，因此预防非常重要。应按照三级预防原则进行预防。

（1）一级预防 ①做好婚前检查、孕期保健和计划生育；②预防遗传性疾病的发生；③加强儿童保健。

（2）二级预防 症状前诊断和预防功能残疾，即对可疑患者消除不利因素，定期随访，早期干预。

（3）三级预防 减少残疾，提高补偿能力。即对于智力已经低下的患者，积极干预，尽可能减少其残疾，恢复其功能。

2. 具体预防方法

（1）把好优生关 禁止近亲婚配；育龄妇女或有遗传病家族史的夫妇应接受优生咨询和产前诊断；广泛宣传科普知识，提高优生意识。

（2）加强孕期保健 孕妇注意营养，避免接触有害化学物质、戒烟、戒酒、防射线、防病毒感染等；保持愉快的情绪；碘缺乏区孕妇注意补碘。

（3）注意围生期保健 防止产伤、窒息、感染等。

（4）做好优育、优教工作 合理喂养、加强护理、防止意外脑伤害、防止感染中毒，注意心理发展和健全人格的培养。重视因材施教，培养良好的学习习惯。

（5）注意新生儿筛查 某些先天性代谢障碍，如苯丙酮尿症、先天性甲状腺功能减退症可以在产后早期检查出来，从而早期治疗，防止智力发育障碍的发生或减轻智力损伤程度。

（6）做好危重儿童监护工作 对于妊娠期异常和分娩时难产、早产、窒息、足月小样儿及中枢神经系统损伤的儿童应进行追踪观察，定期检查，一旦发现问题进行早期干预。

（7）创造良好的环境 给予必须的适宜刺激，包括感官的刺激和情感的交流，促进儿童心理的健康发展。

（8）科学用脑 人脑潜力很大，早期全面开发对成年后的智力有较大影响。要克服人们习惯用右手、忽视左侧活动刺激的倾向，注意左右脑全面开发，只有科学用脑才能人尽其才，全面发展。

（刘　靖）

第二节　发育性言语或语言障碍

发育性言语或语言障碍（DSLD）是一组在发育早期出现的正常言语获得方式的紊乱，主要表现为语音不清晰，言语流畅性障碍，说话延迟，言语理解和（或）表达困难的疾病。这些障碍并非躯体或神经系统疾病所导致，也不能以其他精神障碍来解释或归因于社会文化因素（例如方言）。

发育性言语或语言障碍主要包括发育性语音障碍、发育性言语流畅性障碍和发育性语言障碍。发育性语言障碍又分为表达性语言障碍、理解和表达混合性语言障碍和语用学语言障碍。

发育性言语或语言障碍是最常见的神经发育障碍。国内报道，在24～29个月的男童和女童中，语言发育迟缓的患病率分别为16.2%和15.2%；在4～6岁儿童中，发育性语音障碍的患病率为2.14%；在7～9岁儿童中，发育性言语流畅性障碍的患病率为1.19%。发育性言语或语言障碍影响患者与外界的沟通交流，导致患者社会功能受损。尽管多数患者最终言语达到正常水平，但仍有很多相关问题，易于续发阅读和拼写障碍、人际关系异常以及情绪与行为障碍，影响患者的社会功能和生活质量。

一、临床表现

1. 发育性语音障碍　该障碍主要表现为生长发育早期出现的、持续的语音生成困难，患者构音能力低于智龄应有的水平。具体表现为患者对发音的学习延迟和（或）偏常，导致发音困难，讲话时发音错误，以致别人难以理解；说话时语音省略、歪曲或替代；同一语音发音不一致（即在某些词中发音正确而在别处错误）。在患者所处的环境中，这种错误的发音显然也是异常的。

2. 发育性言语流畅性障碍　该障碍主要表现为生长发育期出现的、持续存在的频繁或广泛的言语节律和流利程度的异常，异常程度超出了年龄和智力功能的预期水平，导致言语可理解性下降，对沟通产生显著影响。具体包括反复地发某个音节或单词、发音延长拖沓、单词中停顿、言语产生受阻、过多使用插入词、快速而短暂的言语暴发等。

3. 发育性语言障碍　该障碍主要为生长发育期（通常在早期）出现的在获取、理解、产生和使用语言（口语或书写）方面存在的持续性困难，患者理解、产生或使用语言的能力明显低于年龄和智力功能预期的水平。这些困难导致患者的沟通能力显著受限，影响患者的社会功能。

（1）表达性语言障碍　该障碍主要为在生长发育期（通常在早期）起病的表达功能的损害，个体在获取、产生语言方面存在持续地困难，其语言产生、使用口语或书写能力（语言表达能力）明显低于个体年龄和智力功能的预期水平，导致个体的沟通能力显著受限，但理解口语、文字的能力（语言感受能力）相对完整。具体表现为开口说话延迟，语言表达发展缓慢，如2岁时不会说单字，3岁不能讲两个字的短句；词汇量少、语言简短、叙述能力低、逻辑表达错误，患者常不知道如何把自己的想法说出来，选词和造句都可能受损害，因此言语内容（特别是解释一件事）常使别人不易理解。由于不善表达，可影响社交关系，亦可对家人产生依赖。患者还可伴有构音障碍、学习障碍、注意力不集中以及冲动、攻击等行为。

（2）感受性语言障碍　患者自幼语言理解落后，对语言（包括口语和文字）的理解能力显著低于个体年龄和智力功能的预期水平。患者可表现为在没有非语言线索的情况下，一周岁时对熟悉的名称仍无反应；18 个月时不能识别至少几种常见物品；24 个月时不能听从简单的日常指令。之后对交流对话、事件叙述和故事的理解出现困难，还可出现不能理解语法结构（否定词、疑问句、比较句等）、无法理解语言中更微妙的表达方式等症状表现。几乎所有患者都有严重的表达性语言发育延迟，也常见有发音失常。伴发社交情绪行为紊乱者最多。多动和注意不集中、社交不良与同伴隔绝以及焦虑、敏感或过分羞怯相对都很常见。

4. 语用学语言障碍　该障碍在生长发育期（通常在早期）起病，主要表现为在社交情景中对语言的理解和使用存在持续的、显著的困难，如推理、理解口语幽默和辨析模棱两可的意思，语用学能力明显低于个体年龄和智力功能的预期水平，导致个体的沟通能力显著受限，但语言感受与表达的其他成分相对完整。

二、评估

1. 语言发育筛查量表　丹佛发育筛查量表（DDST）、Peabody 图片词汇测验（PPVT）或早期语言发育进程量表（上海标准化版）均可用于儿童语言发育问题的筛查。

2. 语言诊断评估测验　汉语沟通发展量表（CDI）、语言发育迟缓检查法（S－S 法）或 DREAM－C 梦想语言标准化评估均可用于语言发育障碍的诊断评估。

三、诊断要点

1. 发育性语音障碍

（1）发生于生长发育早期。

（2）持续的语音障碍，严重程度已超过同龄正常儿童的变异范围。

（3）影响言语交流，干扰社会功能。

（4）除外躯体或神经系统疾病所致，也不能用其他精神障碍来解释。

2. 发育性言语流畅性障碍

（1）发生于生长发育期。

（2）以言语流畅性障碍为主要临床表现。

（3）影响言语交流，社会功能受影响。

（4）除外躯体或神经系统疾病所致，也不能用其他精神障碍来解释。

3. 表达性语言障碍，主要为表达功能损害

（1）发生于生长发育早期。

（2）言语表达能力明显低于实际年龄与智力功能的预期水平。2 岁时不会说单字，3 岁不能讲两个单词的短句，稍大后仍有词汇量少、讲话过短、语句错误等问题。

（3）语言理解能力正常。

（4）影响言语交流及社会功能。

（5）除外躯体或神经系统疾病所致，也不能用其他精神障碍来解释。

4. 感受性和表达性语言障碍，同时有感受和表达功能损害

（1）发生于生长发育早期。

（2）言语理解能力明显低于实际年龄与智力功能预期的水平。1 岁时对熟悉的名称无反应，2 岁仍不能听从日常简单的口令等。

（3）伴有语言表达能力的异常。

（4）影响言语交流及社会功能。

（5）除外躯体或神经系统疾病所致，也不能用其他精神障碍来解释。

5. 语用学语言障碍，主要为语用学语言的损害

（1）发生于生长发育早期。

（2）在社会环境中对语言的理解和使用存在持续的、显著的困难，实用语言能力明显低于个体年龄和智力功能的预期水平。

（3）感受性语言和表达性语言的其他组成部分相对完整。

（4）影响言语交流及社会功能。

（5）除外躯体或神经系统疾病所致，也不能用其他精神障碍来解释。

四、鉴别诊断

1. 智力发育障碍 智力发育障碍患者的语言发展水平也存在不同程度的落后，但其落后水平与患者智力水平相一致。

2. 孤独症谱系障碍 孤独症谱系障碍患者的语言发展水平多数存在落后，语言理解和表达均存在异常，但患者社会交往会同时存在质的缺陷，并存在局限的兴趣及刻板重复的行为模式。

五、治疗原则与方法

1. 发育性语音障碍

（1）防止不良环境因素对儿童的影响 创造轻松的语言环境，避免对患者语音问题的过分关注，避免嘲笑、批评或指责。

（2）加强心理支持 对于因语音问题焦虑、自卑、困扰或出现行为问题的儿童，需加强心理支持或治疗，以改善儿童的情绪和行为问题，增强自信心。

（3）教给儿童正确而清晰的发音 对于年幼儿童应以示范法为主，引导和鼓励；对于年龄稍大的儿童要系统地进行言语矫正训练。

（4）言语矫治训练 儿童的构音技能约在 9 岁时得到充分发展，故学龄前儿童不必急于强化矫治，学龄儿童可采用以下步骤进行矫治。

①对患者进行言语评估，在言语评估基础上，根据发音错误的特征进行个体化治疗。

②教患者辨认自己的错误构音及正确的标准发音。

③循序渐进地从单音、音节、单字和句子水平进行训练。可采用灵活而有趣的形式进行，如游戏、歌谣等方式。

④存在口腔运动功能问题的儿童要进行口腔运动功能训练，改善构音器官的运动协调性。

⑤家庭教育与指导。

⑥开发脑潜能　可辅以健脑食品、健脑药物及益智游戏。

2. 发育性言语流畅性障碍

（1）防止不良环境因素对儿童的影响　避免与有同样问题儿童的过多接触，创造轻松的语言环境，避免对患者言语流畅性问题的过分关注或矫正，避免嘲笑、批评或指责。

（2）加强心理支持　对于因言语流畅性问题焦虑、自卑、困扰或出现行为问题的儿童，需加强心理支持或治疗，以改善儿童的情绪和行为问题，增强自信心，并在言语交流时保持平静的心情。

（3）注意交流方式　与患者交流时应放慢说话节奏，耐心倾听，避免催促患者或对患者过度关注，避免患者紧张。

（4）口吃矫正训练　对于年长、程度较重并且严重影响沟通交流的患者，要由言语治疗师进行口吃矫正训练。

（5）抗焦虑药物　对于年长并伴有严重焦虑情绪的患者，可以辅以抗焦虑药，以缓解患者言语交流时的显著焦虑情绪。

（6）家庭教育与指导。

3. 表达性语言障碍

（1）创造良好的语言环境　重视儿童语言发育的关键期（1～3 岁），给予良好的语言刺激。尽量与孩子讲普通话，避免周围人讲各种方言，使孩子无所适从。有规律地教孩子儿歌和增强韵律感等。鼓励孩子讲话，但避免对患者语言问题的过分关注或矫正，避免嘲笑、批评或指责。

（2）语言功能训练　根据患者存在的问题，确定训练目标，制定训练计划，由易到难，循序渐进地对患者进行语言功能训练。

①根据患者语言评估的结果，遵循正常儿童语言发展的顺序，制定训练目标，包括短期目标和长期目标，并根据训练目标制定具体的训练计划和训练内容。

②按照训练计划和训练内容为患者提供个体化的系统训练，同时配合赞许、表扬等正性强化。

③对于前语言期儿童，利用儿童所具备的非言语沟通技能建立有效的沟通，并促进儿童对语言和周围事物的理解，增强孩子的模仿能力，从而为表达性语言的发展奠定好基础。

④对已经有语言，但言语少、形式简单的儿童，以单音、字、词、简单句子的顺序，依次训练患者，在适当的示范下鼓励患者模仿，诱导其自发地表达，并应用在生活中。

⑤干预以儿童为中心，可以通过游戏创造不同的生活场景来进行训练。同时，积极利用各种自然情景，来促进儿童对语言的理解和表达。

（3）加强心理支持　对于因语言问题焦虑、自卑、困扰或出现行为问题的儿童，需加强心理支持或治疗，以改善儿童的情绪和行为问题，增强自信心。

（4）家庭教育与指导。

（5）开发脑潜能　可辅以健脑食品、健脑药物及益智游戏。

（刘　靖）

第三节 孤独症谱系障碍

孤独症谱系障碍（ASD）是一类起病于发育早期，以持续的社交互动与社交交流能力缺陷、局限的兴趣和重复刻板的行为模式为主要临床特征的神经发育障碍。该障碍患病率日益增高，美国疾病预防控制中心 2002 年报道的患病率为 1/150，2020 年上升为 1/54。我国患病率低于美国，但也呈现上升趋势。该障碍病因和发病机制尚不清晰。大量研究表明，该障碍是一种由生物学因素导致的疾病，遗传因素是最主要因素，遗传度为 0.7～0.9，环境因素增加个体发病风险。男性更易罹患 ASD，精神及躯体共病多，如：智力发育障碍、焦虑性障碍、注意缺陷多动障碍、癫痫、结节性硬化和神经纤维瘤病等，通常为慢性终身性病程，常常严重损害患者的社会功能，是导致儿童精神残疾的最重要疾病之一，并导致严重的疾病负担。

一、临床表现

1. 起病年龄 ASD 起病于发育早期，多在 36 个月以内。其中，约 2/3 的患者于出生后逐渐起病，约 1/3 患者经历 1～2 年相对正常发育阶段退行起病。

2. 核心症状 《国际疾病分类第十一次修订本》（ICD－11）和《精神障碍诊断与统计手册第 5 版》（DSM－5）均将 ASD 的核心症状分为两大领域，即：社交互动与社交交流能力的持续性缺陷，局限的兴趣与刻板重复的行为模式。

（1）社交互动与社交交流能力的持续性缺陷 在社交互动方面，ASD 患者存在质的缺陷，他们缺乏与人交往的兴趣与动机，主动交往行为少，对周围社交信息缺少反应和回应，故常常孤僻离群，呼之少理，目光对视少，缺少社会性微笑。他们难以正确理解他人的表情、情绪和心理活动，共同注意（彼此引发对第三者注意）存在障碍，不会与他人分享兴趣与欢乐，情感交流互动少，不能根据社交情景或社交线索调整社交行为，不能以适合其智龄的方式进行交往和与同龄人建立伙伴关系。轻症患者或年长患者症状有所改善，可能有一定的社会交往兴趣，但对他人表情、情绪和心理活动的理解依然落后，缺乏社会交往技巧，难以建立友谊，也难以建立恋爱关系和结婚。

在社交交流方面，ASD 患者在非言语和言语交流方面均存在障碍。在非言语交流方面，ASD 患者常常不会用点头、摇头等躯体语言进行交流，缺乏丰富细腻的面部表情，言语和非言语交流的整合也存在困难。在言语交流方面，ASD 患者的个体差异较大。多数 ASD 患者言语发育迟缓、言语理解能力和运用能力受损，部分患者甚至终生无语言。对于有语言但言语发育迟缓的患者，他们常常不会启动交流、维持交谈，或仅限于表达简单需求，或用简单、刻板、重复的言语进行交流，或反复说其感兴趣的话题，而不关注他人的反应，并可能存在刻板言语、模仿言语，或说一些唐突的、与所问问题或当时情景无关的内容，语法结构、人称代词常使用错误，语调、语速、节律、重音等也常存在异常。部分 ASD 患者言语发展无明显迟缓，但依然会出现刻板重复言语，对成语、幽默等难以理解。

（2）局限的兴趣与刻板重复的行为模式 ASD 患者兴趣局限，不同年龄、不同智力水平的患者所感兴趣的事物有所不同，包括旋转的物体、红绿灯、广告、天气预报、汽车车牌、文字、推算日期、历史和地理等。ASD 患者行为模式刻板重复，并可能涉及生活的多个方面，如饮食、衣着、东西位置、行走路线和玩玩具的方式等，固着于一些特殊而无用的常规或仪式，发生改变会哭闹痛苦。ASD 患者还可能出现刻板重复的动作和奇特怪异的行为，如将手放在眼前凝视和扑动等；对于各种感觉刺激可能反应过度或不足，如过分关注物体的气味、质感、产生的振动，听觉过敏和痛觉迟钝等。

3. 其他症状及共病 除核心症状外，ASD 患者还常常存在其他情绪行为症状，如情绪不稳、多动、冲动和自伤等；超过 50% 的患者共患其他精神障碍，包括智力发育障碍、注意缺陷多动障碍、焦虑性障碍、情感障碍和进食障碍等。部分患者存在某些躯体症状或躯体共病，包括：胃肠功能紊乱、癫痫、结节性硬化和大脑性瘫痪等。

二、评估

1. ASD 的疾病线索与预警征 疾病线索和预警征是早期发现孤独症谱系障碍的重要方法。我国《儿童孤独症诊疗康复指南》（2010 年）中提出的疾病线索包括：4 个月时不会看着别人的脸微笑；6 个月时没有明显的快乐情绪；12 个月时听力没有问题但喊其名字不理睬；16 个月不会说任何一个单字；18 个月时不会用示指指点东西；18 个月时目光不会跟随别人的指点看东西，不会玩假扮游戏。我国《儿童心理保健技术规范》（2013 年），推荐了不同月龄儿童提示孤独症的预警征象（表 1－1）。当婴幼儿存在疾病线索和预警征中的症状表现时，应及时到医院进行系统评估和诊断。

表 1－1 《儿童心理保健技术规范》（2013 年）推荐使用的预警征

年龄	预警征象	年龄	预警征象
3 月龄	1. 对很大声音没有反应 2. 不注视人脸，不追视移动人或物品 3. 逗引时不发音或不会笑 4. 俯卧时不会抬头	18 月龄	1. 不会有意识叫“爸爸”或“妈妈” 2. 不会按要求指人或物 3. 不会独走 4. 与人无目光对视
6 月龄	1. 发音少，不会笑出声 2. 握紧拳不松开 3. 不会伸手及抓物 4. 不能扶坐	2 岁	1. 无有意义的语言 2. 不会扶栏上楼梯/台阶 3. 不会跑 4. 不会用匙吃饭
8 月龄	1. 听到声音无应答 2. 不会区分生人和熟人 3. 不会双手传递玩具 4. 不会独坐	2 岁半	1. 兴趣单一、刻板 2. 不会说 2－3 个字的短语 3. 不会示意大小便 4. 走路经常跌倒
12 月龄	1. 不会挥手表示“再见”或拍手表示“欢迎” 2. 呼唤名字无反应 3. 不会用拇示指对捏小物品 4. 不会扶物站立	3 岁	1. 不会双脚跳 2. 不会模仿画圆 3. 不能与其他儿童交流、游戏 4. 不会说自己的名字

2. 筛查量表 常用的筛查量表包括克氏孤独症行为量表（CABS）、孤独症行为量表（ABC）、改良婴幼儿孤独症量表（M-CHAT）和孤独症谱系障碍筛查问卷（ASSQ）等。通过这些量表筛查出可疑 ASD 儿童，并进行进一步诊断评估。

3. 诊断量表 诊断量表包括儿童孤独症评定量表（CARS）、孤独症诊断访谈量表（ADI）和孤独症诊断观察量表（ADOS），这些量表可用于辅助 ASD 诊断。后两个量表需要经过系统培训获得资格后方可使用。

4. 发展水平及智力评估　为全面了解 ASD 患者的发展水平和智力水平，可采用丹佛发育筛查量表（DDST）、盖塞尔发展诊断量表（GDDS）和心理教育评定量表（PEP）等对患者进行发展水平的全面评定，PEP 的评定结果还可为教育训练计划的制订提供依据。可根据患者年龄、语言及配合程度选择 Peabody 图片词汇测验（PPVT）、比奈智力测验、韦氏学前儿童智力量表（WPPSI）、韦氏儿童智力量表（WISC）、韦氏成人智力量表（WAIS）和瑞文渐进模型试验（RPM）对患者智力水平进行评定。

三、诊断要点

需采集客观而详细的病史，进行全面的精神检查，进行必要的评估、必要的躯体检查和辅助检查，之后，综合上述结果，结合诊断标准对 ASD 做出诊断。

目前 ICD－11 中文版本尚未能够在临床诊断中使用，故可结合 DSM－5 诊断标准对患者进行诊断。诊断要点包括：①起病于发育早期；②以在多种场合下社交互动和社交交流方面存在的持续性缺陷、兴趣局限和刻板重复的行为模式为主要临床表现；③上述症状导致社交、职业或目前其他重要功能方面的有临床意义的损害；④上述症状不能用智力障碍（智力发育障碍）或全面发育迟缓等来更好地解释。

对于 ASD 患者共患的精神障碍，如符合诊断标准，也应做出相应诊断。

四、鉴别诊断

1. 智力发育障碍　患者智商 <70，言语水平、社会交往水平与其智力水平相一致，无局限的兴趣及刻板重复的行为模式。如果患者同时存在 ASD 典型症状，两个诊断均需做出。

2. 发育性言语或语言障碍　患者语言表达或理解能力的发展落后于年龄及智力功能预期的水平，但非言语交流能力发展常常良好，社会交往能力发展良好，无局限的兴趣及刻板重复的行为模式。

3. 注意缺陷多动障碍　以注意障碍、活动过度和易冲动为核心表现，无社会交往质的缺陷，社交交流好，无局限的兴趣及刻板重复的行为模式。如果患者同时存在 ASD 典型症状，两个诊断均需做出。

4. 选择性缄默　在特定场合（如学校）缄默不语，而在其他场合言语交流良好。言语发展无落后，无社会交往质的缺陷，无局限的兴趣及刻板重复的行为模式。

5. 反应性依恋障碍　患者的社会交往问题和对照料者表现出的持续的抑制性的情感退缩行为模式源自极度不充足的照顾模式，伴有持续的情绪障碍，言语发育及非言语交流能力无异常，无局限的兴趣及刻板重复的行为模式。

6. 儿童精神分裂症　起病较 ASD 晚，学前儿童起病很少见；存在幻觉、病理性幻想或妄想等精神病性症状；虽然交流困难，但言语功能并未受到实质性损害；药物治疗疗效明显优于 ASD，部分患者经过药物治疗后可以达到完全康复水平。

五、治疗原则与方法

应早诊断、早干预，采取综合治疗措施治疗 ASD。

1. 教育训练 是ASD最为重要的治疗方法。训练目标的制定应基于心理教育量表（PEP）或语言行为里程碑评估与安置计划（VB－MAPP）对患者发展水平的评估。可运用应用行为分析、结构化教学、早期介入丹佛模式、人际关系发展干预、地板时光和图片交流系统等方法对患者进行系统的教育训练，促进患者社会交往能力、言语和非言语交流能力、认知能力及自理能力等发展。

2. 行为治疗 对于ASD患者存在的情绪行为症状，如：发脾气、自伤、冲动、攻击、刻板和自我刺激行为等，可运用行为治疗予以改善和消除。

3. 药物治疗 如ASD患者存在明显的情绪行为症状或精神共病，可根据症状表现或共病特点，结合药物的药理作用、适应证、禁忌证和不良反应选择适当的药物进行治疗。药物治疗目的在于改善特定症状，也为教育训练提供条件，并减少照料者负担。对于明显易激惹、发脾气、冲动、攻击和自伤行为，可选用抗精神病药（如：利培酮、阿立哌唑、奥氮平等非典型抗精神病药及氟哌啶醇等典型抗精神病药）或情绪稳定剂，利培酮、阿立哌唑已被美国FDA批准用于治疗5～16岁及6～17岁孤独症儿童的易激惹行为。对于刻板行为，可选用氟西汀、舍曲林、氟伏沙明等抗抑郁药或非典型抗精神病药。对于注意缺陷多动症状，可选用治疗注意缺陷多动障碍药物或抗精神病药。用药期间应根据患者病情及药物不良反应情况，逐渐调整剂量，并做好药物不良反应监测，及时发现和处理药物不良反应。

4. 家庭支持和家长培训 应对ASD患者家庭加强支持，同时，对ASD患者家长进行培训，帮助家长了解ASD，掌握照料、管理和训练ASD患者的方法。

5. 其他治疗方法 感觉统合训练、听觉统合训练和重复经颅磁刺激治疗ASD患者的疗效尚需进一步研究探讨。

ASD预后差，至成年期，多数患者存在不同程度的社会适应困难，部分患者处于严重的功能缺陷状态，需长期照管和养护。如能早期诊断，早期进行有计划的治疗干预，并能长期坚持，可最大程度改善患者预后。

（刘　靖）

第四节　发育性学习障碍

发育性学习障碍（DLD），表现为在学习技能上的显著而持续的困难，可包括阅读、书写和算数技能。个体在一个或多个学业技能上的表现明显低于实足年龄和一般智力功能水平的预期水平，导致患者在学业或职业功能上的显著损害。发育性学习障碍在进入小学学习学业技能时开始显现。发育性学习障碍主要分为四型：伴阅读功能损害；伴书面表达功能损害；伴数学能力的损害；伴其他特定的功能损害。

这类障碍不是由中枢神经系统疾病、智力发育障碍、感觉损害（听觉或视觉损害）、运动障碍、缺乏接受教育的机会、对教学使用的语种缺乏掌握、对学校教学的不适应或社会－心理逆境所致，可继发或伴发情绪或行为障碍。

患病率在不同文化背景、社会环境和教育条件下存在差异，也受到所采用的诊断方法和标准的影响。一般认为患病率在4%～7%，男性与女性患病的比例为3∶1～4∶1。

这类障碍会对整个生命周期内的功能活动产生持续的消极影响和不良后果，包括学业成就低、辍学率高、就业率低、低收入、心理压力大和总体心理健康水平低，容易出现焦虑、抑郁症状，并增加不良健康结局的风险，甚至自杀。早期防治和社会及情感支持水平将影响其心理健康的结局。

一、临床表现

1. 发育性学习障碍，伴阅读功能损害 表现为在学习阅读相关的学业技能上的显著而持续的困难，如阅读的准确性、阅读的流畅性和阅读理解能力。个体在阅读技能上的表现明显低于实足年龄和一般智力功能水平的预期水平，导致患者在学业或职业功能上的显著损害。这是发育性学习障碍中最主要的一种类型，包括发育性失读症。

发育性学习障碍患者常有特定性言语和语言障碍的病史。综合评定当前的言语功能常可揭示出细微的并存困难。除有学业上的失败外，还常合并缺课和社会适应问题，在小学高年级和中学阶段尤甚。

2. 发育性学习障碍，伴书面表达功能损害 表现为在学习书写相关的学业技能上的显著而持续的困难，如写字的准确性、语法与标点使用的准确性、书面表达的组织性与连贯性。个体在书面表达技能上的表现明显低于实足年龄和一般智力功能水平的预期水平，导致患者在学业或职业功能上的显著损害。

3. 发育性学习障碍，伴数学能力的损害 表现为在学习算数相关的学业技能上，如对数字的感觉、对数字事实的记忆、计算准确性、计算流畅性或数学推理的准确性等方面存在显著而持续的困难。个体在数学或算数技能上的表现明显低于实足年龄和一般智力功能水平的预期水平，导致患者在学业或职业功能上的显著损害。

4. 发育性学习障碍，伴其他特定的功能损害 表现为在学习阅读、数学和书面表达以外的学业技能上的显著而持续的困难。个体在这种技能上的表现明显低于实足年龄和一般智力功能水平的预期水平，导致患者在学业或职业功能上的显著损害。

5. 伴发症状与共病 发育性学习障碍可伴发或继发冲动、多动、攻击、破坏、焦虑、强迫、抑郁、自伤和自杀等情绪行为问题及社会适应能力受损。如注意缺陷多动障碍的共患率高达20%以上，因此，在诊治儿童青少年情绪和行为障碍时，须对未探知的学习障碍保持高度警觉。

二、评估

除了需要通过病史资料收集和临床检查做出基本判断外，需要一些专业化和标准化的评估方法帮助做出诊断，指导干预。

1. 智力测验 应采用本土化修订的韦氏智力测验（要求智商不低于70以排除智力发育障碍），同时可根据儿童智力结构特点分析与发育性学习障碍的关系，制订干预方案。

2. 学业成就测验或学习技能诊断测验 学业成就测验是评估与学习技能相关的学业成就所达到的水平，学习技能诊断测验是根据学习技能障碍表现的特点来进行测评，如汉语阅读技能诊断性测验等。

3. 行为量表 由父母或监护人和患者本人对发育性学习障碍相关症状表现及情绪

行为问题进行评估。如学习障碍筛查量表、Conners 儿童行为量表（父母版或教师版）、Achenbach 儿童行为量表（父母版或教师版）等。

4. 社会适应量表 目前我国常用的适合儿童使用的社会适应量表有中国修订的美国精神发育迟滞协会（AAMD）儿童适应行为评定量表和日本的婴儿－初中学生社会生活能力量表。

三、诊断要点

发育性学习障碍的诊断主要依据以下要点。

1. 存在某种学习技能障碍的证据，包括阅读准确性或理解障碍，文字符号、思维内容的书写表达障碍，数学概念符号使用、基本运算、推理能力障碍等病史和证据。

2. 标准化的学习技能或成就测验评分明显低于相应年龄和年级儿童的正常水平，或相应智力的期望水平，至少达 2 个标准差以上。

3. 学习障碍在学龄早期发生并持续存在，且严重影响与学习技能有关的学习成绩或日常生活。

4. 不是由于缺乏教育机会、其他精神或神经疾病影响、视力、听力或智力障碍等因素所致。

四、鉴别诊断

1. 智力发育障碍 智力发育迟缓病史，韦氏儿童智力测验智商达缺陷水平（总智商、言语智商、操作智商均低于 70），社会适应能力明显损害，适应行为量表适应商达到缺陷水平（70 以下）。

2. 其他精神障碍所致学业成绩低下 学业成绩低下发生前有精神分裂症、双相障碍、抑郁障碍、焦虑性障碍、创伤后应激障碍等相应病史及相应临床表现，学业成绩低下为这些障碍所导致。

五、治疗原则与方法

1. 治疗原则 以个体化评估指导下的家庭和学校共同参与的综合性干预作为治疗原则。

2. 治疗方法

（1）支持性心理治疗　让家长和教师等相关人员了解问题的性质、干预的必要性和方法，以取得合作与支持，并达成合理预期，使治疗干预得以坚持进行。

（2）家庭支持与干预　矫正家人对患者学习障碍表现的不正确认识和不良态度与行为，改善家庭心理环境，积极协同医疗机构和学校安排实施诊疗与训练计划，改善家庭行为管理和心理健康状况。

（3）学习技能特殊教育和强化训练　在医学干预基础上，针对学习技能问题进行强化训练和教育安排：①评估和制订个体化教育计划；②特殊教育班级与个别指导强化补习；③长期目标与短期目标的建立和指导；④时间概念的强化训练，并给予更宽容的学习、考试时间等；⑤注意强化循序渐进的理念，每一步都要定期进行效果评估与调整。

（4）神经心理功能康复　感知觉矫正、整合、转换训练，感觉统合及计算机辅助认知功能训练，生物反馈和重复经颅磁刺激等方法可改善引起学习障碍的基本认知功能缺陷。

（5）药物治疗　药物治疗对发育性学习障碍尚无确切疗效。药物治疗主要针对其伴发的精神症状与共病。

改善焦虑、抑郁和强迫等症状，可以选用舍曲林、氟伏沙明、氟西汀和艾司西酞普兰等；缓解攻击和破坏等行为，可以选用阿立哌唑、喹硫平、利培酮等抗精神病药；对于共患注意缺陷多动障碍的患者，可以酌情选用哌甲酯、托莫西汀，但通常疗效不及单纯注意缺陷多动障碍患者；有使用益智类中药、深海鱼油和功能食品的报道，但是改善脑神经营养代谢和益智类药物疗效观察尚不够充分。

六、疾病管理与预防

应强化预防为主，重视优生，尽可能避免导致发育性学习障碍的危险因素，在幼儿期积极干预其他相关神经发育障碍，并遵循儿童心理发展特点正确开展有针对性的早期学习能力培养。

对于该障碍的诊断干预、继发或伴发精神障碍的防治，则需要社会关注、政策支持和协调，家庭－医疗－学校共同组成联盟，各教育阶段多学科专业协作，早期识别、积极干预，采取实用性和个体化的管理规划，持续帮助患者获得最佳的发展和结局。

（郑　毅）

第五节　发育性运动协调障碍

发育性运动协调障碍常简称为发育性协调障碍（DMCD），是一种发生于儿童时期的神经发育障碍，其特征是个体获得粗大和精细运动能力的显著的延迟，且协调性运动的执行存在损害，表现为动作笨拙、缓慢或不准确。个体在协调运动能力明显低于实足年龄和一般智力功能水平的预期水平。这种协调性运动能力的困难导致显著而持续的功能受限（如日常生活能力、学校作业、职业和休闲活动）。这种协调性运动的困难不能简单归因为神经系统疾病、肌肉骨骼疾病、结缔组织疾病和感觉损害，也不能用智力发育障碍更好地解释。

虽然儿童的智力发育水平正常，但由于动作笨拙、身体平衡及协调能力不足、书写技能差，通常会影响儿童的学业成就，而且可能会持续到成年。发育性运动协调障碍很常见，国外报道学龄期儿童中患病率为5%～6%，我国报道儿童中患病率为5%～9%。发育性运动协调障碍如果在早期没有得到及时干预，其对运动或非运动技能的影响及继发的各种心理行为异常通常不会随年龄增长而自行消失。

一、临床表现

主要表现为精细和大运动能力发育受损，因此可产生一系列有碍于儿童生长发育的异常表现，如大运动能力差、运动不协调、动作笨拙、身体体态意识和姿势稳定性差等。因此，患者常常不愿意运动，运动少则可能导致儿童肥胖和抵抗力低下等问题。

精细运动较差、执笔怪异、读写困难等可导致患者学业成绩差，进而产生焦虑、抑郁、社会适应能力不良等一系列心理问题，严重阻碍儿童的身心发育。在得不到及时干预时，发育性协调障碍可一直持续到青春期和成年期。

临床表现随着年龄的增长也有明显的变化。年幼儿童常表现为运动发育里程碑迟缓，例如坐立、爬行和走路晚于同龄儿童；动作不协调；平衡感和节奏感差，很容易绊倒；爬楼梯、骑脚踏车或玩球困难；拉拉链或扣纽扣困难；无法完成拼图游戏或沿线裁剪；难以按计划完成任务。大龄儿童常表现为书写困难；手眼协调能力差，包括玩球的技巧；本体感觉差；使用餐具困难；与同龄人相比，他们在掌握某项技能时速度慢且显得笨拙、精准度差，进行体育活动时也会面临更多的挑战。

二、评估

如果怀疑患者存在发育性运动协调障碍的可能，建议对患者进行以下评估。

1. 进一步深入了解运动发育相关的生长发育史。

2. 完整的体格检查包括神经系统检查和精神状况检查。

3. 心理及发育水平评估　主要包括神经发育情况、运动能力、智力、自我概念和兴趣爱好等方面。最常用的评估工具包括：发育性协调障碍问卷（修订版）、儿童运动协调能力评估量表第二版（MABC－2）和 Peabody 运动发育量表。

4. 辅助检查

（1）实验室检查　遗传代谢性病筛查，微量元素及维生素 B_{12} 及叶酸检查，贫血有关的检查。

（2）脑影像学检查　建议进行脑 MRI 检查以除外其他脑器质性病变。

三、诊断要点

1. 存在特征性的症状　获得粗大和精细运动技能的显著延迟以及表现为动作笨拙、缓慢或不准确的协调运动技能执行损害。

2. 协调运动技能显著低于个体实际年龄和智力功能预期的水平。

3. 在发育期间发生协调运动技能困难，并且通常从儿童早期就明显。

4. 协调运动技能困难导致功能上的显著和持久的限制（例如在日常生活、学校工作以及职业和休闲活动中）。

四、鉴别诊断

注意步态和行动异常，肌肉骨骼系统、结缔组织系统疾病和神经系统疾病也可以出现运动协调障碍，提高鉴别意识和必要的检查可以区别。

五、治疗原则与方法

1. 治疗原则　目前认为只要运动方面存在障碍影响了儿童的日常生活、学习、社交，无论是否确诊为发育性运动协调障碍都应开始积极的干预，尤其是对于年龄<5岁，虽未达到发育性运动协调障碍诊断标准但表现出明显运动障碍的儿童在进一步检查和确诊的同时也应积极干预。

2. 常用的治疗方法

（1）支持性心理治疗　让家长和教师等相关人员了解问题的性质、干预的必要性和方法，以取得合作与支持，并达成合理预期，使治疗干预得以坚持进行。

（2）家庭支持与干预　矫正家人对患者异常表现的不正确认识和不良态度与行为，改善家庭心理环境，积极协同医疗机构和学校安排实施诊疗与训练计划，改善家庭行为管理和心理健康状况。

（3）以过程为导向的方法　包括感觉统合训练、运动感觉训练和知觉运动疗法。

（4）以任务为导向的方法　包括特定任务干预、重点是将运动协调训练与日常生活活动结合，完成生活中的任务的同时，训练了协调动作；以认知为导向的日常作业训练，其重点是让患者、家长及老师在对发育性运动协调障碍的主要缺陷有明确的认识，能够有针对性和循序渐进地改进目标。结合日常作业，具体强化具有神经运动训练作用的任务来实现增进运动协调性的治疗目标。

注意，尽管研究发现以认知为导向的日常作业训练使发育性运动协调障碍儿童获益良多，但其也存在一定局限性。由于该方法要求儿童具备足够的认知水平来自己设定目标，并有足够的语言能力与治疗师进行沟通和互动，所以对低龄儿童或智力低下的儿童不可行。

六、疾病管理与预防

临床上早期诊断、早期干预发育性运动协调障碍可以改善患者运动障碍表现。同时，临床医生需要了解运动障碍以外伴随的其他方面的问题，例如心理问题、社会交往能力、注意力和语言能力等方面的问题，保证兼顾患者各方面的需要。治疗中应强调让患者学会解决问题的技巧，提高患者的运动计划和运动执行能力，促进自我认同，保护好儿童的自尊心并提高社会参与性。

（郑　毅）

第六节　注意缺陷多动障碍

注意缺陷多动障碍（ADHD），俗称多动症或者多动综合征，是常见的神经发育障碍，通常起病于儿童期，主要临床表现为与年龄不相称的注意缺陷和（或）多动/冲动的症状，症状持续存在（至少6个月），且在多个环境中（如学校、家庭等）可被观察到，通常智商正常或者接近正常，常伴有学习困难以及其他多种共病，显著影响个体的学业、职业和社交功能。

流行病学研究显示患病率在全球范围内相似，DSM－5中儿童期患病率约为5%，成年期患病率约为2.5%，我国对67项研究的Meta分析显示儿童青少年中的患病率为6.26%。

一、临床表现

注意缺陷、活动过度和冲动是ADHD的核心症状，患者可以仅表现为注意缺陷（注意缺陷多动障碍，主要表现为注意缺陷）或多动/冲动（注意缺陷多动障碍，主要表现为多动/冲动），也可以两组症状均存在（注意缺陷多动障碍，组合表现）。多动及冲动症状常出现于幼儿期，患者表现过分喧闹、活动多、不能闲着和管理困难，常伴有攻击行为；进入小学后注意缺陷等核心症状表现更为显著，注意力集中时间短暂，容易受环境影响而分散，丢三落四，做事不能坚持，影响学习效果，导致学习困难，因此常被家长、老师关注而就诊。ADHD儿童由于自控能力不足、行为冲动，常对一些不愉快刺激做出过分反应，以致产生攻击破坏行为，影响同伴交往。ADHD的症状可能随着年龄增长发生变化，多动症状常随着年龄增长而减轻或消失，而注意缺陷可能持续存在，直至成年。

二、评估

ADHD症状可见于多种躯体、神经及精神疾病，因此诊断需要基于全面的临床评估。

1. 病史采集　对于怀疑ADHD的儿童，首先要详细收集临床病史，包括所有维度的核心症状，如果不同的家属反映的情况不一致，甚至相互矛盾，需要向第三方了解病史，如果是学龄期患者，建议向老师了解，医生根据不同的信息来源做出综合的判断。

（1）注意缺陷　根据ICD－11的定义，注意缺陷为“难以维持注意，在缺乏高水平刺激或频繁奖励的任务上，容易分心，组织性、条理性存在问题”。因此，ADHD的注意缺陷是持续注意困难，特别是枯燥、需要付出努力的情况下（如学习）集中注意力困难。而在具有高水平刺激或者频繁奖励的任务（如电子游戏）中，不一定表现出注意缺陷。应该结合年龄和发展水平来确定是否存在注意缺陷。常见的注意缺陷相关症状包括上课不专心听讲，做作业容易分心、拖延，与他人对话时心不在焉，没有耐心做需要持续注意的事情，做事马虎容易粗心出错，组织管理能力不足，经常丢三落四、忘带学习生活必需的用品等。

（2）多动/冲动　过度活动症状包括上课时坐不住、离开座位、做小动作、课间追跑打闹、不能安静、大声喧哗和话多。冲动症状表现为喜欢插话、不能等待、常常破坏游戏规则。多动症状随年龄变化变异很大，幼儿期主要表现大运动增多，奔跑攀爬；学龄期大运动有所减少；青春期常常表现为坐立不安。

上述症状往往在两个以上的场合（如学校、家庭和社交场所等）出现，通常起病于学龄期之前，也有一些患者早期功能代偿，至学龄期才被发现，DSM－5要求这些症状在12岁之前出现。对功能的影响包括课堂表现和学习成绩、与父母、伙伴和老师的关系等。

由于ADHD样症状也可见于其他精神障碍，故询问病史时应注意排除其他精神障碍。除现病史外，还需收集家族史、个人史和既往史以了解相关的危险因素。

2. 精神检查　包括观察与检查性交谈。多动/冲动症状突出的患者在诊室可能表现出明显的坐不住、频繁站起来活动、话多或插话，容易受环境影响分心。检查性交谈是了解患者对自己问题的认知，同时了解孩子的内心体验，发现有无情绪问题或社会交流问题以及其他精神症状。精神检查过程有助于观察家庭的互动模式、家长教育方式等，对于确定个体化的治疗方案很重要。

3. 体格与神经系统检查 常规体格与神经系统检查有助于发现导致类似症状的躯体疾病（如贫血、甲亢、神经系统疾病和视力听力障碍等）。

4. 临床心理评估

临床心理评估并非确诊 ADHD 的手段，但可以更全面评估 ADHD 的症状、共病状况、智能及认知心理功能等，包括行为量表、智力和神经心理测验。

（1）儿童行为评定量表 ①ADHD 症状量表：可由父母或教师评估，用于评定 ADHD 的核心症状和严重程度；②SNAP－Ⅳ量表（SNAP－Ⅳ）：简版的 ADHD 分量表与 ADHD 症状量表基本一致，26 条症状的 SNAP－Ⅳ还包括对对立违抗性障碍（ODD）的评估，可用于父母或教师评估；③Achenbach 儿童行为量表：根据填表人及被试年龄的不同而有不同的版本，常用的是父母行为问卷，按照性别和年龄归纳为 8～9 个因子，用于全面评估儿童的行为问题，发现其他的共患问题。

（2）智力测验 最常用的为韦氏儿童智力量表（WISC），目前 WISC 第 4 版已引进国内，较之前版本增加了对流体智力的评估。共包括 15 个分测验，结果归纳为总智商和四个因子，具体为言语理解、认知推理、工作记忆和加工速度。其他常用的智力测验工具还包括比奈智力测验和瑞文标准推理测验。

（3）神经心理测验 ①持续操作测验：用于评估 ADHD 的核心注意缺陷，可结合活动量测量作为 ADHD 的客观评定工具；②Stroop 测验：考查抑制能力；③Rey 复杂图形记忆任务：考查视觉工作记忆能力；④数字广度：考查工作记忆；⑤汉诺塔任务：考查计划能力；⑥连线测验：考查定势转换能力；⑦威斯康星卡片分类测验：考查认知灵活性。

5. 其他辅助检查 任何辅助检查都不是确诊 ADHD 的手段，主要目的在于排除其他引起 ADHD 症状的器质性疾病可能，有助于鉴别诊断，并排除药物治疗的禁忌（如心血管系统疾病），常用的辅助检查包括实验室检查（血常规、甲状腺功能、血生化和心电图等）、脑电图检查和神经影像学检查（磁共振）等。

三、诊断要点

ADHD 诊断现普遍采用 DSM－5 诊断标准，ICD－11 颁布后将作为我国官方诊断标准，两者内容基本一致。诊断要求注意障碍和多动/冲动两个维度中（各有 9 条症状）至少一个满足 6 项以上的症状标准，持续 6 个月以上，并在 12 岁以前就已存在，症状要求出现在两个以上的场合，干扰了正常的学业、职业和社交功能，并不能用其他精神障碍来解释。根据患者表现症状的不同，可以分为注意缺陷多动障碍，主要表现为注意缺陷（仅表现为注意缺陷）；注意缺陷多动障碍，主要表现为多动/冲动（仅表现为多动/冲动）；注意缺陷多动障碍，组合表现（两个维度症状均存在）。

由于 ADHD 具有较高的共病率，在诊断时务必评定其共病的情况。

四、鉴别诊断

由于 ADHD 的症状是非特异的，常见于其他多种情况，因此需要仔细鉴别。包括与正常活泼儿童的鉴别，以及除外各种躯体、神经系统及精神疾病所致的注意问题。

1. 智力发育障碍 主要表现为智力发育落后，标准智力测验可供鉴别；如果ADHD症状对智力测验结果影响较大，可在经过ADHD治疗症状得到改善后进行复查。

2. 心境障碍 双相躁狂与ADHD有症状重叠，但ADHD通常起病早，呈慢性持续性病程，双相障碍则通常起病于青春期以后，为发作性病程。

3. 焦虑性障碍 焦虑的患者也常常表现注意力不能集中，鉴别要点在于ADHD通常起病较早，呈长期慢性病程，而焦虑性障碍通常在一定的心理因素下起病，有明显的担心、恐惧等情绪障碍表现，常伴有躯体不适。

4. 广泛性发育障碍 广泛性发育障碍常伴有注意缺陷及多动/冲动的症状，但广泛性发育障碍在3岁前即存在发育障碍的证据，表现出社交交流和社会互动的持续缺陷以及受限的、重复的行为模式、兴趣或活动等核心症状，可资鉴别。

5. 对立违抗性障碍和品行障碍 常常表现为不听话和破坏性行为。鉴别要点在于单纯的对立违抗性障碍和品行障碍无多动和注意缺陷的典型表现。

五、治疗原则与方法

目前普遍认为ADHD是神经发育障碍，症状的不良影响长远，需要长期、综合的干预手段，治疗方式主要包括药物治疗及非药物治疗，在治疗开始时需要针对患者的个体情况制定长期的治疗计划。药物治疗前需要系统评估患者用药的利弊，保证用药安全，药物剂量要根据治疗反应进行个体化的滴定，在达到最佳剂量以后仍需要定期随访，并对不良反应进行监测。非药物治疗对于改善患者的核心症状有效，联合药物治疗可以增加疗效，减少药物使用的剂量。治疗需要医生、家庭和教师多方面合作，需要给父母、患者和教师提供包括疾病知识的心理教育，培训父母和教师使用行为矫正的方法，在家庭和学校中管理孩子的行为，随着孩子年龄增长出现新的问题时要相应地调整治疗方案。

1. 药物治疗 药物治疗包括以哌甲酯为代表的中枢兴奋剂以及托莫西汀为代表的非中枢兴奋剂的一线用药，以及α_2-肾上腺素能受体激动剂（可乐定）等二线用药及其他药物。

（1）中枢兴奋剂　国内目前的剂型为哌甲酯缓释剂，只需早上一次服药，以18mg/d起始，每次增加18mg，直至最大推荐剂量为54mg/d，通常约每周调整一次剂量。目前尚没有有效的方法预测治疗反应，因此需要个体化的剂量滴定。常见的不良反应有食欲抑制、睡眠障碍（入睡延迟）、心率和血压增加、心境不稳（从爱哭到严重的抑郁样综合征）和易怒等。

（2）非中枢兴奋剂　托莫西汀为特异性去甲肾上腺素再摄取抑制剂，其疗效亦经过多项随机对照研究验证，并特别适用于共病抽动、焦虑和物质使用障碍的患者。临床用药也需要从小剂量开始逐渐增加至治疗量，可每日早晨或晚上单次服用或早晚分次服用，通常起始剂量不超过0.5mg/(kg·d)，至少服用3天后可增加剂量，逐步增加到1.2mg/(kg·d)的目标剂量，最大推荐剂量为1.4mg/(kg·d)。缓慢加量可减少不良反应。常见不良反应有食欲抑制、恶心、呕吐、失眠、困倦、疲劳、心境不稳、眩晕、血压和心率增加等。

(3) α_2－肾上腺素能受体激动剂　目前国内使用的为可乐定。该药适用于抽动障碍、ADHD、ADHD相关的睡眠障碍等。对于冲动和多动有效，但对注意障碍作用弱。临床常用的剂型是透皮渗透剂型，从每片1.0mg的小剂量开始，按体重逐渐增加给药剂量，最大剂量不超过每周6.0mg，外用于清洁无毛的皮肤处，每周更换一次。常见不良反应为镇静、头晕、头疼、乏力和体位性低血压，长期大量使用停药应尽量缓慢，以避免血压急剧升高。

(4) 祖国传统医学中一些组方经临床观察验证对ADHD有效，常用的有静灵口服液、小儿黄龙颗粒和小儿智力糖浆等。

2. 非药物治疗　无论是否服药均可采用非药物治疗。非药物治疗的方式主要包括物理治疗、行为治疗和心理社会治疗等，物理治疗常用的包括感觉统合训练及脑电生物反馈治疗，行为治疗和父母培训对于改善ADHD核心症状，尤其是外化性行为有效，特别是对于低年龄的儿童。适合于儿童的行为治疗包括行为矫正、执行功能训练、社交技能训练等，可有效改善儿童的行为表现。一个完整的治疗方案需要医生、父母、老师等多方合作。与一般儿童相比，多数ADHD儿童需要针对预期行为进行更频繁和明确的提醒，并对他们的表现做出反馈。

(曹庆久)

第七节　刻板运动障碍

刻板运动障碍（SMD）是在生长发育早期出现的，重复的、刻板的、明显无目的（通常是有节奏的）的自主运动，不是由物质或药物的直接生理效应（包括戒断效应）引起。这种运动明显干扰正常活动，或自伤行为导致躯体损伤。不具伤害性的刻板动作可包括摇摆身体、摇晃头部、弹手指和拍手。自我伤害导致损伤的行为可能包括反复的撞击头部、拍打面部、戳眼睛，也包括撕咬手、嘴唇或身体其他部位。

正常发育的儿童中，简单的刻板动作是很常见的，复杂的刻板动作的发生率为3%～4%，在智力发育障碍的儿童中，有4%～16%的患者存在刻板行为及自伤，特别是严重智力发育障碍的患者，此种风险更大。

一、临床表现

刻板性运动障碍核心的特征是重复的、貌似被驱使的和明显漫无目的的动作行为。这些行为常表现为节律地移动头、手或者身体，而无明显的适应功能。

不伴自我伤害的刻板运动障碍，其中刻板行为明显干扰正常活动，但不导致自我伤害和躯体损伤，表现为重复的、刻板的、明显无目的（通常是有节奏的）的自主运动，不具伤害性的刻板动作可包括摇摆身体、摇晃头部、弹手指和拍手。伴自我伤害的刻板运动障碍，刻板行为导致足够显著躯体损伤，需要治疗，或如果没有采取保护措施就会导致损伤（如不戴头盔就会因刻板撞击头部导致损伤）。自我伤害导致损伤的行为可能包括反复的撞击头部、拍打面部和戳眼睛，也包括撕咬手、嘴唇或身体其他部位。

刻板运动可以在一天内出现数次，持续数秒到几分钟，甚至更长时间。这些行为可能与环境有关，可能在全神贯注于其他活动时出现，或者兴奋、紧张、疲劳和无聊时出现。刻板的行为尽管显得“漫无目的”，但是有时可能会有功能，例如减轻对于外界压力而产生的焦虑情绪。

二、诊断要点

1. 重复的、看似被驱使的、漫无目的的动作行为（如摆动身体、撞头、咬自己）。

2. 重复的运动行为干扰了社交、学业或其他活动，可能导致自身的伤害。

3. 症状发生于发育早期。

4. 重复的运动行为不能归于某种物质的生理效应或神经系统疾病，也不能用其他神经发育障碍或精神障碍来更好地解释。

刻板运动障碍可分为不伴自我伤害及伴自我伤害，如果与已知的躯体或遗传因素、神经发育障碍或环境因素相关，诊断时需要符合标准，如刻板运动障碍伴Lesch-Nyhan综合征（也称自毁性综合征）、智力发育障碍等。

三、鉴别诊断

1. 正常发育过程中的刻板行为　儿童在正常发育过程中常出现简单的刻板行为，但是随着年龄增长而消失；复杂的刻板行为不多见，刻板行为也可以通过注意力转移或者感觉刺激而消失。

2. 孤独症谱系障碍　孤独症谱系障碍的患者常存在刻板性运动，其社交交流障碍及特殊、狭窄的兴趣爱好的特征是刻板性运动障碍患者所不具备的。

3. 抽动障碍　刻板运动障碍的起病年龄（3岁前）早于抽动障碍（平均5~7岁），且刻板运动障碍的刻板动作固定，常为胳膊、手部及全身的动作，而抽动障碍的动作常变化，经常表现为眼部、面部及头部的动作，可资鉴别。

4. 强迫及相关障碍　强迫障碍的重复的动作是为缓解强迫观念所致的焦虑或者患者必须要执行的规则，而刻板运动障碍的动作是无目的性的。

5. 迟发性运动障碍　存在抗精神病药物的使用史，且无自伤的现象。

四、治疗原则

1. 寻找发病的可能诱因　积极检查和治疗躯体疾病及相关的精神疾病，培养良好的行为习惯。对于有明显心因者，应给予解除，对于无法去除的心因，或已经过去了的心因刺激，应帮助患者能正确认识，消除这些因素对患者的影响。

2. 心理行为治疗　包括改善环境，对父母的指导及对患者行为治疗。

（1）阳性强化法　当患者的刻板性运动减少时，应给予阳性强化；而对于不良行为则给予消退性抑制。

（2）厌恶疗法　可采用中度电刺激、催吐药物等。使刻板性运动与不良刺激及厌恶的对象相联系，继而逐渐消失。

3. 并发症　对于并发的躯体疾病必须同时给予相应的治疗。

第八节　抽动障碍

抽动障碍（TD）是一类起病于儿童青少年时期（DSM－5 要求在 18 岁之前起病，ICD－10 要求在 21 岁前起病）的神经发育障碍，主要临床特征为不随意的突发、快速、重复、刻板、非节律的单一或多部位肌肉抽动或（和）发声抽动。根据抽动特征及病程，抽动障碍分类为短暂性抽动障碍、慢性运动（或发声）抽动障碍、抽动秽语综合征（Tourette 综合征，TS）。据报道显示 5%～20% 的学龄儿童曾有短暂性抽动障碍病史，一般症状较为局限，程度较轻，对日常生活影响小，病程小于 1 年，能自行缓解。慢性抽动障碍患病率为 1%～2%，病程大于 1 年，通常在青少年后期症状缓解，部分患者成年期仅残留慢性运动或发声抽动。TS 在总人群中的患病率为 0.5%～0.7%，是抽动障碍中最为严重的类型，常常严重影响患者心理健康和学习等社会功能，给家庭和社会带来沉重负担。

ICD－10 中的“抽动障碍”在 ICD－11 中更名为“慢性发育性抽动障碍”，取消“短暂性抽动障碍”的分类，另外抽动障碍被同时归为神经系统疾病，在神经系统疾病中分出的亚型更多，还包括成年期起病的抽动障碍。考虑到精神科临床实际情况，本节仍然将短暂性抽动障碍纳入。

一、临床表现

1. 短暂性抽动障碍　又称为一过性抽动，是儿童期最常见的抽动障碍，尤其在青春前的儿童中常见，男孩多于女孩，以简单的运动抽动和（或）发声抽动为主要表现，运动抽动常表现为挤眼、耸鼻子、咧嘴等颜面部动作及头颈、手臂的抽动，发声抽动主要表现为吸鼻子、清嗓子等简单发声抽动。抽动症状可以表现为时轻时重，通常在紧张、疲劳、感染等情况下加重，病程不超过 1 年，症状较轻，一般对社会功能影响较小。

2. 慢性抽动障碍　主要临床特征为一种或多种运动抽动或发声抽动，运动抽动与发声抽动不同时存在，病程大于 1 年。运动抽动主要涉及颜面部、头颈部及肢体的抽动。抽动症状相对不变，持续数年甚至终身。通常青少年晚期或成年早期逐渐缓解，成人后表现的可能只是慢性运动抽动或发声抽动的残留症状。在病程中抽动症状时好时坏，症状的严重程度有明显的波动，在紧张、过度兴奋、疲劳等状况下症状加重。

3. 抽动秽语综合征　又称 Tourette 综合征，是抽动障碍中最复杂、最严重的类型，表现为一种或多种运动抽动和发声抽动，运动抽动与发声抽动在某个时间段同时存在，病程大于 1 年。起初症状较轻，持续时间短暂，随着病情进展，抽动症状持续存在，且症状类型越来越多，分布范围越来越广泛。运动抽动从颜面部、头颈部及肢体等到躯干及腿部（从头到脚发展），从简单运动抽动（如眨眼、皱眉和摇头等）到复杂运动抽动（做鬼脸、拍打、触摸、旋转和跳跃等）；发声抽动早期多表现为简单发声抽动（如清嗓子、咕噜声等），逐渐发展为复杂发声抽动（如不合适的音节、单字、短句、重复言语、模仿言语甚至秽语）。甚至抽动症状具有暴力、自伤、自残等性质（如抓咬、戳眼睛等）。

TS 常共患其他神经发育障碍或情绪行为障碍，常见共病包括注意缺陷多动障碍、广泛性发育障碍、强迫及相关障碍、发育性学习障碍、品行障碍、自伤行为、不宁腿综合征和焦虑性障碍、冲动控制障碍和睡眠障碍等。

二、评估

应对抽动障碍患者进行全面的评估，包括对抽动症状（性质、形式、强度和病程）的评估、共病的评估以及对社会功能（家庭、学校、社交等）影响的评估。

1. 抽动症状评估 以详细的神经系统和精神检查为主。常用耶鲁大体抽动严重程度量表（YGTSS）进行抽动症状及其严重程度评估，包括运动抽动与发声抽动，对每一类抽动的数量、频度、强度、复杂性及干扰等方面进行评估。

2. 共患症状评估 除了详细的临床检查和评估外，也常使用其他相关工具评估共患症状及疾病，如：Achenbach 儿童行为量表、SNAP－Ⅳ量表、儿童耶鲁－布朗强迫量表（CY－BOCS）和儿童抑郁评定量表等。

三、诊断要点

应综合病史、精神检查、评估等结果对患者做出诊断。

1. 短暂性抽动障碍 运动抽动或（和）发声抽动，大部分时间内每天均发生，持续 4 周，总病程不超过 1 年，起病于 18 岁之前。既往不符合慢性抽动障碍、Tourette 综合征诊断标准，排除躯体疾病及药物不良反应所致。

2. 慢性抽动障碍 运动抽动或发声抽动，同一时间段只存在其中之一，大部分时间内每天均发生，总病程至少 1 年，且在这一年当中没有持续 2 个月以上的缓解期，起病于 18 岁之前。既往不符合 Tourette 综合征诊断标准，排除躯体疾病及药物不良反应所致。

3. Tourette 综合征 运动抽动与发声抽动在某一个时间段同时存在，大部分时间内每天均发生，总病程至少 1 年，起病于 18 岁之前。排除躯体疾病及药物不良反应所致。

四、鉴别诊断

1. 小舞蹈症 以舞蹈样异常运动为特征，常为单侧，无发声抽动，有风湿免疫感染的体征和阳性化验结果，抗风湿治疗有效。

2. 肝豆状核变性 可出现肌张力增高的症状，同时有肝损害，主要为铜代谢异常所致，血浆铜蓝蛋白减低于正常，可见角膜 Kayser－Fleisher 色素环。

3. 急性肌张力障碍 与抗精神病药物的使用相关，一般停药后症状逐渐消失。

4. 迟发性肌张力障碍 主要见于典型抗精神病药物长期大量使用或突然停药后出现，表现为不自主运动，症状较固定单一，无发声抽动。

5. 强迫性障碍 强迫行为与复杂抽动性障碍常难以鉴别，强迫障碍常存在强迫观念，症状具有纠结的痛苦，而抽动发作前常有抽动的先兆或是想要抽动的冲动，可资鉴别。

五、治疗原则与方法

首先全面评估患者抽动症状、共患症状及疾病，评估患者心理、社会、教育、成长史及家庭环境；在全面评估的基础上确立治疗方案；定期评估疗效与不良反应；建立治疗联盟，提高治疗依从性；尽可能改善预后。

短暂性抽动障碍通常可首先给予健康教育、心理支持和行为干预，避免加重因素（如紧张、疲劳和感染等），如效果不佳，影响社会功能，则需进一步干预。慢性抽动障碍若抽动症状较轻，社会功能正常，暂给予健康教育、心理支持和行为干预，避免加重因素，并定期随访；若症状加重，社会功能受损则需要积极治疗。而 Tourette 综合征则必须积极治疗干预。

1. 健康教育、心理支持及行为干预 抽动症患者的家长常对疾病无认识，认为抽动症状是孩子故意的行为或者坏习惯，对孩子批评、训斥、甚至责骂，加重患者的紧张、焦虑；对于抽动障碍特征以及病程的教育可以缓解患者及家庭的压力；抽动症状常在过度兴奋、紧张时加重，放松时减轻，常导致患者焦虑、自责，甚至不愿出门、社交退缩等，故应加强对患者及家庭的健康教育，使其了解疾病的相关知识，并进行心理支持与治疗；针对抽动症状本身可以进行心理转移、习惯反向训练、大量负向训练、自我监督和放松训练等；共患强迫症状，可进行认知行为治疗；行为矫正治疗有益于改善共患的冲动、多动等症状。

2. 药物治疗的重要原则 起始剂量尽量小，逐渐加量；尽量保持最低有效剂量；最低程度合并用药；调整药物时，每次仅能改变一种药物；缓慢减药，减少复发风险。

（1）典型抗精神病药物 氟哌啶醇起始剂量 0.5mg/d，睡前顿服，逐渐加量，一般治疗剂量 1～2mg，每日 2～3 次，主要不良反应为锥体外系综合征、嗜睡、体重增加等。硫必利起始剂量 50mg/d，逐渐加量，一般治疗剂量 50～100mg，每日 2～3 次，可逐渐增至 300～600mg/d，维持量 150～300mg/d。主要不良反应为头昏、乏力和嗜睡。

（2）非典型抗精神病药物 非典型抗精神病药物在临床中使用比典型抗精神病药物更为普遍，该类药锥体外系等不良反应明显低于典型抗精神病药物。目前在该类药物中已有系统数据证明疗效较好的药物包括利培酮、喹硫平、奥氮平、阿立哌唑和齐拉西酮等，均可有效控制抽动症状。FDA 已经批准的有阿立哌唑，使用中注意起始剂量尽量低，缓慢加量，可以 2.5mg/d 起始，最大剂量一般≤20mg/d。

（3）α_2－肾上腺素受体激动剂 可乐定起始剂量 0.05mg/d，每一周进行一次剂量调整，一般治疗剂量 0.05～0.3mg/d，分 2～3 次服用，常见不良反应包括镇静、头晕、头疼、乏力和体位性低血压，长期大量使用停药应尽量缓慢，避免血压急剧升高。目前临床上主要使用可乐定透皮贴片代替传统口服片剂，根据体重选择不同规格，20～40kg，使用每片 1mg；41～60kg，使用每片 1.5mg；＞60kg，使用每片 2mg。一片可持续使用 1 周，不良反应明显低于口服片剂，使用中应注意皮肤过敏现象。

（4）在控制抽动症状的同时，评估共病情况，如共病症状突出，影响社会功能，则需要合并用药，如合并舍曲林、氟伏沙明治疗抑郁、强迫障碍，合并托莫西汀治疗注意缺陷多动障碍等。

（5）目前临床上也有一些中成药可用于治疗抽动障碍，常用的有小儿静灵口服液、小儿黄龙颗粒、菖麻熄风片和九味熄风颗粒等。

3. 物理治疗 有 Meta 分析显示重复经颅磁刺激治疗（rTMS）可以有效地改善 Tourette 综合征患者的抽动症状，生物反馈治疗也可缓解抽动症状。临床中有部分患者经过系统的心理治疗和药物治疗后仍存在严重的抽动症状，此时可以考虑联合物理治疗。

4. 饮食调整与环境治疗 在治疗过程中，应加强饮食调整，尽量减少食物添加剂、色素、咖啡及水杨酸等摄入。为患者提供安全舒适轻松愉快的环境，作息规律，适当文体活动，避免过度紧张、疲劳。

（曹庆久）

参考文献

[1] 陆林. 沈渔邨精神病学[M]. 6 版. 北京:人民卫生出版社,2018.

[2] Rey JM & Martin A(editors). JM Rey's IACAPAP e – Textbook of Child and Adolescent Mental Health. Geneva:International Association for Child and Adolescent Psychiatry and Allied Professions 2020.

[3] Matthew J. Maenner, Kelly A. Shaw, Jon Baio. Prevalence of Autism Spectrum Disorder Among Children Aged 8 Years — Autism and Developmental Disabilities Monitoring Network, 11 Sites, United States, 2016 [J]. MMWR Surveill Summ. 2020, 69(4):1 – 12.

[4] 刘贤,林穗方,陈文雄,等. 中国儿童孤独症谱系障碍患病率 Meta 分析[J]. 西安:中国儿童保健杂志,2018,26(04):402 – 406,429.

[5] 卫生部办公厅. 儿童孤独症诊疗康复指南(卫办医政发[2010]123 号). 西安:中国儿童保健杂志,2011,19(03):289 – 294.

[6] APA. Dignostic And Statistical Manual of Mental Disorders Fifth Edition(DSM – 5)[M]. American Psychiatric Publishing, 2013:31 – 86, 87 – 122.

[7] Zheng Y. Commentary:The new diagnosis and classification of child mental disorders – reflections on Rutter[J]. Journal of Child Psychology and Psychiatry, 2011, 52(6):667 – 668.

[8] 郑毅,胡佩诚. 儿童心理保健与咨询——培训教程[M]. 北京:人民卫生出版社,2012.

[9] Wang T, Liu K, Li Z, et al. Prevalence of attention deficit/hyperactivity disorder among children and adolescents in China:a systematic review and meta – analysis[J]. L. BMC Psychiatry, 2017, 17(1):32.

[10] 美国精神医学学会. 精神障碍诊断与统计手册[M]. 张道龙,等,译. 5 版. 北京:北京大学出版社,2015. 7.

[11] Scharf JM, Moorjani P, Fagerness J, et al. Genomewide association study of Tourette's syndrome[J]. Mol Psychiatry, 2013, 18(6):721 – 728.

[12] Hsu CW, Wang LJ, Lin PY. Efficacy ofrepetitive transcranial magnetic stimulation for Tourette syndrome:A systematic review and meta – analysis[J]. Brain Stimul, 2018, 11(5):1110 – 1118.

第二章　精神分裂症或其他原发性精神病性障碍

第一节　精神分裂症

精神分裂症是一组病因未明的重性精神障碍，表现有认知、思维、情感和行为等多方面精神活动的显著异常，并导致明显的职业和社会功能损害。多起病于青壮年，病程多迁延，一般无意识障碍和智能障碍。

世界卫生组织估计，全球精神分裂症的终生患病率为 3.8‰～8.4‰。黄悦勤等 2019 年报告中国首次全国性精神障碍流行病学调查结果，精神分裂症及其他精神病性障碍终生患病率为 0.75%，30 天患病率为 0.61%。

一、临床表现

精神分裂症临床表现通常分为感知觉障碍、思维障碍、情感障碍及意志和行为障碍四个方面。

1. 感知觉障碍　最突出的感知觉障碍是幻觉，是常见症状之一，但不是特征性症状。以幻听最为常见，幻听内容有争论性、评论性或命令性。

2. 思维障碍

（1）思维联想障碍　表现为思维联想过程缺乏连贯性和逻辑性，是精神分裂症最具有特征性的症状。在意识清晰情况下出现思维松弛、思维破裂；在无外界因素影响下，突然出现思维中断、思维云集；思维逻辑障碍主要为逻辑倒错、病理性象征性思维、语词新作和诡辩症；有的表现为思维贫乏。

（2）思维内容障碍　主要表现为各种各样的妄想、特征性的思维障碍和突如其来的病理体验或直接感受。对精神分裂症具有重要诊断意义的妄想有：被害妄想、关系妄想、夸大妄想、影响妄想、被控制感、被洞悉感、嫉妒妄想、钟情妄想、疑病妄想和非血统妄想。

（3）思维体验障碍　表现为思维云集、思维插入、思维扩大或被广播、内向性思维和被动体验。

3. 情感障碍　最常见的是情感淡漠，患者对外界刺激缺乏相应的情感反应，对周围发生的事物漠不关心，面部表情呆板，内心体验贫乏。或情感体验与当时的外界刺激及患者的思维内容不相协调，表现为情感倒错、表情倒错。情感反应不协调是精神分裂症的重要特征。

4. 意志和行为障碍　意志减退、严重的意志缺乏，表现孤僻、退缩、被动、缺乏主动性和社会功能下降；愚蠢怪异行为、矛盾意向和意向倒错；紧张症状群：违拗、被动服从、木僵和蜡样屈曲（空气枕），紧张性兴奋、激越和冲动控制能力减退；部分患者意志活动增强（偏执型）。

5. 定向、记忆、智能和自知力障碍 意识清晰，时间、地点和人物定向一般正常，通常没有记忆和明显的智能障碍，部分患者有认知功能减退。多数患者有不同程度的自知力损害，不承认患有精神病、不知道病态表现何在、不主动求医、拒绝治疗和治疗依从性差。

二、评估

1. 物理检查 目前尚没有客观的生物学指标可用于精神分裂症诊断。但可选择有一定参考价值的眼球轨迹（追踪）运动试验和近红外脑血流热成像检查辅助诊断。另一个可能的生物学指标是事件相关电位 P300。事件相关电位 P300 为内源性诱发电位，与注意、记忆功能和信息处理等有关，部分精神分裂症患者会出现波幅降低和潜伏期延长。头颅 CT 或 MRI 检查可以排除脑器质性疾病引起的精神病性症状。

2. 心理测量 临床常用的症状特征和疾病严重程度评估工具有：90 项症状检核表（SCL－90），简明精神病评定量表（BPRS），阳性和阴性精神症状评定量表（PANSS）等。可以根据情况选用。

三、诊断要点

目前精神分裂症的诊断标准有美国 DSM－5、ICD－10、ICD－11。

2013 年美国发布的 DSM－5 精神障碍诊断分类与标准中，将精神分裂症等疾病以谱系障碍进行分类，称为精神分裂症谱系及其他精神病性障碍；2018 年发布的 ICD－11 则分类为精神分裂症或其他原发性精神病性障碍，包括精神分裂症、分裂情感障碍、分裂型障碍、急性而短暂的精神病性障碍、妄想性障碍、紧张症、其他特定的精神分裂症或其他原发性精神病性障碍和精神分裂症或其他原发性精神病性障碍。未特定强调本组疾病以异常的神经生物学特征为基础，ICD－11 没有具体的诊断条目，而称为“临床描述和诊断指南”，与 DSM－5 一样，取消了全部亚型。通过阳性症状、阴性症状、抑郁症状、躁狂症状、精神运动症状和认知症状 6 个维度来描述症状，展示不同类型的临床表现。

依据 ICD－11，精神分裂症诊断要点：表现为多种精神心理过程的紊乱，包括持续性的妄想、幻觉、思维障碍、被影响体验、被动体验和被控制体验可以是精神分裂症的核心表现。要求症状必须持续至少 1 个月。排除脑肿瘤、物质或药物引起症状的可能性。

根据既往是否曾经历过符合精神分裂症诊断需求的症状和病程发作，将精神分裂症的发作形式分为首次发作、多次发作和持续性发作。各种不同发作形式中，根据症状的特点又分为症状期、部分缓解期、完全缓解期。

1. 症状期 个体目前的症状和病程符合精神分裂症的诊断需求，或在最近 1 个月内曾符合这些需求。

2. 部分缓解期 个体先前的症状满足精神分裂症的诊断需求，症状已经改善，至少 1 个月已不符合精神分裂症的诊断需求，但目前仍残留一些临床显著的症状，可伴或不伴功能损害。缓解可以是药物或其他治疗的效果。

3. 完全缓解期 个体先前的症状满足精神分裂症的诊断需求。症状已经改善，目前无残留任何显著的症状。缓解可以是药物或其他治疗的效果。

四、鉴别诊断

典型的精神分裂症患者按诊断标准诊断并不困难。症状表现不典型、不明确时，或者处于疾病的早期精神症状尚未充分发展阶段，就难以作出明确诊断。多种精神障碍的症状均可以在精神分裂症的不同阶段、不同类型表现。所以，在诊断精神分裂症时必须考虑与下列疾病鉴别。

1. 强迫症 某些精神分裂症的早期阶段以强迫症状作为主要症状出现，缺乏显著的精神病性症状，此时需要与强迫症鉴别。强迫症状可能是典型的，也可能伴有某些难以用强迫症解释的可疑精神病性症状，也不完全具备神经症特点，治疗强迫症的药物往往难以奏效。强迫性思维往往被患者描述为“怀疑”和“被牵连”的现象出现，往往被某些医生作出“妄想症状”的错误判断。此时，要认真分析症状，紧密观察病情的动态变化。随着病程的进展和症状的演变，强迫症的症状愈加不典型，情感反应日趋平淡，并在强迫性症状的背景上，逐渐出现精神分裂症特征性症状。此时，强迫症状内容具有离奇、荒谬和不可理解的特点，自知力一般不完整，患者摆脱强迫状态的愿望不强烈，为强迫症状纠缠的痛苦体验也不深刻，不能清楚讲出这种强迫思维是属于“自我”的和“非我”的，这些都与强迫症根本不同。

2. 抑郁发作 50%的精神分裂症患者在急性发作后6个月内出现抑郁情绪，此时的抑郁情绪可能是精神分裂症的症状组成，但不是主要临床相，随着精神分裂症特征性症状的出现，抑郁就显得不那么显著或者消失。恢复期患者在整个病程中抑郁始终是一个值得重视并难以解决的问题，影响因素有：面对疾病恢复后的生活、学习、工作以及家庭问题等众多因素的失落感、自卑感、前途没有希望、被贴上疾病的“标签”和病耻感等，由于上述因素使得患者自信心降低，失去控制能力，出现经常的不愉快体验以及住院的“创伤”等。

精神分裂症的认知功能方面受损和阴性症状与抑郁发作是有本质区别的，前者思维活动贫乏；情感活动处于迟钝、淡漠或不协调状态；意志行为活动显著缺乏，能力减弱，缺乏社会性意向等。而抑郁障碍患者是思维活动的缓慢，处于欲说不能的状态；情感低落或低沉，负性情感活动增强；意向活动减少、缓慢和迟滞，不想活动和精力缺乏。

3. 躁狂发作 急性起病表现为言语运动性兴奋的精神分裂症，由于起病急、进展快，尚未形成典型的综合征，临床表现既有片段的幻觉妄想、离奇思维，也可突出表现为言语运动性兴奋，情感不稳定、多变，表现可能与躁狂发作比较相似，此时对两者的鉴别要谨慎，要点是：①两者思维联想、思维内容的表现形式均有所不同。躁狂发作患者的音联意联、语量增多有可理解性和现实性并带有夸大色彩。②两者内心体验与对周围事物的情感反应，对周围客体接触情境的表情变化明显不同。躁狂发作患者的情感高涨、活跃、生动和有感染性，情感表现无论喜怒哀乐，均与思维内容相一致，与周围环境协调配合，情感变化过程使得周围人产生共鸣反应。③精神分裂症患者虽然行为活动增多，但不伴有情感高涨，情感变化与周围环境也不配合、不协调，动作单调刻板，言语交谈、接触比较困难，行为愚蠢、幼稚、杂乱无章和冲动性。

4. 创伤后应激障碍 创伤后应激障碍（PTSD）的特征为继创伤或灾难性事件之后长期存在的焦虑反应，通常为经历或目睹了创伤事件。PTSD 通常在创伤事件后 3 ~ 6 个月内发生，PTSD 患者的情感反应鲜明强烈，精神症状随着精神创伤的解除而逐渐减轻和消失。

在精神创伤直接影响下发病的精神分裂症患者临床并不少见，他们在疾病早期思维和情感障碍均可带有浓厚的创伤色彩，需要与 PTSD 相鉴别。但精神分裂症随着病情的发展，妄想的内容离精神因素愈来愈远，日益脱离现实，在结构和逻辑推理上愈来愈荒谬，患者不能主动暴露内心体验，也缺乏相应的情感反应。

5. 妄想障碍 妄想障碍是一组疾病的总称，其共同特点是以系统的妄想为主要临床症状，如关系妄想、迫害妄想、嫉妒妄想和影响妄想等，但缺乏精神分裂症的特征性症状。患者的行为和情感反应与妄想症状相一致，妄想形成有一定现实为基础，是在对事实片面评价的基础上发展起来，思维始终保持有条理和有逻辑，缺乏幻觉。这类患者多具有特殊的性格缺陷，表现为主观、固执、敏感、多疑、自尊心强、自我中心和自命不凡的特点。存在不健全人格和心理因素相互作用而发生的，在鉴别上有重要意义。

精神分裂症偏执型临床特征以显著的幻觉和特征性妄想为主要临床相，妄想内容荒谬、离奇、无现实基础且不可理解。病程进展迁延，逐渐出现精神功能衰退以及显著的认知功能受损。

6. 精神活性物质所致精神障碍 使用酒精或精神活性物质可引起精神症状，有的表现类似精神分裂症，需要进行鉴别，鉴别最为关键的要点是获取准确的病史。

需要指出的是，精神分裂症患者可以同时共病精神活性物质依赖。一旦特征性精神症状在停用精神活性物质后持续存在，病程迁延并反复发作，此时的精神症状似乎与精神活性物质的问题没有任何内在联系了，对此，可以同时作出两个诊断。

7. 躯体疾病所致的精神障碍 在躯体因素诱发下起病的精神分裂症，通常起病急，早期可出现轻度意识障碍、定向错误和幻视等症状，需要与躯体疾病所致精神障碍相鉴别。躯体疾病所致精神障碍虽可以出现类似精神分裂症的症状，但这些症状是在意识障碍的背景下出现的，幻觉以恐怖性幻视为主，且有昼轻夜重的波动性特点，患者描述幻觉妄想症状时情感鲜明生动。临床常见有肾性脑病、肺性脑病和胶原性结缔组织病变等，躯体疾病的严重程度和实验室指标可作为重要参考。当意识障碍减轻或消失时，患者与环境接触良好，情感反应保存，没有精神分裂症特征性症状。

8. 脑器质性精神障碍 脑器质性疾病如癫痫、颅内感染和脑肿瘤等均可引起精神病性症状，有时与精神分裂症的表现难以区别，如生动鲜明的幻觉和妄想。这类患者往往同时伴有意识障碍，症状波动性较大，有昼轻夜重的变化规律，幻觉多为恐怖性幻视。原发疾病往往有确切的临床及实验室证据，如脑电图异常、脑脊液及脑影像学改变等，精神症状与原发疾病有密切联系，随着原发疾病的恶化而加重，随着原发疾病的改善而好转。

9. 人格障碍 某些精神分裂症患者以假性病态人格的表现为其早期症状，特别以青少年起病、病程进展缓慢者，容易误诊为人格障碍。此时鉴别诊断必须详细了解患者的生活经历，在家庭、学校、单位及社会各方面的表现，以及个性发展经过。人格障碍是个性发展的偏离，不是一个疾病的过程，在不顺利的环境下个性缺陷可以更为明显，属于量的变化。鉴别要点是人格障碍是自幼年发展而来的连续过程，并非发作性。

精神分裂症缓解不全可遗留人格缺陷，如缺乏既往精神病史（或表现轻症未被注意）则区别往往比较困难，可结合既往个性特征及家族史等加以诊断。精神分裂症缓解不全的病例，除表现人格改变外，情感、思维和意志等方面也有障碍，他们往往缺乏自发性和自然性，这是人格障碍所具备的。

轻型或处于静止状态的偏执型精神分裂症，可误诊为偏执型人格障碍，但后者主要表现在过分敏感的基础上对日常事物和人际关系的误解，从而产生一定的牵连观念，但一般不发生幻觉、妄想，可与精神分裂症进行区别。

五、治疗原则与方法

精神分裂症以药物治疗为主，并且与疾病相关知识教育、社会心理干预、心理治疗和家庭治疗等方式结合起来以促进患者的全面康复，也就是整体性治疗。整体性治疗主要面向两大群体，一方面是针对患者，另一方面则是针对患者的家庭或主要照料者。

1. 药物治疗

（1）抗精神病药物使用原则　一旦确定精神分裂症的诊断，即开始药物治疗。以单一用药为原则。治疗个体化，因人而异。

经上述治疗疗效仍不满意者，考虑两种药物合并治疗，以化学结构不同、药理作用不尽相同的药物联用比较合适，达到预期治疗目标后仍以单一用药为宜。

从小剂量起始逐渐加到有效推荐剂量，加药速度视药物特性及患者特质而定。维持剂量可酌情减少，并需足疗程治疗。

积极认真定期评价疗效以调整治疗方案。认真观察评定药物不良反应，并作积极处理。

根据当今国外包括美国、欧洲和世界精神卫生协会（WPA）治疗规则系统的建议，一般推荐非典型抗精神病药物如利培酮、奥氮平、喹硫平、阿立哌唑、齐拉西酮或氨磺必利，也可选择典型抗精神病药物如氯丙嗪、奋乃静、氟哌啶醇或舒必利等作为一线药物选用，非典型抗精神病药物氯氮平作为二线药物使用。

（2）急性期治疗常用药物（表 2－1）。

表2-1　急性期治疗常用药物

药名	适应证	禁忌证	剂量和疗程	不良反应和处理
氯丙嗪	治疗急、慢性精神分裂症，心境障碍的躁狂发作，急性应激障碍以及具有幻觉、妄想、兴奋和躁动等症状的其他精神病	有过敏史者，严重心、肝、肾及昏迷患者禁用	初始剂量75～150mg/d，一周内增至剂量200～300mg/d，治疗剂量400～800mg/d，分次口服 兴奋不合作者可给予肌注，肌注：每次25～50mg，bid或tid	锥体外系反应：震颤麻痹、静坐不能等；抗胆碱能作用：口干、便秘和视物模糊等；心血管系统：心动过速、体位性低血压和心电图改变等；肝功异常，内分泌紊乱等
奋乃静	对幻觉、妄想和思维障碍有效	基底神经节病变、帕金森病、帕金森综合征、青光眼、昏迷及对吩噻嗪类过敏者禁用	口服，初次剂量2～4mg/d，每日3次，治疗量30～60mg/d	锥体外系反应：震颤、运动不能和肌张力增高，痉挛性斜颈、动眼危象，静坐不能；长期用药可发生迟发性运动障碍，抗胆碱能反应，内分泌及代谢紊乱等
三氟拉嗪	用于治疗精神分裂症，尤其对精神分裂症妄想型和紧张型较好。对于幻觉、妄想、木僵和淡漠退缩作用较好	心血管疾病、肝肾功能不全、癫痫与脑器质性疾病患者应慎用	治疗量20～40mg/d，最大量60mg/d，分次口服	具有明显锥体外系反应，以类震颤麻痹，静坐不能，肌张力障碍最为常见。减少剂量或应用抗震颤麻痹药物可以减轻
氟奋乃静	适应证参见三氟拉嗪	参见奋乃静	治疗量20～40mg/d，维持剂量10～20mg/d	具有很强的锥体外系反应，其中动眼危象、痉挛性斜颈、静坐不能、震颤和肌强直常见。肌注东莨菪碱、口服苯海索，症状可缓解。长期服用可出现迟发性运动障碍。可有内分泌代谢紊乱
氟哌啶醇	用于治疗精神分裂症、情感性障碍，对控制急性精神运动性兴奋、消除幻觉、妄想和焦虑等症状疗效较好	对本品过敏及帕金森病、帕金森综合征和中枢神经抑制状态者应禁用	初始剂量，2mg/次，每日2～3次口服。逐渐加量，治疗剂量20～40mg/d，维持剂量10～20mg/d。控制兴奋可给予肌注，最大日量不超过40mg，小剂量开始，逐渐加量，分次给予，每日可2～4次。肌注，每次5～10mg	震颤、运动不能、肌强直，静坐不能、动眼危象、痉挛性斜颈和扭转性痉挛为主
硫利达嗪	适用于治疗伴有焦虑、抑郁、激越、紧张的精神分裂症和躁狂发作	器质性心脏病患者禁用。昏迷、白细胞减少者禁用。对吩噻嗪类过敏者禁用	治疗量200～600mg/d，分次口服	常有口干、视物模糊、眩晕、昏睡、鼻塞和体位性低血压。心电图异常发生率较高。长期大量服用可引起色素性视网膜病变，减药或停药后可恢复

续表

药名	适应证	禁忌证	剂量和疗程	不良反应和处理
舒必利	适用于精神分裂症各种类型，对木僵、幻觉、妄想、淡漠孤僻和接触被动等症状有较好的疗效	患有嗜铬细胞瘤者禁用	治疗量600～1200mg/d。分次口服。维持剂量200～400mg/d	以睡眠障碍，轻度锥体外系反应较常见。对内分泌有影响。可出现焦虑、烦躁、口渴、出汗和排尿困难等
氯氮平	能够有效缓解精神分裂症阳性症状和阴性症状，对难治性和慢性精神分裂症疗效优于典型抗精神病药	造血功能障碍、中枢神经处于抑制状态者禁用	治疗量300～400mg/d，分次口服，维持剂量300～400mg/d，分次口服	常见流涎、便秘、嗜睡、乏力、恶心、腹胀、头晕和心动过速。长期应用产生过度镇静，血糖、血脂代谢异常，大剂量可诱发癫痫发作，口干、视物模糊，长期使用可致强迫症状，该药能引起致命的粒细胞缺乏症
利培酮	精神病性阳性症状、阴性症状、情感症状和认知功能障碍	对本品过敏者及哺乳期妇女禁用	起始剂量1mg/d，逐渐加量至2～6mg/d，分2次服用，维持剂量2mg/d	失眠、焦虑、激越、头痛、头晕和口干，也可见困倦、体重增加和锥体外系反应等。如有必要对症处理
喹硫平	精神病性阳性症状及阴性症状，对情感症状亦有疗效	对本品过敏者及哺乳期妇女禁用	起始剂量为50mg/d，逐渐加量，最高剂量不超过750mg/d，一日2次口服，饭前或饭后服用	常见不良反应为镇静、头晕、口干、便秘和体位性低血压，肝酶异常，轻微体重增加等
奥氮平	精神病性阳性症状及阴性症状，对情感症状亦有疗效	对本品过敏者禁用；有闭角型青光眼患者禁用	建议起始剂量为5～10mg/d，治疗剂量为5～20mg/d，宜晚上顿服。维持剂量5mg/d	常见明显不良反应为嗜睡和体重增加，其他不良反应包括头晕、食欲增强、水肿、体位性低血压以及轻度而短暂的抗胆碱能作用，包括便秘和口干等。如有必要对症处理
阿立哌唑	对改善精神病性阳性症状和阴性症状都有显著效果	对本品过敏者及哺乳期妇女禁用	起始剂量10～15mg/d，每日1次，用药2周内不应增加剂量，2周后根据个体的疗效和耐受情况逐渐递增剂量，治疗剂量为10～30mg/d	常见不良反应有头痛、焦虑、失眠、恶心、呕吐、便秘、静坐不能、震颤、皮疹、鼻炎和视物模糊等
氨磺必利	用于治疗急性精神分裂症，控制阳性症状，显著改善情感淡漠、意志缺乏。具有抗抑郁作用	孕妇、哺乳妇女、嗜铬细胞瘤、乳癌患者禁用	治疗剂量400～800mg/d，最大剂量：1200mg/d，分次口服	睡眠障碍、体重增加、泌乳、闭经、神经过敏及轻度锥体外系反应

续表

药名	适应证	禁忌证	剂量和疗程	不良反应和处理
齐拉西酮	治疗急、慢性精神分裂症，可改善阳性、阴性症状，情感症状	（1）有Q-T间期延长病史，包括先天性长Q-T间期综合征患者禁用；（2）心律失常病史者；近期出现急性心肌梗死者及失代偿性心力衰竭者禁用；（3）对本品过敏者禁用；（4）哺乳期妇女禁用	治疗起始剂量20mg，一日2次。间隔2天或以上逐渐增加到80mg，一日2次。常用治疗剂量：80～160mg/d	常见头痛、嗜睡、鼻塞、疲乏、恶心和消化不良，偶见失眠、心动过速、体位性低血压、便秘和体重增加
帕利哌酮	治疗精神分裂症，可改善阳性、阴性症状，情感障碍，认知功能障碍及激越、攻击行为	对本品和利培酮或制剂中任何成分过敏者禁用	起始剂量3mg/d，急性期治疗剂量：6mg/d，最大剂量：12mg/d。晨顿服	开始服用时可出现轻度恶心、呕吐或腹痛，可引起体位性低血压。常见头晕、疲乏、头痛、胃痛、口干、体重增加、失眠、焦虑、静坐不能和内分泌紊乱
布南色林	治疗精神分裂症	处于昏迷的患者禁用；处于如巴比妥酸衍生物等中枢神经抑制剂强烈作用下的患者禁用；正在服用肾上腺素、唑类抗真菌药、人类免疫缺陷病毒（HIV）蛋白酶抑制剂、替拉瑞韦或可比司他的患者禁用；对于本品的成分有既往过敏史的患者禁用	一般成人的初始剂量为每次4mg，每日两次，餐后口服。根据患者的年龄及症状，可适当增减剂量，维持剂量为每日8～16mg，每日剂量不应超过24mg	主要不良反应有震颤、运动迟缓、唾液分泌过多等，帕金森综合征、静坐不能、失眠、催乳素升高、运动障碍、嗜睡、焦虑、烦躁和易激惹等
鲁拉西酮	治疗精神分裂症	已知对鲁拉西酮或处方中任何成分过敏者禁用；鲁拉西酮不应与CYP3A4强效抑制剂和强效诱导剂合用	一般成人的初始剂量为40mg/d，初始剂量不需要进行滴定。根据症状可增加到每次80mg/d	常见的不良反应有嗜睡、静坐不能、锥体外系症状和恶心

（3）恢复期治疗（巩固期治疗） 仍以药物治疗为主，以原有效药物、原有效剂量坚持继续巩固治疗，疗程至少3～6个月。

住院结合试出院以适应社区生活，或出院门诊定期随访治疗，或社区治疗。同时配合家庭教育和对患者的心理治疗。

（4）维持期治疗 根据个体及所用药物情况，确定是否减少剂量，把握预防复发所需剂量；疗效稳定，无特殊不良反应，尽可能不换用药物；疗程视患者个体情况而定，一般不少于2～5年，治疗场所主要在门诊随访和社区随访治疗；加强对患者及家属的心理治疗。

维持治疗的剂量为最低治疗有效量。剂量太小，达不到治疗效果；剂量大，易产生不良反应。维持治疗的剂量和时间应个体化，与病期、复发史、缓解程度、环境、病前性格、既往用药的剂量和时间有关，需综合考虑。

长效抗精神病药在维持治疗阶段起非常重要的作用，可增加病人治疗的依从性。注射治疗2~4周一次，包括氟奋乃静癸酸酯、哌普嗪嗪棕榈酸酯、氟哌啶醇癸酸酯和三氟噻吨癸酸酯等。口服长效制剂为五氟利多，每周服一次，治疗量为每周20~100mg，维持量为每周20~40mg，疗效与其他抗精神病药物相似。

注射用利培酮微球是非典型长效抗精神病药，成人推荐剂量为25mg肌内注射，每2周1次。某些患者可能需要更高的剂量，例如37.5mg或50mg。不推荐剂量高于每2周50mg。剂量上调的频率不得超过每4周1次。老年人推荐剂量为25mg肌内注射，每2周1次。

另一个非典型长效抗精神病药是棕榈酸帕利哌酮注射液，推荐剂量：起始治疗首日注射150mg，一周后再次注射100mg，建议维持治疗剂量为每月75mg，根据患者的耐受情况和（或）疗效，可在25~150mg的范围内增加或降低每月的注射剂量。

以上两个药物使用注意事项：在首次注射之后3周的延迟期内，应当保证充分的抗精神病药物治疗；对于从未使用过帕利哌酮口服制剂、利培酮口服制剂或利培酮注射剂的患者，建议在开始治疗前，先通过口服帕利哌酮缓释片或口服利培酮确定患者的耐受性；为了保证药物治疗的效果，注射药物应严格参照药品说明书操作。

（5）慢性精神分裂症的治疗　慢性精神分裂症病程多迁延，症状未能完全控制，常残留阳性症状及情感症状，包括抑郁及自杀。阴性症状和认知功能受损可能是主要临床表现。治疗中应达到：进一步控制症状，提高疗效。可采用换药、加量或合并治疗方法。加强随访，以便随时掌握病情变化，调整治疗。治疗场所可以在门诊、社区或医院的康复病房，或精神病康复基地，同时进行家庭教育。

（6）难治性精神分裂症的治疗　难治性精神分裂症是指按通用方法进行治疗而不能获得理想疗效的一群患者。包括：过去5年内应用三种药物剂量和疗程适当的抗精神病药物（三种中至少有两种化学结构是不同的）；足量足疗程治疗反应不佳；或不能耐受抗精神病药物的不良反应；或即使有充分的维持治疗或预防治疗，病情仍然复发或恶化的患者。

治疗策略：重新审定诊断，进一步了解患者既往用药史，及掌握有关影响因素，着重考虑用药个体化，必要时监测药物血浆浓度；重新制定治疗方案，更换合适的药物，足量足疗程治疗。药物治疗疗程一般不少于2年。

2. 电抽搐治疗　电抽搐治疗不是精神分裂症的一线治疗方案，但对于伴有紧张综合征、严重兴奋躁动、冲动行为、自杀企图、严重拒食和严重的外逃企图者可首选电抽搐治疗。治疗后应以抗精神病药物维持治疗，减少复发率。

适应证：①严重抑郁，有强烈自伤、自杀行为或明显自责自罪者；②拒食、违拗和木僵者；③极度兴奋躁动、冲动伤人者；④抗精神病药物治疗无效或对药物不能耐受者。

改良的电抽搐治疗，即在电抽搐治疗前加用静脉麻醉药和肌肉松弛剂，使病人抽搐明显减轻和无恐惧感。其适应证广、安全性高、并发症少，目前已作为标准治疗。

3. 心理治疗　对精神分裂症患者进行心理治疗，主要目的不是去改变幻觉妄想和其他精神症状，而是提高患者对疾病的认识水平，提高自我保健的能力，在有效预防复发的基础上，力争社会功能的全面康复。

临床治愈是精神分裂症患者治疗的最终目的，也是医、患、家属和社会的共同期望与需要。系统、彻底的药物治疗能使75%的首发精神分裂症患者得到恢复。但是心理治疗在精神分裂症患者的巩固期及维持期也非常重要，可增强患者对治疗的依从性、保证药物的维持治疗和降低复发率，而且有助于解决患者的心理需要和心理问题，全面提高社会功能，获得临床治愈。

精神分裂症患者根据所处不同康复阶段，可选择的心理治疗方式有：支持性心理治疗、集体心理治疗、心理咨询与技能训练、认知疗法和家庭治疗等。

（王绍礼）

第二节　分裂情感障碍

分裂情感障碍是一种发作性的精神障碍。表现为在同一段发作中，同时满足精神分裂症的诊断需求，以及一次躁狂、混合发作或中度－重性抑郁发作的诊断需求。两组诊断需求可同时满足，也可在几天内先后满足。

一、临床表现

1. 症状

（1）起病较急，发病可存在应急诱因。病前个性有明显缺陷，部分患者可有分裂症、躁狂症家族史。

（2）发病年龄以青壮年多见，女性多于男性。

（3）病程呈间歇发作，症状缓解后不留明显缺陷。

（4）具有典型的抑郁或躁狂症状，同时具有精神分裂症症状。

2. 分类　根据临床表现，可以分以下几个类型。

（1）分裂情感障碍－躁狂型　在疾病的同一次发作中精神分裂症症状和躁狂症状均突出。心境异常的形式通常为情感高涨或易激惹，伴自我评价增高和夸大观念。精神分裂症症状可表现为夸大或被害妄想、思维被广播、被洞悉或被控制体验。常常伴有广泛的行为紊乱。

（2）分裂情感障碍－抑郁型　在疾病的同一次发作中精神分裂症症状和抑郁症状都很突出。抑郁心境通常表现为迟滞、失眠、无精力、食欲或体重下降、兴趣下降、注意集中困难、绝望或自杀观念。同时存在典型的精神分裂症症状。

（3）分裂情感障碍－混合型　精神分裂症症状与混合型双相情感性障碍同时存在。

二、评估

分裂情感障碍目前尚没有客观评估指标和专门评估方法，临床上有一些评估方法，可用于辅助诊断和鉴别诊断，具体方法参见精神分裂症评估部分。

三、诊断要点

分裂情感障碍的诊断主要依靠完整的病史采集、深入细致的精神检查及严谨的临床诊断思维。典型的临床症状是诊断本病的最基本条件。

患者有显著的精神分裂症的症状（例如，妄想、幻觉、思维形式障碍、被影响体验、被动或被控制体验），同时伴有典型的心境发作症状，如抑郁发作（抑郁心境、兴趣缺乏和精力减退），躁狂发作（心境高涨、言语增多、躯体和思维活动速度增快）或混合发作；可有精神运动性紊乱；症状必须持续至少 1 个月。

四、鉴别诊断

1. 精神分裂症伴发抑郁症状　此种情况经常发生，特别是精神分裂症早期或症状缓解期往往会伴有抑郁情绪。精神分裂症早期出现抑郁症状可能继发于阳性症状或本身就是精神分裂症临床症状的一部分。特点是精神分裂症症状明显而又突出，占主要临床相，如大量评论性幻听、荒谬离奇的妄想或思维形式障碍和意志活动受损等，而抑郁症状处于次要地位，患者对抑郁症状缺乏体验，认知能力差。除此之外患者还存在精神分裂症阴性症状或缺损症状，症状持续时间较长，恢复缓慢且不完全，药物治疗效果差。缓解期出现抑郁情绪特点是阳性症状大部分消失，患者自知力恢复良好，抑郁往往与心理社会因素有着密不可分联系。大量抗精神病药物的使用亦可引起药源性抑郁，应注意鉴别。

2. 精神分裂症伴发躁狂症状　情绪状态较高的精神分裂症不同于分裂情感障碍，其特点是情感和意志紊乱，情感活动不协调，行为活动愚蠢做作，同时思维障碍往往也很突出。精神分裂症的情感症状常使检查者觉得荒诞可笑，不能引起愉快的共鸣。情感症状控制后精神分裂症其他症状仍继续存在。

3. 伴有精神病性症状的躁狂发作　伴有精神病性症状的躁狂发作有时与分裂情感障碍－躁狂型鉴别较困难。患者的主要临床相往往是典型躁狂症状，因此在情感高涨或易激惹等基础上可出现自我评价过高，夸大观念可达妄想程度。一般来说不会出现精神分裂症核心症状，情感症状消失精神病性症状亦消失。

4. 伴有精神病性症状的抑郁发作　伴有精神病性症状的抑郁发作需要与分裂情感障碍－抑郁型相鉴别。前者抑郁症状突出且占主要临床相，而精神病性症状多为罪恶、贫穷、疾病和虚无妄想，一般无精神分裂症的核心症状。

5. 器质性精神病　这类疾病可同时出现情感症状和分裂性症状，表现可类似于分裂情感障碍，但由于具有特殊的器质性症状如智能障碍、意识障碍及人格方面改变等，同时实验室检查、辅助检查能提供诊断依据，因此不难鉴别。一些兴奋性药物可使患者出现偏执症状和情感症状，撤药后出现抑郁。要注意询问服药病史，与分裂情感障碍鉴别。

五、治疗原则

一般为锂盐合并抗精神病药治疗，还可根据症状类型选用抗抑郁药、抗躁狂药及抗精神病药。对于分裂情感障碍－混合型的患者可应用锂盐、卡马西平和丙戊酸盐治疗。如单一用药效果不好，可考虑联合用药。必要时考虑电抽搐治疗。

1. 分裂情感障碍－躁狂型的治疗 合并或单独使用抗精神病药物和情感稳定剂，抗精神病药物详见精神分裂症急性期药物治疗（表2－1）。常用情感稳定剂见表2－2。

表2－2 常用情感稳定剂

药名	适应证	禁忌证	剂量和疗程	不良反应和处理
碳酸锂	治疗双相障碍的躁狂发作、抑郁发作和混合发作，分裂情感性精神病	有严重心肾疾病、电解质紊乱、严重感染、甲状腺功能减退、脱水和低钠饮食者禁用	起始剂量0.75g/d，分3次，根据血锂浓度和服药反应逐渐加量。治疗剂量0.75～2.0g/d，分3次，维持量0.75～1.5g/d	恶心、呕吐、口干、便秘、视力模糊、排尿困难、心动过速和体位性低血压等
卡马西平	具有抗躁狂作用，适用于急性躁狂发作和躁狂症维持治疗	孕妇、哺乳妇女有严重心、肝、肾功能不全者，心律失常和造血功能障碍者禁用	起始剂量100～150mg/d，治疗量1000mg/d，分2～3次服	神经系统不良反应主要为眼震、眩晕、视物不清和共济失调等，可出现恶心、呕吐、口干和便秘等消化道症状，还可出现房室传导阻滞等
丙戊酸镁	可用于治疗双相情感障碍的躁狂发作	白细胞减少与严重肝脏疾病者禁用	抗躁狂，起始剂量400mg/d，分2～3次，治疗计量600～1200mg/d，最高剂量不超过1600mg/d	常见有恶心、呕吐、畏食和腹泻等。少数可出现嗜睡、震颤、共济失调、脱发、异常兴奋与烦躁不安等
丙戊酸钠（缓释片）	治疗与双相情感障碍相关的躁狂发作	急、慢性肝炎，有严重肝炎的病史或家族史，特别是与用药相关的禁用；对丙戊酸钠过敏者禁用；肝卟啉病患者禁用；已知患有由核基因编码的线粒体酶聚合酶γ突变引起的线粒体疾病的患者和2岁以下疑似患有（线粒体聚合酶γ）POLG相关疾病的儿童禁用；尿素循环障碍疾病的患者禁用	抗躁狂应从小剂量开始。推荐的起始给药剂量为500mg/d，分2次服用，早晚各一次。应该尽可能快地增加给药剂量。第三天达1000mg/d，第一周末达到1500mg/d。此后，可根据病情和本品的血药浓度调整剂量，维持的剂量范围在1000～2000mg/d之间。最大剂量不超过3000m，治疗血药浓度在50～125μg/mL范围内	常见不良反应有震颤、恶心、呕吐、肝损伤、体重增加和痛经等

2. 分裂情感障碍－抑郁型的治疗 一般认为，抗精神病药物和抗抑郁药物合并使用，对精神病性抑郁是一个可供选择的方案。常用抗抑郁药物见表2－3。

表2－3 常用抗抑郁药物

药名	适应证	禁忌证	剂量和疗程	不良反应和处理
阿米替林	主要用于治疗激越性抑郁症状	有严重心脏病、青光眼、尿潴留和前列腺肥大者禁用	起始剂量75mg/d，一日2～3次，逐渐增至150～250mg/d，一日3次，最高剂量300mg，维持量50～150mg	口干、便秘、视物模糊、排尿困难、心动过速和体位性低血压等

续表

药名	适应证	禁忌证	剂量和疗程	不良反应和处理
马普替林	用于迟缓性抑郁症、激越性抑郁症	对本品过敏、急性心肌梗死、癫痫或有惊厥史者禁用	起始剂量100~150mg/d，可渐增至225~300mg/d，分2~3次服。长期用药维持量为75~150mg/d	口干、便秘、视物模糊、心动过速、低血压、头晕、震颤、睡眠障碍和皮肤过敏，偶可诱发躁狂
氟西汀	治疗抑郁症状	对本品过敏；孕妇、哺乳期妇女或同时服用单胺氧化酶抑制剂者禁用	每日服20mg，一日1次。常用治疗剂量范围为20~40mg/d，最高用量不超过60mg/d	治疗初期常见恶心、厌食、腹泻、失眠、震颤和焦虑等，可继续治疗逐渐适应
帕罗西汀	各种抑郁症。对强迫症、广泛性焦虑障碍、惊恐障碍、社交焦虑障碍、创伤后应激障碍等有显著疗效	对本品过敏；同时服用单胺氧化酶抑制剂者禁用	起始计量20mg/d，常用治疗剂量范围为20~40mg/d，最高用量不超过60mg/d	口干、腹泻、恶心、呕吐、消化不良和射精延迟
舍曲林	主要治疗抑郁症、强迫症	对本品过敏；严重肝、肾功能不全；同时服用单胺氧化酶抑制剂者禁用	治疗剂量50~100mg/d，最高200mg/d	口干、便秘、恶心、呕吐、食欲不振、头痛、眩晕、震颤、乏力和嗜睡
氟伏沙明	各种类型抑郁症、焦虑症状	对本品过敏；同时服用单胺氧化酶抑制剂者禁用	常用治疗剂量为100~200mg/d，最高300mg/d	恶心、呕吐常见，偶见嗜睡、眩晕、头痛、失眠、紧张和消化不良等
文拉法辛	各种抑郁症	对本品过敏；同时服用单胺氧化酶抑制剂者禁用	开始剂量为一次25mg，一日2~3次，数周后逐渐增至一日75~225mg，分2~3次口服，最高量为375mg/d	常有消化道症状如恶心、口二、厌食和呕吐等，神经系统可出现头晕、嗜睡、多梦，及性功能异常
曲唑酮	治疗抑郁症	对本品过敏及严重的心脏病患者禁用	起始剂量为50~100mg/晚，逐渐增加，治疗剂量为150~300mg/d，最高用量400mg/d	嗜睡、头晕、头痛、乏力、震颤、口干、视物模糊、恶心、呕吐和体位性低血压等。偶有粒细胞减少、皮疹
西酞普兰	各种类型抑郁症、焦虑症状	对本品过敏；同时服用单胺氧化酶抑制剂者禁用	常用治疗剂量为20~40mg/d。最大量为60mg/d	轻微、短暂。常见恶心、多汗、头痛和睡眠障碍
艾司西酞普兰	各种类型抑郁症、焦虑症状	对本品过敏；同时服用单胺氧化酶抑制剂者禁用	起始剂量10m/d；一周后可以增至20mg/d	少而轻微。主要为恶心、失眠、乏力、嗜睡和多汗等，继续治疗可自行缓解
度洛西汀	治疗抑郁症	禁用于已知对度洛西汀或产品中任何非活性成分过敏的患者；同时服用单胺氧化酶抑制剂或停用单胺氧化酶抑制剂14天内的患者禁用；未经治疗的闭角型青光眼患者应避免使用度洛西汀	常用剂量为40mg/d（20mg，一日2次）至60mg/d（一日1次或30mg，一日2次）	常见不良反应有恶心、口干、便秘、食欲下降、疲乏、嗜睡和出汗增多

续表

药名	适应证	禁忌证	剂量和疗程	不良反应和处理
米氮平	治疗抑郁症	对米氮平或本品任何辅料成份有超敏反应者禁用	有效剂量通常为每日15～45mg。治疗起始剂量为15或30mg/d。通常在用药1～2周后起效	常见的不良反应包括嗜睡、镇静、口干、体重增加、食欲增加、头晕和疲乏
伏硫西汀	治疗抑郁症	对本品的活性成分或任一辅料过敏的患者禁用	本品初始剂量和推荐剂量均为10mg，每日1次	常见的不良反应是恶心、头晕和瘙痒
阿戈美拉汀	治疗抑郁症	对活性成分或任何辅料过敏的患者禁用；乙肝病毒携带者或患者、丙肝病毒携带者或患者、肝功能损害患者或转氨酶升高超过正常上限者禁用；本品禁止与强效细胞色素P450酶（CYP）1A2抑制剂（如氟伏沙明，环丙沙星）合用	推荐剂量为25mg，每日一次，睡前口服。如果治疗两周后症状没有改善，可增加剂量至50mg每日一次，即每次两片，睡前服用	常见的不良反应有肝功能异常、头痛、头晕、嗜睡、失眠、恶心、腹泻、多汗和疲劳等

第三节　分裂型障碍

分裂型障碍包括分裂型人格障碍，以类似于精神分裂症的古怪行为、异常思维和情感为特征，但在疾病的任何时期均无明确和特征性的精神分裂症性表现。无占优势的和典型的障碍，可有思维离奇、情感不恰当和行为怪异等表现。

一、临床表现

通常起病较为隐匿，且多无明显的外界诱因；虽然病程慢性迁延，但病情的进展却有一定的波动性；其症状并无占优势的和典型的精神病性表现，即使具有类似精神分裂症的核心症状，但表现程度相当轻微。尽管患者的内在精神活动中有严重的矛盾心理存在，但其与现实世界的关系并无深刻的障碍。症状可包括情感淡漠或不恰当、快感缺失、行为古怪和离奇、社交退缩倾向、未达到真正妄想程度的偏执或稀奇古怪的想法；强迫性穷思竭虑、思维障碍和知觉障碍、偶有短暂的准精神病性发作等。其演化和病程往往类似于人格障碍。偶可发展成精神分裂症。在精神分裂症患者的亲属中更为多见，有学者认为是精神分裂症遗传“谱”的一部分。

二、评估

人格的测评、快感缺乏的评估以及神经系统体征的检查，在一定程度上有可能作为诊断的参考依据。

致病易感基因、血液蛋白质组学或代谢组学、脑电生理技术、结构和功能脑影像技术、神经认知和社会认知测查，已经开展了一些研究，但尚无成熟可行的实验室检查或辅助检查可以作为分裂型障碍的诊断依据或转归指标。

三、诊断要点

不推荐普遍使用分裂型障碍这一诊断名称，因为本症与单纯型精神分裂症、分裂样人格障碍及偏执型人格障碍之间缺乏明确的界限。

ICD－11 分裂型障碍的诊断分类描述提供了该病的诊断要点。

（1）表现为一种古怪而反常的行为、外表和言语的持久模式。如患者在至少几年的一段时间内均存在此种功能特征。

（2）伴认知和知觉的扭曲、不寻常的信念。如偏执观念、牵连观念，或其他精神病性症状如各种形式的幻觉，但强度和持续时间不满足精神分裂症、分裂情感障碍、妄想性障碍的诊断需求。

（3）对人际关系感到不适，且常有人际关系能力的减退。

（4）情感的受限和不协调，快感缺乏。

（5）这些症状导致痛苦，或使患者的个人、家庭、社交、学业、职业或其他重要功能领域受损。

（6）包括分裂型人格障碍，但不包括孤独症谱系障碍和其他人格障碍。

四、鉴别诊断

分裂型障碍以古怪而反常的行为、外表和言语的持久模式为主，常需要与以下几种疾病相鉴别。

1. 精神分裂症，尤其既往描述的单纯型精神分裂症 青少年期潜隐起病、逐渐进展，主要表现被动、孤僻、生活懒散、情感淡漠和意志减退。一般无幻觉妄想。这是指以阴性症状为主的精神分裂症，但 DSM－Ⅳ中没有单纯型精神分裂症这一亚型，并且 ICD－11 和 DSM－5 均已取消了精神分裂症的亚型划分。

2. 分裂样人格障碍 以行为孤僻退缩、情感冷漠及人际关系缺陷为特点，显著表现为情感疏远与社会隔绝。也是以阴性症状为主，但症状严重程度未达到足以诊断精神分裂症。

3. 偏执型人格障碍 以猜疑和偏执为特点，没有幻觉、妄想和现实检验能力受损。即症状严重程度未达到足以诊断精神分裂症。

但在临床病例中上述三种精神障碍与分裂型障碍之间缺乏明确的界限，有学者认为分裂型障碍以古怪行为为主，但甄别起来仍有困难，故不推荐普遍使用分裂型障碍的诊断名称。

五、治疗原则与方法

1. 药物治疗 一般情况下药物治疗疗效并不显著，但非典型抗精神病药物对阴性症状、情绪障碍及认知均有良好作用。出现短暂幻觉、错觉或类妄想观念时可予小剂量抗精神病药物治疗。焦虑抑郁状态可辅以抗焦虑药和抗抑郁药。

2. 心理治疗 心理治疗可能有一定的疗效。支持性心理治疗、精神分析、认知行为治疗和集体心理治疗均可用以改善患者的认知障碍，修复人际关系，恢复适应能力。

（王传跃）

第四节　急性而短暂的精神病性障碍

急性而短暂的精神病性障碍是一组短暂精神病性障碍，多起病于青壮年，不发生于儿童，亦罕见于50岁以上者。常急性起病（在2周或更短的时期内从缺乏精神病特征的状态转变为有明显异常的精神病性状态）。患者一般在2～3个月内（往往在几周甚至几天内）痊愈，仅有一小部分患者发展成持久的残疾。不包括周期性精神病和快速循环的双相情感障碍。

一、临床表现

急性起病、无前驱期，发病前可有诱因也可无诱因，短时间内疾病进展迅速，在2周内达到最严重的程度。以妄想、幻觉和知觉紊乱等精神病性症状为主要临床相，伴情感障碍，如情感高涨、焦虑和易激惹等，伴行为紊乱，可有困惑感、意识模糊或混乱。也可出现紧张症样的精神运动性紊乱。通常症状的性质、强度均快速变化，可每天变化甚至在一天之内变化。发作通常持续几天到1个月，不超过3个月。在几个月之内完全恢复，也可在几周甚至几日内完全恢复。症状不是另一种健康问题的临床表现（如脑肿瘤），也不是某种作用于中枢神经系统的物质或药物（如糖皮质激素）的效应或戒断效应（如酒精戒断）。

二、评估

急性期精神病发作的严重程度，可以采用简明精神病评定量表（BPRS）等进行评估。紧张症性发作则可采用专用量表进行评估，如布什－弗朗西斯紧张症量表（BFCRS）。

可行基因、血液分子、脑电生理、脑影像以及认知等检测，但尚无成熟可行的指标可以作为诊断依据或转归评价。

三、诊断要点

急性而短暂的精神病性障碍对应于DSM－5的短暂精神病性障碍，以急性起病、进展迅速和持续短暂的精神病性症状发作为主要特征。

ICD－11急性而短暂的精神病性障碍的诊断分类描述提供了该病的诊断要点。

（1）表现为急性起病的、无前驱期精神病性症状，在2周内达到最严重的程度。

（2）症状可包括妄想、幻觉、思维过程的紊乱、意识模糊或混乱和情感心境的紊乱等。也可出现紧张症样的精神运动性紊乱。

（3）通常症状的性质、强度均快速变化，可每天变化甚至在一天之内变化。发作通常持续几天到1个月，不超过3个月。

（4）症状不是另一种健康问题的临床表现（如脑肿瘤），也不是某种作用于中枢神经系统的物质或药物（如糖皮质激素）的效应或戒断效应（如酒精戒断）。

ICD－11急性而短暂的精神病性障碍的分类已经取消亚型划分，替代为病程特征或分期描述。如急性而短暂的精神病性障碍，首次发作、多次发作，目前为症状期、部分缓解期、完全缓解期、未特定；其他特定的急性而短暂的精神病性障碍；急性而短暂的精神病性障碍，未特定。

四、鉴别诊断

1. 心因性精神障碍 某些患者急性发病可能有一定的心理社会因素，表现一过性妄想体验，预后良好，需要与急性而短暂的精神病性障碍相鉴别。两者之不同在于心因性精神障碍发病前遭遇明显而强烈的心理应激源，其妄想内容多与创伤体验密切相关而较固定。此外，尚可见不同程度的意识障碍。

2. 急性脑器质性综合征 急性脑器质性综合征起病多急骤，病情发展较快，可表现为幻觉、妄想和言语行为紊乱等，故需要进行鉴别。急性脑器质性综合征是由于脑部感染、变性、血管病、外伤和肿瘤等病变引起，病程较短，损害范围较局限，预后多良好，其病变往往是可逆性的。患者多存在明显意识障碍，全面、详细的病史询问，可发现存在器质性疾病基础，体格检查及物理检查有相关阳性发现，因此可以进行鉴别。

3. 精神活性物质所致精神障碍 饮酒或吸毒可引起急性精神症状，有的表现片段妄想或多种妄想，类似急性而短暂的精神病性障碍。只要能仔细询问病史，则有利于疾病鉴别。

五、治疗原则与方法

1. 药物治疗 通常对抗精神病药物反应较快且完全，如果症状完全缓解，药物疗程应短暂，以避免药物的严重不良反应发生。首选抗精神病药物治疗，如非典型抗精神病药包括利培酮、奥氮平、喹硫平等能有效的缓解阳性症状和阴性症状，药物不良反应较小。紧张症性患者可以静脉缓慢注射地西泮或氯硝西泮，有可能立刻起效，但疗效不一定稳定。失眠患者可给予镇静催眠药，如苯二氮䓬类帮助入睡。

2. 其他治疗 有些患者，尤其是表现为紧张症的患者，可能需要采用改良电抽搐治疗。某些患者可以配合心理治疗，提高疗效。

（王传跃）

第五节　妄想性障碍

妄想性障碍是一组病因未明、以系统妄想为主要症状的精神障碍，持续性妄想为唯一或最突出临床特征，不能归类为器质性精神障碍、精神分裂症或情感障碍。可能是病因异质性的，常在性格缺陷基础上遭遇社会环境因素中的应激性事件后发展而来，与精神分裂症的关系尚不能确定。没有或偶有幻觉。病程演进缓慢，不涉及其妄想内容时，患者思维过程、情感和意志行为保持完好，具有一定的工作和社会适应能力。

一、临床表现

多在30岁以后发病，病前多具有偏执性人格特征，表现为主观、固执、敏感多疑、自我中心和人际关系差等，易将别人的行为误解为有敌意或轻视的含义。症状为出现一种或一整套相互关联的妄想。妄想往往持久，有时持续终生。妄想内容变异很大，可为被害、疑病、夸大、诉讼、嫉妒或钟情等，或坚信身体畸形，或确信他人认为自己有异味等。妄想内容及出现时间常与患者的生活处境有关。若有幻觉则历时短暂且不突出。有明显自知力障碍。在不涉及妄想内容的情况下，无明显精神异常。病程迁延，但较少发展为精神衰退。

二、诊断要点

结合 ICD－11 和 DSM－5 诊断标准，妄想性障碍的诊断要点如下。

1. 症状学上主要表现为存在一个妄想或一套内容相关的妄想，持续一段至少 3 个月的时间（通常远超 3 个月）。

2. 可以存在不同程度的感知觉紊乱（如幻觉、错觉和人物识别的异常），尤其是紊乱的主题与妄想内容相关。（如与昆虫大批出没的妄想有关的被昆虫寄生的感觉）。

3. 可以保持相对正常的功能，即与该妄想或妄想系统直接相关的行为和态度之外的情感、言语和行为通常不受影响。功能没有明显损害，没有明显的离奇或古怪行为。

4. 需排除其他疾病的主要临床表现：首先不存在抑郁、躁狂和混合发作，如果出现躁狂或重性抑郁发作，则这些发作对于妄想的病程而言是短暂的。其次除妄想以外，不存在其他精神分裂症的表现（如持续性的听幻觉、思维紊乱、阴性症状）。

5. 进一步需排除的状况：症状不是另一种精神、行为或神经发育障碍的临床表现（如脑肿瘤），也不是某种作用于中枢神经系统的物质或药物（如糖皮质激素）的效应或戒断效应（如酒精戒断）。也不能用其他精神障碍来更好地解释，如躯体变形障碍或强迫障碍。

6. 妄想性障碍可以根据最近 1 个月内的症状表现以及目前的状况进行分期：分为症状期、部分缓解期和完全缓解期。

7. 常见的妄想类型：钟情型、夸大型、嫉妒型、被害型、躯体型、混合型及未特定型。

三、鉴别诊断

1. 精神分裂症 妄想性障碍如果存在幻觉，则不突出，并且与妄想的主题相关，除了受妄想或其结果的影响，功能没有明显损害，行为没有明显的离奇或古怪。精神分裂症有清晰而持久的幻听，妄想内容可以荒谬离奇，有泛化趋势，无现实基础且不可理解，常有其他思维、情感或行为障碍，病程进展迁延，逐渐出现精神活动衰退及显著的认知功能障碍。

2. 偏执型人格障碍 人格障碍的发生可以追溯到青少年时期或更早，是个体偏离了文化背景预期的内心体验和行为的持久模式，偏执型人格障碍的特点是对他人的普遍的不信任和猜疑，把他人的动机解释为恶意。妄想性障碍在此基础上起病较晚，出现持久且明确的妄想，可以鉴别。

3. 心境障碍 妄想性障碍如果出现重性抑郁发作或躁狂发作，则这些发作对于妄想的病程而言是短暂的。而心境障碍则以抑郁发作或躁狂发作为主要临床相，有相应的临床表现，虽可伴有妄想等精神病性症状，但多与情感症状相关。

4. 神经认知障碍 妄想性障碍不应归因于脑部疾病，如为后者，则应排除妄想性障碍的诊断。

5. 物质使用或成瘾行为所致障碍 妄想性障碍不能归因于某种物质的生理效应，如为后者，则应排除妄想性障碍的诊断。

6. 躯体症状及相关障碍 妄想性障碍不能归因于某种躯体疾病，如为后者，则应排除妄想性障碍的诊断。

7. 强迫障碍 强迫性思维也可以是脱离现实的内容，但患者知道是自己的想法，具有现实检验能力，不构成妄想，此点可与妄想性障碍鉴别。

四、治疗原则与方法

1. 治疗原则 首要原则是以抗精神病药物治疗为主，其次可以配合个别心理治疗和家庭心理治疗提高疗效。

2. 药物治疗 妄想这一精神病性症状为阳性症状，在药物的选择上首选非典型抗精神病药中对阳性症状作用较强的药物，也就是对多巴胺 D_2 和多巴胺 D_3 受体作用较强的药物，包括利培酮、奥氮平、氨磺必利和喹硫平等，使用时注意药物不良反应，根据症状表现，给予适当治疗剂量。如果以上药物治疗效果不佳，可以考虑选择典型抗精神病药物中对阳性症状疗效好的，如氟哌啶醇，奋乃静等，必要时可以考虑氯氮平治疗，也可以考虑使用长效制剂。药物使用的适应证、禁忌证、常用剂量及疗程、不良反应和处理与精神分裂症的治疗相同。

3. 心理干预 本病患者坚信其妄想性信念，常对治疗的依从性不好，有效的心理干预有助于与患者建立良好的信任关系，以便于患者配合治疗，提高治疗的依从性。

（刘　粹）

第六节　紧张症

紧张症是一组主要为精神运动性紊乱的临床综合征，表现为同时出现以下症状中的数个：木僵、强直、蜡样屈曲、缄默、违拗、故作姿势、作态、动作刻板、精神运动性激越、扮怪相、模仿言语和模仿动作。紧张症可能发生于一些特定的精神障碍，包括心境障碍、精神分裂症及其他原发性精神病性障碍、神经发育障碍，也可能由一些精神活性物质或药物诱发。紧张症也可发生于一些不属于精神、行为或神经发育障碍的临床情况。

一、临床表现

紧张症有独特的临床特征，在急性期，患者可能表现为违拗或者缄默，严重的精神运动性迟滞或者精神运动性兴奋，有些患者表现为蜡样屈曲，即在检查时被固定在一个体位后，患者就一直保持那个体位不动，像是被用蜡塑造的一样。紧张性木僵的患者表现为不语、不动和迟滞的状态，可与紧张性兴奋交替出现，或者单独发生。因为木僵或者极度的兴奋，患者可能不会诉说任何的不舒服。这些患者可能需要细心护理以免他们受伤，监测营养状态和电解质方面的变化。

二、诊断要点

结合 ICD－11 和 DSM－5 诊断标准，紧张症的诊断要点如下。

1. 紧张症是一组主要为精神运动性的紊乱的临床综合征，表现为同时出现以下症状中的数个：木僵、强直、蜡样屈曲、缄默、违拗、故作姿势、作态、动作刻板、精神运动性激越、扮怪相、模仿言语和模仿动作。

2. 紧张症可以是与其他精神障碍相关的临床表现，这些精神障碍包括：心境障碍、精神分裂症及其他原发性精神病性障碍、神经发育障碍（特别是孤独症谱系障碍）。诊断该情况时，需同时诊断作为基础的疾病、障碍或情况。（如分裂情感障碍－抑郁型、与分裂情感障碍有关的紧张症）。

3. 紧张症也可以是由精神活性物质或药物的使用而诱发，在物质的过量中毒或戒断后很快出现，或在使用精神活性药物期间出现（如使用抗精神病性药物、苯丙胺类或安非他明、苯环哌啶或苯环利定等抗精神病性药物）。

4. 紧张症也可以是由其他躯体疾病所致的，但要注意诊断该情况时，需同时诊断作为基础的疾病、障碍或情况。（如肝性脑病和由于肝性脑病所致的紧张症）。

5. 未特定的紧张症：此类型适用于具备紧张症的典型症状，且引起有临床意义的痛苦，或导致社交、职业或其他重要功能方面的损害，但是，引起紧张症的精神障碍的性质或其他躯体疾病目前尚不清楚，未能符合紧张症的全部诊断标准，或没有充足的信息作出更特定的诊断（例如在急诊室的环境下）。

三、鉴别诊断

紧张症为一组精神运动性紊乱的临床症状群，其中的多种症状可能发生于一些特定的精神障碍，包括心境障碍、精神分裂症及其他原发性精神病性障碍、神经发育障碍，也可能由一些精神活性物质或药物诱发，也可发生于一些不属于精神、行为或神经发育障碍的临床情况。临床工作中关键是识别出这些症状，在诊断的时候，注意同时诊断作为基础的障碍、疾病或情况，无需与其他疾病鉴别。

四、治疗原则与方法

1. 治疗原则　紧张症预后较好，症状可以得到缓解，治疗上要考虑作为其基础的精神障碍、躯体疾病、物质使用及其他情况，给予综合全面的治疗方案。苯二氮䓬类静脉给药以及电休克治疗均能快速缓解紧张症。

2. 药物治疗　苯二氮䓬类尤其劳拉西泮静脉给药，是国外急性紧张症有效治疗方案，但疗效不持续。国内苯二氮䓬类的静脉给药，可选择地西泮和氯硝西泮。非典型抗精神病药及某些典型抗精神病药均可用于紧张症的治疗，其中有证据表明舒必利的疗效较好（有多巴胺 D_3 选择性的药物如氨磺必利和阿立哌唑，可能有一定效果）。精神分裂症等患者中可能存在慢性紧张症，选用阿立哌唑、氨磺必利和舒必利，有可能获得意外效果。药物使用的适应证、禁忌证、常用剂量及疗程、不良反应和处理与精神分裂症的治疗相同。一般不使用长效制剂。

3. 无抽搐电休克治疗（MECT） MECT 对紧张症的疗效突出，可以快速缓解症状，可作为首选。治疗后应以抗精神病药物维持治疗，减少复发率。

4. 心理干预 症状缓解后可以给予心理治疗。

（刘 粹）

参考文献

[1] 陆林. 沈渔邨精神病学[M]. 6 版. 北京:人民卫生出版社,2017.

[2] 赵靖平,施慎逊. 中国精神分裂症防治指南[M]. 2 版. 北京:中华医学电子音像出版社,2015.

[3] 美国精神医学会. 精神障碍诊断与统计手册(案头参考书)[M]. (美)张道龙,等,译. 5 版. 北京:北京大学出版社,2014.

[4] Huang Y, Wang Y, Wang H, et al. Prevalence of mental disorders in China: a cross - sectional epidemiological study[J]. Lancet Psychiatry, 2019, 6: 211 - 24.

[5] American Psychiatric Association. Diagnostic and Statistical Manual of Mental Disorders[M]. 5th ed. Washington, DC: American Psychiatric Association, 2013.

[6] World Health Organization. ICD - 11 for mortality and morbidity statistics(ICD - 11 MMS) 2018 version[S/OL]. https://icd. who. int/browse11/l - m/en.

[7] (英)斯塔尔. Stahl 精神药理学精要:神经科学基础和临床应用[M]. 司天梅,黄继中,于欣,译. 北京:北京大学医学出版社,2011.

第三章　双相及相关障碍

第一节　双相障碍

DSM－5 把 ICD－10 中“心境障碍”诊断单元取消，取而代之的是“双相及相关障碍”、“抑郁障碍”并列（ICD－11 中依然保存“心境障碍”诊断单元）。本章讲述双相及相关障碍，是指临床上有躁狂或轻躁狂发作，和（或）抑郁发作的一类心境障碍。躁狂发作时，表现为情感高涨、言语增多和活动增多；而抑郁发作时则出现情绪低落、思维缓慢和活动减少等症状。病情严重者在发作高峰期还可出现幻觉、妄想或紧张性症状等精神病性症状。双相障碍一般呈发作性病程，躁狂和抑郁常反复循环或交替出现，但也可以混合方式存在。目前研究表明，双相及相关障碍的发病率为 1%，与遗传因素、神经生物学因素和心理社会因素有关。

【躁狂发作】

一、临床表现

异常并持续的情感高涨或易激惹、思维加快或夸大、意志行为增强。情感高涨可表现为轻松、愉快、热情、乐观和兴高采烈等，在他人看来愉快而有感染力。但当要求得不到满足时，患者的情绪可能会很快变为易激惹。躁狂患者伴精神病性症状，常见的有夸大妄想、被害妄想及关系妄想等，幻觉相对少且短暂。

二、评估

临床常用评估工具包括：杨氏躁狂量表（YMRS）和倍克－拉范森躁狂量表（BRMS）是用以评定躁狂症状严重程度的他评量表，以及心境障碍问卷（MDQ）。

三、诊断要点

躁狂发作的诊断主要依据病史，结合精神检查以及必要的辅助检查。

1. 症状标准　以心境高涨或易激惹以及可观察到的活动或精力增高为主要特征，并且至少有下述 3 项症状（若仅为易激惹，则至少需 4 项）：

（1）注意力集中困难，或可观察到的随境转移；

（2）语量增多，或难以打断；

（3）思维奔逸、思维联想加快；

（4）自我评价过高或夸大；

（5）精力充沛、不感疲乏、活动增多、不断改变的计划和活动；

（6）不负责任，不计后果的鲁莽行为、花钱多；

（7）睡眠的需要减少；

（8）性欲显著亢进。

2. 严重标准 严重损害社会功能，或给别人造成危险或不良后果。

3. 病程标准 ①符合症状标准和严重标准至少已 1 周；②可存在某些分裂性症状，但不符合分裂症的诊断标准。若同时符合分裂症的症状标准，在分裂症状缓解后，需满足抑郁发作标准至少 1 周。

4. 排除标准 非器质性精神障碍，或精神活性物质和成瘾物质所致的躁狂发作。

四、治疗原则与方法

1. 药物治疗 大量临床研究及荟萃分析均显示药物治疗急性躁狂发作或轻躁狂发作时有效，心境稳定剂如锂盐、丙戊酸盐和卡马西平，非典型抗精神药物如奥氮平、利培酮、喹硫平、帕利哌酮、阿立哌唑、齐拉西酮、阿塞那平及氟哌啶醇均比安慰剂有效，但是不推荐加巴喷丁、托吡酯、拉莫三嗪、维拉帕米及噻加宾。

2. 住院治疗 存在谵妄、明显的精神病性症状、严重的躁狂症状、高度自杀风险及攻击风险、拒食行为的患者优先考虑精神科住院治疗。

【轻躁狂发作】

一、临床表现

轻躁狂症状与躁狂症状相似，只是在症状的严重程度和社会功能损害水平上未达到躁狂症状的程度（如患者的职业能力轻微受损或不受损）。

轻躁狂发作的以下特点可有助于与躁狂发作区别：①病期 4 天即可；②没有精神病性症状；③对社会功能不造成严重损害；④一般不需要住院治疗。

二、评估

临床常用评估工具：轻躁狂症状清单（HCL－32）。

三、诊断要点

1. 症状标准 以情感的不稳定性增加为主要特征，分核心症状（心境高涨、易激惹）和附加症状（自尊心、睡眠需求、话多、思维奔逸、随境转移、目的指向性活动和随意冲动行为）。

（1）情感增高或易激惹。

（2）必须具备以下至少 3 项，且对个人日常功能有一定影响。

①活动增多、坐卧不宁；②语量增多；③注意力集中困难、随境转移；④睡眠的需求减少；⑤性功能增强；⑥轻度挥霍，或其他轻率不负责任的行为；⑦社交性过分亲昵（自来熟）。

2. 严重标准 核心症状对个体已达到肯定异常的程度；附加症状对个人正常功能有一定影响。

3. 病程标准 核心症状至少 4 天。

4. 排除标准 非器质性精神障碍、非精神活性物质和非成瘾物质所致的轻躁狂发作。

四、治疗原则与方法

参见躁狂发作的治疗原则与方法。

【抑郁发作】

临床表现、评估和诊断标准：参见本章第三节抑郁障碍。

治疗原则与方法

1. 药物治疗 抗抑郁药物不适用于快速循环发作、混合发作或有严重躁狂发作病史的患者；急性期已经使用抗抑郁药物，进入巩固或维持期阶段建议逐步减量；双相Ⅰ型抑郁不能单用抗抑郁药物，双相Ⅱ型抑郁建议慎用抗抑郁药物；尤其三环类抗抑郁药物，因存在更高的转躁风险，通常不做推荐。

（1）抗抑郁药物　主要指选择性5－羟色胺再摄取抑制剂（SSRI）。SSRI类药物具有安全、容易耐受、转躁狂风险低等特点。在使用心境稳定剂或者非典型抗精神药物的前提下可联合SSRI类药物。此外，还可联合5－羟色胺及去甲肾上腺素再摄取抑制剂（SNRIs），如文拉法辛、度洛西汀，去甲肾上腺素能和特异性5－羟色胺能抗抑郁药（NaSSAs），如米氮平等。

（2）单胺氧化酶抑制剂（MAOI）　在双相障碍的抑郁发作中，不推荐使用单胺氧化酶抑制剂。

2. 电抽搐治疗（MECT） 主要适用于伴有严重自杀观念和行为的抑郁发作、抑郁性木僵、伴有精神病性症状的抑郁发作、难以耐受药物治疗或对药物治疗无效的重性抑郁发作患者。

3. 其他治疗方法 各种心理治疗、音乐治疗和工娱治疗等结合药物治疗有利于疾病的彻底康复。此外，睡眠剥夺疗法、光照治疗、传统医药治疗和精神外科治疗对抑郁发作也有一定效果。

【双相Ⅰ型障碍】

一、诊断要点

1. DSM－5与ICD－10的诊断标准差异 双相障碍在DSM－5诊断体系与ICD－10主要差别在于：①DSM－5对双相Ⅰ型障碍、双相Ⅱ型障碍有正式的分型。②DSM－5在躁狂发作中核心症状方面增加了“活动（或精力）增高”。③DSM－5取消了“混合发作”的诊断，而增加了“混合特征”的描述。该“混合特征”可用于躁狂发作、轻躁狂发作以及抑郁发作（包括单相抑郁患者）。④除了“混合特征”，DSM－5中有许多对双相障碍患者临床特征的描述，如“伴焦虑性痛苦”、“伴快速循环”、“伴忧郁特征”、“伴非典型特征”、“伴与心境协调的精神病性症状特征”、“伴与心境不协调的精神病性症状特征”、“伴季节性模式”、“伴紧张症状”、“伴部分缓解”和“伴完全缓解”等。⑤“环性心境障碍”的归属：DSM－5中“环性心境障碍”归属“双相及相关障碍”。⑥没有明显抑郁发作的躁狂患者，在DSM－5中诊断为双相Ⅰ型障碍。⑦DSM－5提出如果患者在抗抑郁剂治疗（包括电休克治疗）中出现转躁，患者符合躁狂或轻躁狂发作的症状学标准、严重标准和病程标准，而且症状持续时间超过了抗抑郁剂的药物效应持续时间，则可诊断躁狂或轻躁狂发作，即可诊断双相障碍。

2. 诊断要点

（1）至少一次符合躁狂的发作。

（2）躁狂发作和重性抑郁发作的出现不能用分裂情感障碍、精神分裂症、精神分裂样障碍、妄想障碍或其他特定的或未特定的精神分裂症谱系及其他精神病性障碍来更好地解释。

二、治疗原则与方法

1. 综合干预 尽管各类用于治疗双相障碍的精神药物有了长足的发展，但双相障碍各种发作的急性期治疗及预防复发的疗效仍不尽如人意。应采取精神药物、躯体治疗、物理治疗、心理治疗和危机干预等措施的综合运用，在疾病的不同治疗阶段因需组合、主次有序，目的在于提高疗效、改善依从性、预防复燃、复发，减少自杀和攻击行为，改善社会功能和提高患者生活质量，促进全面康复。

2. 全病程治疗 由于双相障碍几乎终生以循环方式反复发作，其发作的频率远较抑郁障碍为高，尤以快速循环病程者为甚。因此，双相障碍常是慢性过程障碍，其治疗目标除缓解急性期症状外，应坚持全病程治疗原则以阻断反复发作。

3. 电休克治疗 急性期治疗时存在高度自杀风险者、伴有精神病性症状者或躯体状态危及生命的患者，经系统评估后，优先考虑无抽搐电休克治疗。

4. 共同参与 由于双相障碍呈慢性反复间歇或循环发作性病程，需要长期治疗，为取得患者的认同与合作，应与患者及家属商讨治疗方案，讲解可能达到的效果、用药方案、药物知识、复发的早期表现及复发的影响及疾病自我管理，使其了解长期治疗的必要性和重要性。患者教育应该贯穿整个治疗过程。强调患者共同参与治疗，变被动为主动，有助于提高患者治疗依从性，增强预防复发效果。

【双相Ⅱ型障碍】

一、诊断要点

1. 至少一次符合轻躁狂的发作和至少一次重性抑郁的发作。

2. 从未有过典型的躁狂发作。

3. 这种轻躁狂发作和重性抑郁发作的出现不能用分裂情感障碍、精神分裂症、精神分裂症样障碍、妄想障碍、其他特定的或未特定的精神分裂症谱系及其他精神病性障碍来更好地解释。

4. 抑郁期和轻躁狂期的频繁交替所致的抑郁症状或不可预测性，引起有临床意义的痛苦，或导致社交、职业或其他重要功能方面的损害。

二、治疗原则与方法

双相Ⅱ型障碍患者抑郁发作的首选推荐药物是喹硫平，次选推荐药物是心境稳定剂如拉莫三嗪、碳酸锂和丙戊酸盐，或心境稳定剂与非典型抗精神药物联合治疗。双相Ⅱ型患者维持期治疗焦点在于抑郁发作的预防。喹硫平、锂盐和拉莫三嗪作为一线选择；辅助喹硫平治疗、辅助拉莫三嗪治疗作为二线选择，卡马西平、奥卡西平、氟西汀作为三线选择。

【其他特定的双相及相关障碍】

一、诊断要点

该分类患者有以下4种情况：①短病期（2～3天）的“轻躁狂”以及一次或以上的典型抑郁发作；②病期4天或以上，但症状学不足轻躁狂标准的“轻躁狂”以及一次或以上的典型抑郁发作；③一次或以上的轻躁狂发作（症状均及病期满足标准）而既往无典型抑郁发作；④病期小于24个月的环性心境障碍（如果是儿童或青少年则小于12个月）。

二、治疗原则与方法

参见本节双相Ⅰ型障碍。

第二节　环性心境障碍

环性心境障碍表现为心境持续性（至少2年）的不稳定，包括轻度低落和轻度高涨的众多周期，反复出现多次不符合轻躁狂和抑郁发作定义的轻躁狂和抑郁状态。环性心境障碍在ICD－11及DSM－5中归属“双相及相关障碍”，而在ICD－10中归属“持续性心境障碍（F34）”。环性情感性人格和环性心境人格包含在此诊断范畴内。

由于心境波动幅度相对较小，且轻度心境高涨的时期令人愉快，如果没有相当长时间观察或是对个体既往行为较充分的了解，难以做出准确诊断。在儿童及成人双相障碍的流行病学研究中，仅极少数报告了环性心境障碍的时点患病率或终生患病率为0.4%～2.5%，反映了对环性心境障碍诊断使用和理解的相对不足。

一、临床表现

一般始于成年早期，呈慢性病程。心境持续性（至少2年）不稳定，并且多数时间有轻躁狂症状及抑郁症状；有时也可有正常心境，且一次稳定数月。轻躁狂症状群不满足轻躁狂发作的定义性需求，既往无躁狂或混合发作。抑郁症状群的严重程度和持续时间不足以满足抑郁发作的诊断需求。有时可能虽有心境改变，但较之活动、自信、社交性或满足欲望的行为等方面的周期性改变，显得并不突出。这些症状导致显著的痛苦，或导致个人、家庭、社交、学业、职业或其他重要功能领域的显著损害。

二、评估

基于前一节对双相及相关障碍使用YMRS、BRMS及抑郁量表等进行的临床评估，环性心境障碍还应注意以下几方面的评估。

1. 基本实验室评估　以排除一般躯体疾病（基于症状学，尤其是表现为任何严重精神病时），包括完整的血常规检查，全面的代谢状况，T3、T4和促甲状腺激素检查，维生素B_{12}，叶酸，烟酸，尿液和血清药物筛查等。应当筛查传染性疾病，包括人类免疫缺陷病毒（HIV）和梅毒。应筛选可能诱发情绪改变的药物，特别是神经科和精神科用药。使用对双相谱系障碍敏感的特定心境障碍问卷包括双相谱系诊断量表和自我心境监测工具。

2. 轻躁狂症状评估和发作性质识别　应当优先考虑轻躁狂症状的准确评估和双相情感障碍发作性质的识别，这是鉴别环性心境障碍的关键特征。使用33项轻躁狂症状清单（HCL－33）和心境障碍问卷（MDQ）等辅助诊断工具快速进行筛查。

3. 气质评估　在诊断评估中，除了系统评估DSM标准，气质与家族精神疾病风险或发展史有类似评估价值。

三、诊断要点

1. 至少2年（儿童和青少年至少有1年）反复出现周期性轻躁狂症状但未达到轻躁狂发作，以及反复出现周期性抑郁症状但未达到抑郁发作。

2. 在上述2年内（儿童和青少年为1年），轻躁狂和抑郁周期至少占一半时间，且其上述症状的缓解期每次不超过2个月。

3. 从不符合重性抑郁、躁狂或轻躁狂的发作。

4. 上述症状不能用分裂情感障碍、精神分裂症、精神分裂症样障碍、妄想障碍、或其他特定/未特定的精神分裂症谱系及其他精神病性障碍加以解释。

5. 上述症状不能归因于某种物质（如滥用的毒品、药品）的生理效应，或其他躯体疾病（如甲状腺功能亢进）。

6. 上述症状对个体的社会功能造成了具有显著临床意义的苦恼或损害。

四、鉴别诊断

1. 边缘型人格障碍　环性心境障碍的情绪化、冲动和人际问题与边缘型人格障碍在现象学上相似。边缘型人格障碍起病过程不明显；心境改变多由生活事件导致，程度不大、很难觉察，多持续数小时以内，少见心境高涨改变；反复自杀姿态可能与抑郁和内外诱因都有关，自残常见；对心境稳定剂疗效不佳，但可能对行为治疗疗效好。而环性心境障碍通常有明显的起病过程，心境改变程度容易觉察，情感发作持续数日或更长时间，冲动及冒险行为呈发作性，常有心境障碍家族史，心境稳定剂疗效好等有助于鉴别诊断。

2. 注意缺陷与多动障碍（ADHD）　环性心境障碍患者有时会因为外化症状（如冲动、激越和攻击性）而寻求帮助。如果临床医生和患者没有认识到环性心境的发作性，儿童青少年患者可能被误诊为多动症或对立违抗性障碍。两者都有活动过多、行为冲动等表现。ADHD多在7岁前发病，病程为慢性，单纯的ADHD一般不会表现出极端的情绪波动、持续脾气暴发，极少出现精神病性症状或自杀症状，而这些症状容易见于双相情感障碍。青春期前严重的攻击或凶杀行为往往提示心境或品行障碍，而非ADHD。双相障碍的以下特征症状也有助鉴别：心境高涨、夸大、思维奔逸、睡眠需要减少和性欲亢进。另外，青少年双相障碍患者与ADHD共病率较高，临床上应特别注意。

五、治疗原则与方法

治疗目标包括：减少双相障碍Ⅰ型或Ⅱ型的发病风险；减少患者症状的发作频率和减轻疾病的严重程度，让患者更为平衡的和愉快的生活；防止复发；治疗酒精或其他药物滥用问题，以避免恶化环性心境障碍的症状。治疗前全面评估患者精神和躯体情况，根据治疗目标，选择心理治疗和（或）药物治疗。

1. 药物治疗 选择疗效肯定而潜在风险最小的药物进行初始或优化治疗；可考虑使用既往发作治疗有效的药物。临床上常用于治疗环性心境障碍的药物有心境稳定剂和非典型抗精神病药。锂盐、抗惊厥药物可以降低环性心境障碍患者的自杀风险，特别是锂盐具有良好的预防自杀效果。丙戊酸钠或卡马西平不能预防抑郁发作，维持治疗时应改用锂盐（加用或加大原用锂盐剂量）。拉莫三嗪主要对双相抑郁发作有效而又不会转躁，但并没有临床研究支持其在环性心境障碍治疗中的作用。小剂量喹硫平（25～75mg/d）可以显著而持续的改善环性心境障碍，而且可以单独用于环性心境障碍的维持治疗。其他抗精神病药的应用没有循证医学证据支持。

抗抑郁药的使用目前无循证医学证据。但环性心境障碍对药物治疗敏感有效，因此对于长期处于抑郁心境的环性心境障碍患者可选择转躁危险性小的抗抑郁剂，如安非他酮、SSRI类药物或植物药进行治疗，一般小剂量的抗抑郁药即可能达到疗效。但是同样不推荐单独使用抗抑郁剂，需要联合心境稳定剂或非典型抗精神病药。SSRIs中尽量避免使用帕罗西汀，避免使用TCAs。药物治疗的剂量可以根据病程、病情和个体差异进行选择。联合用药方案，可参照双相Ⅱ型障碍治疗方案。

2. 心理治疗 有限但逐步增多的证据表明，心理社会治疗结合药物治疗对双相情感障碍的治疗有效。应用心理治疗可以帮助患者了解环性心境障碍的内涵及应对措施，改善症状。常用的心理治疗方法包括：认知行为疗法、家庭治疗、团体治疗、人际关系和社会节律疗法等。其他治疗包括各种音乐治疗和工娱治疗等结合药物治疗有利于疾病的彻底康复。

（马燕桃　朱　玥）

第三节　抑郁障碍

抑郁障碍是最常见的精神障碍之一，是指各种原因引起的，以显著而持久的心境低落为主要临床特征的一类心境障碍。临床上主要表现为心境低落，与其处境不相称，可以从闷闷不乐到悲痛欲绝，甚至发生木僵，部分患者会出现明显的焦虑和运动性激越，严重者可以出现幻觉、妄想等精神病性症状。有些抑郁患者出现自伤、自杀行为，可能导致死亡。抑郁障碍有反复发作倾向，每次发作大多数情况下可以缓解，部分可有残留症状或转为慢性，可造成严重的社会功能损害。在整个临床相中，不应出现符合躁狂、轻躁狂发作诊断标准的症状群，一旦出现，就应诊断为双相障碍。

抑郁障碍多为急性或亚急性起病，平均起病年龄为20～30岁，女性患病率约为男性的1.5～2倍。抑郁障碍自杀率为4.0%～10.6%，未及时诊断和治疗的患者自杀风险很高，尤其是共患其他疾病（如焦虑性障碍）和遭遇不良生活事件的患者。根据2019 年发表的中国精神卫生调查数据，中国内地地区 18 岁及以上城乡居民抑郁障碍的12 月患病率为 3. 59%，终生患病率为 6. 8%。

根据 WHO 全球疾病负担的研究报告（GBD 2017），2007 年至 2017 年 354 种疾病或伤害导致的健康损失生命年（YLDs）排名中，抑郁障碍排在第三位，预计到 2030 年抑郁障碍将成为全球疾病负担的首要原因。而我国 1990 ~ 2017 年的人口健康数据显示，在 359 种疾病（伤害）导致的伤残调整寿命年（DALYs）排名中，抑郁障碍从 1990 年的第 15 位上升至 2017 年的第 10 位。

一、临床表现

抑郁障碍表现为抑郁心境（悲伤、激越、空虚）或愉悦感的丧失，伴有认知、行为或自主神经性的症状，并对个体功能水平产生影响。

1. 情感症状 是抑郁障碍的核心特征，包括情绪低落、兴趣减退甚至丧失和愉悦感缺乏。

2. 认知症状 多表现思维迟缓、注意力不集中、思考和决断能力降低，这类认知损害往往是可逆的。严重抑郁障碍的患者往往还存在悲观自责、消极厌世和自伤自杀的风险，也可出现幻觉和妄想。

3. 行为症状 常表现为迟滞或者激越。迟滞的患者精力动力下降，做事拖延，回避社交。严重者个人卫生都懒得料理，甚至出现不语不动不食的木僵状态。激越的患者则紧张和烦躁不安。

4. 自主神经性症状 常见睡眠和食欲障碍，性欲减退或完全丧失，各类躯体不适主诉等。约一半的抑郁患者具有症状晨重暮轻的昼夜节律变化。

二、评估

对于存在抑郁症状的患者，应当在整个病程中进行完整和持续的心理社会和生物学评估。国内外权威指南均强调基于评估的诊断、治疗与协作医疗模式，使诊疗规范化。评估内容包括病史评估、精神检查、量表评估、躯体状况评估、体格检查和辅助检查。

1. 病史评估

（1）病史 包括抑郁发生、发展和演变的全过程。注意评估症状种类、特点、严重程度和影响因素；还要包括病前人格、既往史、个人史、月经婚育史和家族史等。

（2）心理社会因素 创伤性生活事件、早年成长经历、当前环境和社会支持情况等。

（3）躁狂和轻躁狂 既往有无躁狂或轻躁狂发作史，是否有抗抑郁药物转躁史。

（4）治疗史 既往和当前采用的治疗方法、药物使用的种类和剂量、起效的时间、疗程、主要不良反应和依从性等。

2. 精神检查

（1）一般表现 意识、定向力、接触情况、日常生活表现等。

（2）认知活动 评估有无感知觉障碍，思维速度、思维量、逻辑性和内容的变化，注意力、记忆力有无减退，智能水平有无改变，自知力可否保持。

（3）情感和意志行为　情感体验、情感稳定性、与环境和思维的协调性；意志意向活动有无减退，自伤自杀、激越冲动行为及其与情绪的关系，社会功能影响状况。

（4）风险　自伤、自杀意念和行为，激越冲动，精神病性症状；以及这些症状的危险因素和保护因素。

（5）共病　有无药物或物质诱发的抑郁症状；有无精神科共病如焦虑性障碍、物质依赖和人格障碍等。

3. 量表评估　评定量表可用来量化临床观察，是抑郁障碍临床评估的重要手段，包括临床医生评定（他评）量表和患者自评量表，与抑郁障碍相关的常用量表工具（表3－1）。除此以外，还可根据临床诊疗需要，进行治疗依从性、认知功能、社会功能、生活质量和疾病负担等方面的评估，这些评估多使用精神科通用量表，在此不做介绍。

表3－1　抑郁障碍常用评估工具

评估内容	推荐工具	性质
当前和既往诊断	简明国际神经精神访谈（M. I. N. I.） DSM－5障碍定式临床检查（SCID－5）	他评
症状筛查	患者健康问卷（PHQ－9 & PHQ－2） 宗氏抑郁自评量表（SDS） 贝克抑郁自评量表（BDI）	自评
严重程度，疗效	汉密尔顿抑郁量表（HAMD） 蒙哥马利抑郁评定量表（MADRS） 临床总体印象量表－双相障碍（CGI－BP）	他评
	抑郁症状快速自评量表（QIDS－SR） 宗氏抑郁自评量表（SDS）、贝克抑郁自评量表（BDI）也可使用	自评
自杀风险	哥伦比亚－自杀严重程度评定量表（C－SSRS）	他评
	Beck自杀意念量表（BSI）	自评
识别躁狂/轻躁狂	33项轻躁狂症状自评量表（HCL－33） 心境障碍问卷（MDQ）	自评
	情感障碍评估问卷（ADE）/双极性指数（BPX）	他评
不良反应	抗抑郁药不良反应量表（SERS） 药物不良反应量表（TESS）	他评
	不良反应频率和密度量表（FISER） 不良反应负担总体评定量表（GRSEB） 患者报告不良反应发生率量表（PRISE）	自评

4. 躯体状况评估　诊断原发性抑郁障碍，需排除躯体疾病、脑器质性疾病和精神活性物质所致的继发性抑郁。除仔细采集相关病史外，还应对患者做全面的体格检查和神经系统检查，进行必要的实验室检验、影像学检查和功能检查，以排除相关疾病的可能性。如患者有基础疾病，需评估抑郁症状与基础疾病及相关用药之间的关系。

此外，还要评估抗抑郁药物效应与基础疾病的相互影响，抗抑郁药物与基础疾病治疗药物之间的相互作用，药物或精神活性物质引起的不良反应、撤药反应和戒断反应。

继发性抑郁需要由精神科医师和相关科室的医师合作进行评估及治疗。

5. 体格检查和辅助检查 体格检查和辅助检查应根据患者情况定期进行。除用于评估躯体状况、排查继发性抑郁外，体格检查和辅助检查有助于发现和评估患者治疗不良反应，调整个体化治疗方案。常用的辅助检查包括血常规、尿常规、生化全项、甲状腺功能、激素水平、治疗药物浓度、心电图、脑电图和脑影像学检查等。

三、诊断要点

1. 诊断原则 抑郁障碍有反复发作特征，因此诊断时既要评估目前发作的特点，还要评估既往发作的情况。临床诊断应依据下述原则：①确定当前发作：根据病史资料和精神检查结果，确定当前发作是否符合抑郁发作并确定亚型；②确定既往发作：详细收集既往发作经历，可结合使用定式检查工具，确定既往发作类型和次数；③确定诊断：根据当前和既往发作类型，结合体格检查和实验室检查，依照相关的精神疾病诊断分类标准，确定疾病诊断为抑郁发作或复发性抑郁障碍。如果既往有过（轻）躁狂发作，则应诊断为双相情感障碍；④诊断变更：首次抑郁发作或者只有单相抑郁发作史，再次发作时诊断可能发生变更。如未来出现（轻）躁狂发作，则诊断变更为双相情感障碍。

2. 诊断标准 ICD－10 中根据是否为首次抑郁发作，将抑郁障碍分为抑郁发作和复发性抑郁两大类。诊断标准见表 3－2。

表 3－2 抑郁发作和复发性抑郁诊断标准（依据 ICD－10）

抑郁发作		
病程标准	发作至少持续 2 周	
症状学标准	核心症状	附加症状
	1. 心境低落 2. 兴趣和愉快感丧失 3. 精力降低	1. 集中注意和注意的能力降低 2. 自我评价和自信降低 3. 自罪观念和无价值感 4. 认为前途暗淡悲观 5. 自伤或自杀的观念或行为 6. 睡眠障碍 7. 食欲改变
严重程度标准	工作、生活和社交功能受到影响	
排除标准	既往不存在足以符合轻躁狂或躁狂标准的发作，不是由于精神活性物质或器质性精神障碍所致	
发作程度分类	症状数量	严重程度
轻度发作	2 条核心症状＋2 条附加症状	日常功能轻度困难
中度发作	2 条核心症状＋至少 3 条附加症状	日常功能中度困难
重度发作	3 条核心症状＋至少 4 条附加症状，可伴有精神病性症状	日常功能显著困难

复发性抑郁障碍	
一般标准	既往曾有至少一次抑郁发作，持续至少2周，与本次发作之间至少有几个月的时间无任何明显的心境紊乱
其他标准	同抑郁发作标准

即将启用的ICD－11和ICD－10主要的不同是：核心症状调整为抑郁心境和兴趣减少；诊断抑郁障碍需核心症状至少1条和部分或全部附加症状；发作程度按症状严重程度和功能受损程度决定；中度发作也可伴发精神病性症状。

DSM－5和ICD－10对抑郁障碍的诊断标准总体非常接近。DSM－5主要的不同点有：没有混合性抑郁和焦虑性障碍的诊断类别；多了针对儿童青少年的破坏性心境失调障碍类别、针对女性的经前期焦躁症类别，以及两种继发性抑郁（物质或药物所致、躯体疾病所致）类别；对居丧反应的标注；复发性抑郁两次发作间隔期为2个月；标注了8种症状特征，包括焦虑痛苦、混合特征、忧郁特征和非典型特征等。

四、鉴别诊断

1. 双相情感障碍 双相障碍患者多以抑郁发作方式起病，轻躁狂发作难以察觉和引起重视。因此早期识别提示可能为双相障碍的线索非常重要，如：青少年起病，情感旺盛人格，抑郁发作频繁、好转速度快，伴精神病性特征、不典型特征或混合特征，难治性抑郁，产后抑郁，季节性抑郁，抗抑郁药物治疗后有快感体验，共病物质滥用或边缘型人格障碍，双相障碍家族史等。当患者具备较多上述特征时，应进一步完善病史，明确既往是否有躁狂或轻躁狂发作。

2. 焦虑性障碍 抑郁障碍的核心症状为“心境低落”，精神运动性迟滞、持续烦躁不安、早醒、无望感和自杀观念等现象提示抑郁障碍可能性更大；而焦虑性障碍则多表现为过度的“紧张、恐惧、担忧”等，常伴有明显的自主神经功能失调及运动性不安。焦虑性障碍和抑郁障碍共病现象多见，常根据两组症状的严重程度和诊断标准符合程度来确定具体诊断。

3. 创伤后应激障碍 症状发生于极其严重的创伤性事件后的6个月内，其典型症状为反复出现的“闪回”、回避创伤相关情境、情感疏远和麻木感等，无晨重夜轻的节律改变；情感改变多为焦虑、痛苦、易激惹，波动性大，情绪多为怨天尤人，而很少责备自己；精神症状与心理因素联系紧密，临床症状充分反映心因内容，易受外界影响，可发生对创伤的遗忘；精神活动迟钝不明显。

4. 精神分裂症 鉴别要点：①原发症状：抑郁障碍以心境低落为原发症状；精神分裂症以思维障碍和情感淡漠、不协调为原发症状；②协调性：抑郁障碍患者的知情意呈协调性，精神分裂症患者缺乏这种协调性；③病程：抑郁障碍多为间歇性病程；而精神分裂症的病程多数为发作进展或持续进展，缓解期常有残留精神症状或人格的缺损；④病前性格、家族史、预后和药物治疗反应等均可有助于鉴别。

5. 继发性抑郁 鉴别要点：①继发性抑郁有明确的原发疾病或物质使用史，体格检查有阳性体征，辅助检查有相应指标的改变；②继发性抑郁可出现意识障碍、遗忘综合征及智能障碍；③继发性抑郁的症状随原发疾病的病情消长而波动，原发疾病好转，或在有关物质停用后，情感症状相应好转或消失；④继发性既往无心境障碍的发作史。

五、治疗原则与方法

1. 治疗目标和原则 抑郁障碍的治疗目标在于尽可能早期诊断，及时规范治疗，控制症状，提高临床治愈率，最大限度减少病残率和自杀率，防止复燃及复发。治疗应遵从全病程治疗原则（表3－3），采用综合治疗手段，包括：药物治疗、心理治疗和物理治疗等。治疗过程应对疾病进行充分的量化评估。

表3－3 抑郁障碍的全病程治疗原则

治疗分期	时 间	基本原则
急性期治疗	8～12周	控制症状，尽量达到临床治愈。促进功能恢复到病前水平，提高患者生活质量
巩固期治疗	4～9个月	在此期间患者病情不稳定，复燃风险大，继续使用急性期治疗有效的药物，强调治疗方案、药物剂量、使用方法保持不变
维持期治疗	一般倾向至少2～3年 多次复发（3次）以及有明显残留症状者主张长期维持治疗	持续、规范的治疗可以有效地降低抑郁症的复燃、复发率 维持治疗结束后，病情稳定，可缓慢减药直至终止治疗

2. 治疗方法

（1）药物治疗 治疗前向患者加强宣教，保证依从性；对患者进行充分评估和量化监测；轻度患者应在2周内进一步评估以决定是否用药。中重度患者应尽早开始药物治疗；根据临床因素进行个体化用药选择。

抗抑郁药物应尽可能单一使用，对难治性病例可以联合用药以增加疗效，伴有精神病性症状时，抗抑郁药和抗精神病药物合并治疗；积极治疗躯体与精神共病。

选择个体化起始剂量，通常在1～2周内加量至有效剂量。服药2～4周根据疗效和耐受性决定是否进行剂量调整；足量治疗4周无效可考虑换药；换药无效时，可考虑2种作用机制不同的抗抑郁药联合使用，一般不主张联用2种以上抗抑郁药。

对再次发作风险很低的患者，维持期治疗结束后在数周内逐渐停药，如果存在残留症状，最好不停药。停药期间坚持随访，仔细观察停药反应或复发迹象，在需要时可快速回到原有药物的有效治疗剂量治疗。

一线药物包括如下几类。

①选择性5－羟色胺再摄取抑制剂（SSRIs） 代表药物包含氟西汀、舍曲林、帕罗西汀、氟伏沙明、西酞普兰和艾司西酞普兰。

②5－羟色胺和去甲肾上腺素再摄取抑制剂（SNRIs） 代表药物文拉法辛、度洛西汀和米那普仑。

③去甲肾上腺素能和5－羟色胺能抗抑郁剂（NaSSA） 代表药物米氮平。

④去甲肾上腺素与多巴胺再摄取抑制剂（NDRI） 代表药物安非他酮。

⑤褪黑素受体激动剂 代表药物阿戈美拉汀。

⑥多模式抗抑郁剂 代表药物伏硫西汀。

二线药物包括如下几类。

①5-羟色胺受体拮抗/再摄取抑制剂　代表药物曲唑酮。

②去甲肾上腺素再摄取抑制剂（NARIs）　代表药物瑞波西汀。

③选择性5-羟色胺再摄取激活剂（SSRAs）　代表药物噻奈普汀。

④三环及四环类抗抑郁剂（TCA/Tetra TCAs）　三环类代表药物为阿米替林、氯丙咪嗪、多塞平、丙咪嗪；四环类代表药物为马普替林和米安色林。

三线药物如下。

可逆性A型单胺氧化酶抑制剂（RIMA）　代表药物吗氯贝胺。

植物药与中药如下。

获得国家药品监督管理局（NMPA）批准用于治疗抑郁障碍的植物药与中药包括圣·约翰草提取物片、舒肝解郁胶囊和巴戟天寡糖胶囊。

（2）心理治疗　目前循证证据较多、疗效肯定的急性期心理治疗方法包括：认知行为治疗（CBT）、人际心理治疗（IPT）和行为心理治疗（如行为激活），这些对轻到中度抑郁障碍的疗效与抗抑郁剂疗效相仿，但对严重的或内源性抑郁往往不能单独使用心理治疗，须在药物治疗的基础上联合使用。对于慢性抑郁，CBT和IPT的疗效可能逊于药物治疗，但心理治疗可有助于改善慢性患者的社交技能及其与抑郁相关的功能损害。

（3）物理治疗　MECT是全球各大指南推荐最为一致的物理治疗，尤其是急性期治疗中用于症状严重或伴精神病性特征的患者，有助于迅速缓解自杀相关症状。MECT之外的其他物理治疗，如重复经颅磁刺激治疗（rTMS），对抑郁症状也有一定的缓解作用。但各指南的推荐一致性较低。

（4）其他治疗　除了以上治疗方法外，其他治疗方法，如光照治疗、运动疗法、针灸、阅读疗法以及Ω-3脂肪酸等。这些治疗方法通常作为抑郁障碍的辅助治疗，尚缺乏有力的研究证据。

（张　玲　王　刚）

第四节　混合性抑郁和焦虑性障碍

混合性抑郁和焦虑性障碍（MDAD）是ICD-11抑郁障碍章节中新增的一个诊断类别，与单次发作抑郁障碍、复发性抑郁障碍以及恶劣心境障碍并列。指的是患者同时存在焦虑和抑郁症状，但两组症状分别考虑时均不足以符合相应的诊断，此时应采用这一混合性类别。该诊断类别的增加可以使患者早期获得适当的治疗。这可能有助于减轻患者的痛苦，防止病情恶化为更严重的精神疾病，并最终减少社会成本。作为新的诊断类别，MDAD目前尚缺乏流行病学资料。

在ICD-10中，相似的诊断为混合性焦虑和抑郁障碍（MADD），归在焦虑性障碍章节。患者必须存在一些自主神经症状（颤抖、心悸、口干和胃部搅动感），哪怕间歇存在也可。MADD患者多见于初级保健机构，而更多的病例则存在于一般人群中，大部分人终生都不会就诊于医院或精神科。约一半的患者在1年内能缓解，相当比例未缓解的患者进展为抑郁障碍、焦虑性障碍或其他精神障碍。

一、诊断要点

ICD－11 中 MDAD 的诊断要点如下。

1. 焦虑和抑郁症状的天数没有多于两周或更长时间。

2. 这两组症状单独考虑，其严重程度，症状数量或持续时间，均不符合抑郁发作、心境恶劣或任何一种焦虑和恐惧相关障碍；抑郁心境或对活动的兴趣减退必须伴有额外的抑郁症状，以及多种焦虑症状。

3. 这些症状会对个人、家庭、社会、教育、职业或其他重要的功能领域造成明显痛苦或损害。

4. 以前从未有过躁狂、轻躁狂或混合发作，这可能表明双相情感障碍的存在。

二、鉴别诊断

若是严重的焦虑伴以程度较轻的抑郁，则应采用焦虑或恐怖障碍的其他类别。

若抑郁和焦虑综合征均存在，且各自足以符合相应的诊断，不应采用这一类别，而应记录两个障碍的诊断。从实用的原因出发，若只能作一个诊断，抑郁则应予优先考虑。

如果符合本障碍标准症状的出现与明显的生活改变和应激性生活事件密切相关，则应采用适应障碍的类别。

若焦虑抑郁症状持续，应采用恶劣心境诊断。

三、治疗原则与方法

认知行为疗法对同时出现焦虑和抑郁症状的患者有效。

目前尚无药物被批准用于治疗 MDAD。如果患者没有条件接受心理治疗，症状又造成较多困扰和功能受损时，可尝试进行药物治疗。药物应对症使用，采用最低有效剂量，且应避免使用有明显抗胆碱能反应、头痛、镇静、肠胃不适、嗜睡、体重增加和性功能障碍，甚至焦虑和失眠等不良反应的药物，否则会加重需治疗的症状。

（张　玲　王　刚）

参考文献

[1] 陆林．沈渔邨精神病学[M].6 版．北京:人民卫生出版社,2017.

[2] 赵靖平,施慎逊．中国精神分裂症防治指南[M].2 版．北京:中华医学电子音像出版社,2015.

[3] 美国精神医学学会．精神障碍诊断与统计手册(案头参考书)[M].张道龙,等,译.5 版．北京:北京大学出版社,2014.

[4] Huang Y,Wang Y,Wang H,et al. Prevalence of mental disorders in China:a cross－sectional epidemiological study[J]. Lancet Psychiatry,2019,6:211－224.

[5] American Psychiatric Association. Diagnostic and Statistical Manual of Mental Disorders[M],Fifth Edition. Washington,DC:American Psychiatric Association,2013.

[6] World Health Organization. ICD－11 for mortality and morbidity statistics(ICD－11 MMS)2018 ver-

sion[S/OL]. https://icd. who. int/browse11/l－m/en.

[7] 斯塔尔. Stahl 精神药理学精要:神经科学基础和临床应用[M]. 司天梅,黄继中,于欣,译. 北京:北京大学医学出版社,2011.

[8] 于欣,方贻儒. 中国双相障碍防治指南[M]. 2 版. 北京:中华医学电子音像出版社,2015.

[9] Van Meter A R, Youngstrom E A, Findling R L. Cyclothymic disorder:a critical review[J]. Clin Psychol Rev,2012,32(4):229－243.

[10] 李凌江,马辛. 中国抑郁障碍防治指南[M]. 2 版. 北京:中华医学电子音像出版社,2015.

[11] 迈克尔·弗斯特. DSM－5 鉴别诊断手册[M]. 张小梅、张道龙[美],译. 北京:北京大学出版社,2016.

[12] Möller HJ, Bandelow B, Volz HP, Barnikol UB, Seifritz E, Kasper S. The relevance of'mixed anxiety and depression as a diagnostic category in clinical practice. Eu Arch Psychiatry Clin Neurosci,2016,266(8):725－736.

第四章　焦虑和恐惧相关障碍

焦虑和恐惧相关障碍包括广泛性焦虑障碍、惊恐障碍、场所恐惧症、特定恐惧症、社交焦虑障碍、分离焦虑性障碍和选择性缄默症等，是一组“以过度恐惧，焦虑或避免一系列外部和内部刺激”为特征的常见致残性疾病，主要发生于童年，青春期和成年初期。与发育正常或压力引起的短暂性焦虑有所不同，焦虑和恐惧相关障碍的特点是担心与实际威胁不成比例，表现为过度的恐惧、焦虑以及相关的行为紊乱，症状持续存在，足够严重以导致显著的痛苦，或导致个人、家庭、社交、学业、职业或其他重要领域功能的显著损害。

正常焦虑情绪和病理性焦虑需要区分。作为精神症状的焦虑，其病理特征表现如下。

（1）一种主观体验为恐惧的情绪状态。

（2）一种可伴有濒死感的不愉快体验。

（3）焦虑指向未来，伴有某种受威胁感或危险感。

（4）实际上并无任何可辨认的威胁，或者用合理的标准来衡量，诱发焦虑的事件与其严重程度不相称。

（5）可有主观的躯体不适和（或）可见躯体功能紊乱的客观表现。

在这组障碍中，恐惧与焦虑两个概念的关系十分密切但内涵并不完全相同。恐惧是对当下感知到的、紧迫威胁的反应，而焦虑则是对未来预期性威胁的反应。关键点在于找到这种障碍特定焦虑集中点，即激发这种焦虑或恐惧的刺激或环境，有助于区别本章中各类焦虑及恐惧相关障碍。

焦虑性障碍在各类精神障碍中最为常见。在对44个国家的患病率研究进行的系统评价中，全球焦虑性障碍患病率估计为7.3%（95% CI 4.8～10.9），世界范围内女性患焦虑性障碍的可能性是男性的两倍。55岁以上的成年人比35～54岁的成年人患焦虑性障碍的可能性低20%。焦虑性障碍的患病率因国家而异，12个月的患病率范围从意大利的2.4%到墨西哥的29.8%。美国和欧洲国家的患病率往往高于世界其他地区。

焦虑性障碍起病早、病程长，未经治疗情况下易慢性迁延及复发。根据全球疾病负担研究，焦虑性障碍是高收入和低收入国家中导致残疾的第六大主要原因，15～34岁年龄人群疾病负担最重，女性疾病负担可能重于男性，7～17岁焦虑性障碍青少年的学业受损值得关注。亚临床形式的焦虑性障碍（如阈下惊恐障碍）也会造成主观痛苦及功能受损。

童年时期虐待（如儿童性虐待）、儿童期体罚、父母的精神疾病史、低社会经济地位以及过度保护或过分苛刻的父母教养方式与焦虑性障碍发病风险增加相关。遗传流行病学研究结果显示，焦虑性障碍具有中等程度的家族聚集性，遗传力估计范围为30%～50%。焦虑性障碍尚未能确定特定的遗传易感基因座，但在全基因组关联研究荟萃分析中，某些基因座，包括在2p21染色体带上编码钙调蛋白赖氨酸转甲基酶

（CAMKMT）的 CAMKMT 基因得到初步确定。MAGI1 基因中的单核苷酸多态性与焦虑性障碍的关系也得到关注。

病理生理学研究初步显示，条件性恐惧的过度泛化和消退功能缺陷与病理性焦虑形成有关。相同的厌恶经历会导致对某些个体的相关刺激普遍而持久的恐惧，而对其他个体却几乎没有影响。在大鼠中已经阐明了海马在恐惧记忆的情境化中的作用。脑成像研究发现在情感刺激过程中，焦虑性障碍患者的边缘区域（如杏仁核和岛状叶）过度活跃，以及这些区域之间及与大脑中其他抑制性区域，如前额叶内侧皮层之间存在异常功能连接。

焦虑性障碍经常并发严重抑郁障碍、酒精和其他物质使用障碍以及人格障碍。同时诊断焦虑性障碍时，必须与躯体疾病（包括甲状腺、心脏和呼吸系统疾病以及物质中毒和戒断）进行鉴别诊断。

在诊断工具和方法上，成人焦虑性障碍通常根据结构性临床访谈进行诊断，例如 WHO 的国际综合诊断访谈，MINI 国际神经精神病访谈和针对患者的结构性临床访谈。对儿童焦虑性障碍的诊断通常取决于与父母、照顾者或老师的访谈。焦虑性障碍也可以通过自我报告问卷进行筛查，国内评定焦虑症状的量表通常有 Hamilton 焦虑量表、ZUNG 氏焦虑自评量表（SAS）、广泛性焦虑障碍量表（GAD－7），焦虑状态或特质问卷。这些量表评定的是总体焦虑水平，对焦虑谱系中各具体疾病缺乏针对性。专门用于评定恐惧症有 Marks 恐怖强迫量表、Mark Sheehan 恐惧量表、惊恐相关症状量表（PASS）以及 Leibowitz 社会焦虑量表（LSAS）。儿童青少年焦虑常用的焦虑评定量表有 Spence 儿童焦虑量表（SCAS）等。

治疗上，心理疗法（尤其是认知行为治疗）以及药物疗法（尤其是选择性 5－羟色胺再摄取抑制剂和 5－羟色胺－去甲肾上腺素再摄取抑制剂）均有效，二者联合治疗通常比单独使用效果更好。抗抑郁药是大多数焦虑性障碍的一线药物治疗方法（特定恐惧症除外）。尽管心理治疗和药物干预等措施在临床上取得了显著效果，但焦虑性障碍的治疗缺口（即实际发病率与接受治疗比率的绝对差值）高达 57.5%，从首次发病到治疗的中位时间为 3～30 年。

第一节　广泛性焦虑障碍

随着社会经济变迁，我国焦虑性障碍患病率呈上升趋势。2019 年中国全国性精神障碍流行病学调查结果显示：在各类精神障碍中焦虑性障碍患病率最高，终生患病率为 7.57%，12 月患病率为 4.98%。焦虑性障碍严重损害患者情绪和认知，影响其社会功能和生活质量，给患者个人和家庭甚至社会造成负担。焦虑性障碍中广泛性焦虑障碍（GAD）是最常见的一种亚型，以慢性焦虑为特征，其终身患病率约为 4.1%～6.6%，中国普通人群焦虑性障碍时点患病率为 1.0%，GAD 时点患病率为 0.6%。其治疗缓解率相对较低，病程迁延易复发，过度消耗医疗资源，是一项严重的公共卫生问题。

GAD 的基本特征为泛化且持续的焦虑，不局限于甚至不是主要见于任何特定的外部环境（即“自由浮动”）。如同其他焦虑性障碍，占优势的症状高度变异，但以下主诉常见：总感到神经紧张、发抖、肌肉紧张、出汗、头重脚轻、心悸、头晕和上腹不适。病人常诉及自己或亲人很快会有疾病或灾祸临头。这一障碍在女性更为多见，并常与应激有关。病程不定，但趋于波动并成为慢性。

GAD 通常 25 岁以前发病，男性发病率是女性的一半。其危险因素包括家族史、压力增加和躯体或精神创伤史。吸烟与焦虑性障碍相关。吸烟青少年发生 GAD 危险是不吸烟者的 5 ~6 倍。神经质和社交不适特质的人易患尼古丁依赖和 GAD。内科疾病常与 GAD 相关，如 14% 的糖尿病人会发生 GAD。

一、临床表现

焦虑的症状多种多样，包括心理和躯体症状。

1. 唤起提高 过分的警觉；精神紧张不安；惊跳反应增强。

2. 情绪 恐惧；忧虑。

3. 思维 非现实性的评估自身或他人所遇危险，认为个人无法应付所面临的应激。

4. 行为 目的行为受限；运动性不安（无目的小动作）；回避可能增强不安全感的处境。

5. 躯体症状 胸骨压榨感。

（1）过度换气 昏厥，感觉异常，手足搐搦。

（2）肌紧张 疲劳、疼痛、僵硬、颤抖。

（3）自主神经系统活动增强 心动过速、脸色苍白或潮红、口干、腹泻、出汗和尿频。

6. 相关症状 人格解体、继发情绪低落和易激惹等。

过度担心是焦虑症状的核心。表现为对未来可能发生的、难以预料的某种危险或不幸事件的经常担心。害怕性期待、易激惹、对噪声敏感、坐立不安、注意力下降、担心。如果患者不能明确意识到他担心的对象或内容，而只是一种提心吊胆、惶恐不安的强烈内心体验者，称为自由浮动性焦虑，或聚焦点在诸多日常事件的过度的担忧（多为家庭、健康、经济情况、学业和工作）。焦虑和烦恼其程度与现实很不相称者，称为担心的等待，是广泛焦虑的核心症状。这类患者常有恐慌的预感，终日心烦意乱，坐卧不宁，忧心忡忡，好像不幸即将降临在自己或亲人的头上。注意力难以集中，对其日常生活中的事物失去兴趣，以致学习和工作受到严重影响。

睡眠障碍也是焦虑的常见特点，典型表现为入睡困难，夜间间断醒来和清晨早醒等。患者常多梦，且梦境带有威胁性质，常为灾难性主题。食欲多下降，性兴趣往往减少。

这些症状导致显著的痛苦，或导致个人、家庭、社交、学业、职业或其他重要领域功能的显著损害。症状不是另一种健康情况的临床表现，也不能是某种作用于中枢神经系统的药物或物质所致。

二、诊断要点

1. 症状标准 以持续的原发性焦虑症状为主，无明确的对象和固定的内容。通常包括：①恐慌；②运动性紧张；③自主神经活动亢进。

2. 严重标准 社会功能受损；患者感到痛苦。

3. 病程标准 一次发作中，症状必须持续存在至少几个月以上。

4. 排除标准 排除躯体疾病的继发性焦虑；排除药物的戒断反应以及其他精神病性障碍等伴发的焦虑。

（诊断注意点：ICD－11 中 GAD 基本特征增加了对日常生活多方面的担忧及可能的生理表现；同时增加对症状持续时间的要求；可与其他精神与行为障碍共存）

三、鉴别诊断

在广泛性焦虑障碍的诊断上，应排除甲状腺功能亢进、高血压和冠心病等躯体疾病或成瘾药物的戒断反应所引起的继发性焦虑。精神活性物质、酒精戒断反应或者咖啡因的滥用均可导致焦虑，如果患者隐瞒病史常可导致误诊。如果患者报告晨起时焦虑特别严重，则需考虑是否有酒精依赖的可能。

ICD－11 规定 GAD 与其他焦虑及恐惧相关障碍及强迫障碍可以共存，但鉴于 GAD 与抑郁障碍存在广泛的症状重叠，仅当超出抑郁发作或其他明显抑郁症状、足以满足 GAD 诊断需求的焦虑症状出现时，才可以做出 GAD 的附加诊断。

四、治疗原则与方法

GAD 的治疗策略包括心理治疗、药物治疗或二者同时进行。药物或认知行为治疗均为焦虑性障碍的一线治疗手段，但药物治疗起效时间（需 2～3 周）、药物不良反应与认知行为治疗的费用时间成本昂贵均限制了上述治疗的应用。全球范围内很多患者未能接受到足够的抗焦虑治疗。

1. 心理治疗 许多国家焦虑性障碍防治指南将药物和心理治疗作为一线推荐治疗方案。随机对照试验（RCT）综述发现认知行为治疗、综合行为干预更有效，结局优于精神分析和焦虑处理训练。

（1）认知行为疗法 根据生物－心理－社会医学模式，心理应激因素在 GAD 发生发展过程中起着重要作用。心理治疗 GAD 的意义和价值在于减轻和缓解患者的焦虑情绪和躯体症状、增进患者在治疗中的合作，坚持长期治疗。并可矫正由 GAD 引发的各种不良心理社会性后果，如婚姻不和睦、职业退缩、社交回避等以及最大限度地恢复患者的心理社会功能和职业功能。

常用的心理治疗包括支持性心理治疗、认知行为治疗、心理动力性心理治疗等。其中认知行为治疗（CBT）被研究相对最多。认知行为治疗通过及时发现和消除患者的不合理信念和错误的认知评价，帮助患者建立健康的认知系统和行为应对方式，包括认知治疗和行为治疗两方面内容。有 Meta 分析结果显示 CBT 疗效显著优于对照。

（2）焦虑处理训练 指导进行焦虑控制训练。可用生物反馈的方法训练患者放松，以减轻焦虑，对治疗广泛性焦虑障碍有效。放松训练，如有过度通气则行呼吸控制。可用纸袋罩住患者的口和鼻，让患者吸入较多的二氧化碳，以减轻惊恐发作时过度换气引起的碱血症。

（3）其他疗法 如催眠疗法、生物反馈疗法和音乐治疗等，均有辅助治疗作用。在众多心理治疗方法中，正念认知治疗（MBCT）是一种较晚出现但较受关注的心理治疗方法，以认知行为治疗为基础，并结合正念、冥想的治疗技术，教授患者感知自身当前的情绪与躯体状态，将注意力集中于自身，并以主动、客观的心态去关注和接纳自身，从而缓解负性情绪。

（4）医患关系处理　患者通常首选在综合医院就诊。因为焦虑明显，对自己疾病过于关注，常需要医生的格外关注和反复解释。加之其情绪处于唤起状态，一旦认为要求未被满足，被医生“忽略”、“敷衍”，则极易与医方冲突。因此，必须小心处理与焦虑患者的医患关系，做到“先倾听、后解释”。

2. 药物治疗　传统的抗焦虑药物为苯二氮䓬类，如劳拉西泮、阿普唑仑和氯硝西泮等。曾经多项研究评价了这些药物的临床疗效，并证实了其显著的抗焦虑效果，但是由于这类药物可以引起过度镇静、易成瘾、容易出现戒断症状和精神运动性损害等，已经不作为一线药物使用。度洛西汀、普瑞巴林、文拉法辛和艾司西酞普兰可作为GAD的一线治疗药物。帕罗西汀及苯二氮䓬类药物在GAD患者中得到了广泛的研究，疗效明确，但停药率高于安慰剂。尤其注意苯二氮䓬类药物长期使用会出现药物的耐受性和依赖性问题，一般在急性阶段短期使用。GAD最佳治疗药物可能因人而异，若初始药物治疗失败，并不意味着应放弃药物治疗。GAD的治疗是长期的，需要维持治疗至少6个月，然后逐渐小剂量减药，直至停用。

（1）抗抑郁药物　抗抑郁剂是目前GAD治疗的一线用药，其中以选择性5－羟色胺再回收抑制剂（SSRIs）和5－羟色胺和去甲肾上腺素能再回收抑制剂（SNRI）类最为常用。已得到循证学研究证据支持的SSRIs类有艾司西酞普兰、帕罗西汀和舍曲林等，被认为是GAD的有效治疗药物。

常用的SNRI类药物有文拉法辛、度洛西汀，也是我国批准具有GAD适应证的两种药物，可以改善GAD的核心症状，且可在一定程度上缓解GAD继发的躯体问题，长期治疗可以降低GAD的复发率。

上述药物在焦虑性障碍治疗中均应以低剂量开始，1～2周后药物加量。

（2）抗精神病药　非典型抗精神病药作为焦虑性障碍治疗增效剂，如利培酮、喹硫平、奥氮平和阿立哌唑。

（3）三环类药物　因不良反应临床应用受限。

（4）苯二氮䓬类药物　该类药物可很快地控制焦虑症状，但由于药物依赖问题不能长期使用，长期大剂量可引起药物依赖和突然撤药时出现戒断症状。

（5）5－羟色胺1A受体激动剂（丁螺环酮）　是一种非苯二氮䓬类的抗焦虑药，但起效较苯二氮䓬类慢，较少产生药物依赖和戒断症状。不易引起药物依赖，因而也较适合长期使用。

（6）其他药物　其他可以用来治疗焦虑药物是加巴喷丁和普瑞巴林。普瑞巴林在广泛性焦虑障碍中有很好的疗效证据。米氮平、瑞波西汀、氟西汀、氟伏沙明、维拉唑酮和阿戈美拉汀也均有治疗研究报道有效。

焦虑性障碍治疗疗程为长期治疗，约12～24个月或更长时间。焦虑性障碍和抑郁障碍之间的主要区别是起始剂量。焦虑性障碍患者通常对大多数药物不良反应敏感，因此建议的起始剂量为抑郁障碍推荐剂量的一半。该剂量应维持1～2周，如果可以忍受，则应加倍。尽管起始剂量低于抑郁障碍的起始剂量，但用于治疗焦虑性障碍的治疗剂量相同或更高。目前没有证据表明任何某种 SSRI 或 SNRI 在治疗焦虑性障碍方面明显优于其他药物，因此特定药物的选择取决于既往有效的治疗反应，患者的偏好（可能基于他们从家人、朋友和媒体那里听到的信息）以及医师对药物的熟悉程度。

3. 焦虑初始治疗路径建议

（1）对于具有焦虑风险或轻度焦虑者，可密切观察或者使用 CBT 干预（包括基于互联网或基于计算机的 CBT）；

（2）如果焦虑进一步加重为中度焦虑，可考虑采用 CBT 治疗或者药物治疗，或者二者联用；

（3）对于重度或治疗抵抗的焦虑，建议 CBT 联合药物治疗。

由于许多焦虑性障碍的发作都在儿童期和青春期，并且可以预测以后的心理病理学，因此识别危险人群和在年轻时进行干预是重要的治疗考虑因素。

（黄薛冰）

第二节　惊恐障碍

惊恐障碍（PD）的基本特点为反复出现严重的焦虑发作，发作不限于任何特殊的处境，因此，很大程度上是不可预料的。PD 与 GAD 的区别有时并不明确。25% 的 GAD 患者同时以 PD 作为第二诊断，73% 的 GAD 患者就诊前一年曾体验过惊恐发作。而 PD 的患者发作前常有一段时间处于 GAD。我们通常将 GAD 视为持续的焦虑，而 PD 是发作性，程度较重的焦虑。

一、临床表现

惊恐障碍表现为反复的、非预期的惊恐发作。这种惊恐发作不限于特定的刺激或情境。惊恐发作定义为散在的、发作性的强烈恐惧或忧虑，伴有快速出现的表现（如心悸、心率增快、出汗、震颤、气促、胸痛、头晕或眩晕、寒冷、潮热和濒死感等）。此外，惊恐障碍还表现为对惊恐发作的复发或其显著且持续性的担心，或一些意图回避复发的行为。导致个人、家庭、社交、学业、职业或其他重要领域功能的显著损害。以上发作症状不是某种躯体疾病的临床表现，也不能是某种作用于中枢神经系统的药物或物质所致。

1. 发作性的极度恐惧感和濒死感，伴自主神经功能紊乱　患者正在进行日常活动，如看书、进食、散步、开会或操持家务时，突然感到心悸，好像心脏要从口腔里跳出来；胸闷、胸痛、胸前压迫感；呼吸困难，喉头堵塞，好像透不过气来，即将窒息。同时出现强烈的恐惧感，好像即将死去，或即将失去理智。这种紧张心情使患者难以忍受，因而惊叫、呼救。有的出现过度换气、头晕、非真实感、多汗、面部潮红或苍白、步态不稳、震颤、手脚麻木和胃肠道不适等自主神经过度兴奋症状，以及运动性不安。此种发作，历时很短，一般 5 ~ 20 分钟，很少超过 1 小时，即可自行缓解，或以哈欠、排尿、入睡而结束发作。发作之后，患者自觉一切如常；但不久又可突然再发。

2. 预期焦虑　大多数患者在反复出现惊恐发作之后的间歇期，常担心再次发病，因而惴惴不安，也可出现一些自主神经活动亢进的症状。

3. 求助和回避行为 惊恐发作时，由于强烈的恐惧感，患者难以忍受，常立即要求给予紧急帮助。在发作的间歇期，由于担心发病时得不到帮助而主动回避一些活动。

二、诊断要点

1. 症状标准 惊恐发作需符合以下4项。

（1）发作无明显诱因、无相关的特定情境，发作不可预测。

（2）在发作间歇期，除害怕再发作外，无明显症状。

（3）发作时表现强烈的恐惧、焦虑及明显的自主神经症状。

（4）发作突然开始，发作时意识清晰，事后能回忆。

2. 严重标准 患者感觉痛苦或影响社会功能。

3. 病程标准 在1个月内至少有3次惊恐发作，或在首次发作后继发害怕再发作的焦虑持续1个月。

4. 排除标准 排除其他精神障碍等继发的惊恐发作；排除躯体疾病继发的惊恐发作。

（注意点：可独自发病或与场所恐惧症共存）

三、鉴别诊断

惊恐发作是患者暴露于忧惧焦点刺激时发生的反应，发生惊恐发作的疾病包括但不限于大多数的焦虑及相关障碍（如强迫障碍、躯体形式障碍）及某些应激相关障碍（如创伤后应激障碍）。该限定词的使用以治疗为指向，聚焦于多种疾病背景下的惊恐发作，ICD－11对于惊恐障碍诊断无较大的概念变动。为提高惊恐障碍与其他焦虑及恐惧相关障碍的鉴别度，ICD－11强调该诊断忧惧的焦点是反复出现的、不可预测的惊恐发作，且惊恐障碍诊断不使用惊恐发作的限定词。

而惊恐发作作为一组综合病征可见于多种精神疾病和躯体疾病，只有在排除这类疾病之后，才能下惊恐障碍的诊断。需要鉴别的精神疾病除广泛性焦虑障碍和抑郁障碍外，还要注意与精神分裂症、人格解体障碍、躯体形式障碍等鉴别。

内科疾病尤其需要进行鉴别的是各种心脏病发作。甲状腺功能亢进、甲状旁腺功能亢进、嗜铬细胞瘤、低血糖症、真性眩晕、药物戒断和酒精戒断症状等也需要认真鉴别，甲状腺功能亢进，可导致易激惹、坐立不安、震颤及心动过速。嗜铬细胞瘤和低血糖可致发作性的焦虑。特别容易混淆的是二尖瓣脱垂，同样表现为突然发生心悸、胸痛，以及气紧、疲乏、甚至晕厥，但无头昏、出汗、震颤、面部发热或发冷，以及人格解体、濒死感或失控感等症状。借助超声心动图可予鉴别。

四、治疗原则与方法

惊恐障碍治疗主要包括心理治疗和药物治疗。目的在于尽早控制惊恐发作、预防再发和引起场所恐惧。在循证证据支持的惊恐障碍心理治疗中主要是认知行为治疗。药物治疗主要是抗焦虑药物和抗抑郁药物治疗。临床上往往需要心理治疗与药物治疗联合应用以取得更好的效果。

1. 药物治疗 苯二氮䓬类药物治疗惊恐障碍具有疗效好、显效快、无抗胆碱不良反应的优点，常常是迅速控制惊恐发作的有效治疗。但苯二氮䓬类药物长期使用会出现药物的耐受性和依赖性，只在急性治疗阶段短期使用，适用于预期焦虑或恐惧性回避很突出者、以及需要快速见效的病例可作为首选药物。临床上治疗惊恐障碍主要使用抗抑郁药物，特别是SSRIs类或SNRIs类药物进行一线治疗。惊恐障碍治疗时药物加量宜慢，4~6周达推荐剂量。如治疗8周疗效不佳，需重新评估后调整用药。由于本病容易复发，各种治疗时期一般不宜短于半年；有的病例需维持用药3~5年，才能充分缓解。一般在药物治疗有效后往往维持治疗需要在8~12个月以上。

2. 心理治疗 用药物治疗控制惊恐发作之后，常需配合心理治疗，才能消除预期焦虑和恐惧性回避。

（1）支持性心理治疗 向患者说明疾病的性质，以减轻患者的精神负担，鼓励患者坚持治疗计划。

（2）认知行为治疗 可分三个步骤：找出与不良行为有关的错误认知、寻找证据论证这一认知的错误、分析错误认知的根源，重建新的正确认知。

同时应用有三种技术：暴露疗法、认知重建和社交技能训练。

暴露疗法 包括默想暴露和现场暴露两种方式。严重病例宜先从默想暴露开始。由治疗者用语言诱导患者，想象他进入恐惧的社交或表演场所。让患者的焦虑情绪逐渐减轻以后，再转为现场暴露；即鼓励患者重新进入他恐惧的场所，让他逐渐适应。

认知重建 主要针对自我概念很差，害怕别人负面评价的患者，与暴露疗法合并使用效果较好。

社交技能训练 采用模仿、扮演、角色表演和指定练习等方式，帮助患者学会适当的社交行为，减轻在社交场合的焦虑。

以上三种技术并非每例患者全都适用。慢性病例可先用现场暴露，然后选择适当时机进行认知重建。

（黄薛冰）

第三节 场所恐惧症

恐惧症是一种以过分和不合理地惧怕外界客体或处境为主的神经症。患者明知没有必要，但仍不能防止恐惧发作，恐惧发作时往往伴有显著的焦虑和自主神经症状。患者极力回避所害怕的客体或处境，或是带着畏惧去忍受。在ICD-11中，亚分类标题由“恐惧”代替“恐惧性”；另外，用“场所”替代“广场”，是基于ICD-11对多种恐惧情境的涵盖；取消场所恐惧症和惊恐障碍的等级限定；在ICD-11中此2种疾病可同时存在，取消ICD-10“伴或不伴惊恐发作”的限定。

一、临床表现

场所恐惧症表现为对多个可能难以逃脱、求助的情境有明显而过度的担心、焦虑。这些情境包括：公共交通（例如在汽车、公汽车、火车、轮船和飞机上旅行等），开放空间（例如停车场、市场和桥梁等），封闭场所（例如商店、剧院和电影院等），队列或人群，或者独自在家中。个体持续性的焦虑是因为害怕这些情境会造成特定的不良后果（例如，惊恐发作、一些失能或无力解决的情况和令人难堪的躯体症状等）。担心在出现恐慌状或其他丧失工作能力或使人尴尬的症状时可能难以逃脱或无法获得帮助。个体主动回避这些情境，或只有在特定情况下进入这些情境（例如有信任的同伴陪同），或不得不带着强烈的恐惧或焦虑进入、忍受这些情境。症状持续至少数个月，且足够严重以导致显著的痛苦，或导致个人、家庭、社交、学业、职业或其他重要领域功能的显著损害。

二、诊断要点

1. 对下列 5 种情况中的 2 种及以上感到显著的恐惧或焦虑。

（1）乘坐公共交通工具。

（2）处于开放的空间。

（3）处于封闭的空间。

（4）排队或处于人群之中。

（5）独自离家。

2. 广场恐惧情况几乎总是促发害怕或焦虑。个体总是主动回避广场恐惧情况，需要人陪伴或带着强烈的害怕、焦虑去忍受。

3. 与广场恐惧情况和社会文化环境所造成的实际危险不相称。

4. 持续至少 6 个月。

5. 引起有临床意义的痛苦，或社会功能受损。

6. 不能用其他精神障碍的症状来解释。

三、鉴别诊断

ICD－11 中规定无论是否存在惊恐障碍都可以诊断为场所恐惧症。如果个体的表现符合惊恐障碍和场所恐惧症的诊断标准，则可同时给予两个诊断。临床研究显示，大多数场所恐惧的回避行为发生于惊恐障碍出现之后，较多的惊恐障碍患者也明显符合场所恐惧的要求，但场所恐惧中很大一部分患者却从未有过惊恐发作或类惊恐发作。鉴于不同的流行病学特征及对治疗的不同反应，ICD－11 将场所恐惧确定为可独立诊断的疾病；而 ICD－11“有惊恐发作”的限定词用于惊恐发作只发生在暴露于场所恐惧性情境的反应中，且无其他惊恐发作共病诊断的证据时。其次，ICD－10 广场恐惧的适用情境范围较窄，ICD－11 则将场所恐惧症的定义拓宽为“多种难以逃离或难以获得帮助的情境”。另外，场所恐惧症的行为表现扩大为除主动回避以上情境，还包括其他可普遍观察到的行为，如只有当特定情况下（如有人陪伴）才会进入恐惧的情境，否则就会遭受强烈的恐惧或焦虑。

四、治疗

恐惧性焦虑障碍的治疗主要是心理治疗与药物治疗，二者可以分别单独使用或联合使用。场所恐惧症以心理治疗与药物联合治疗为主。

1. 心理治疗 主要的心理治疗方法包括支持性心理治疗、认知行为疗法和精神动力取向心理治疗。其中以认知行为治疗最为有效，认知行为团体治疗对社交恐惧症效果更好，在特定恐惧症中主要以认知行为治疗为主。认知行为治疗主要包括疾病知识教育、认知重组、暴露或冲击疗法、系统脱敏、放松训练和社交技能训练等技术方法。在治疗中一般每周进行 1 次，连续治疗 12～18 次，往往至少需要持续 3 个月。

2. 药物治疗 主要有抗焦虑药物、抗抑郁药物。

（1）抗焦虑药缓解恐惧症的焦虑症状疗效肯定，起效迅速，剂量调整方便，但作用持续时间短，且有依赖性的缺点。在临床上常短期使用，不宜长期服用。

（2）三环类抗抑郁药物、单胺氧化酶抑制剂、选择性 5－HT 再摄取抑制剂（SSRIs）都可用于恐惧性焦虑障碍的治疗，且具有肯定的疗效。目前临床上治疗恐惧性焦虑障碍常用的一线药物是 SSRIs 药物。

场所恐惧症的药物治疗主张单一用药，避免两种或多种精神药物的联用。起始剂量要小，逐渐增加剂量，避免药物不良反应使患者难以适应。治疗剂量与抑郁障碍的治疗剂量类似。目前临床上当恐惧症状消失后仍建议维持治疗 1 年，然后缓慢逐渐减药，直至停用。

（黄薛冰）

第四节 特定恐惧症

国外流行病学调查显示特定恐惧症是焦虑性障碍中最常见的类型，在美国和欧洲人群中的终生发病率分别为 12.5% 和 7.7%。回避行为和暴露于恐惧刺激下产生的不适造成严重功能损害。害怕对象是特定物体或情境，如动物（如昆虫、鼠、蛇等）、高处、黑暗、雷电、鲜血、外伤、打针、手术或尖锐锋利的物品等。

一、临床表现

表现为暴露于或接触某个或多个物体或情境时反复出现的、明显而过度的恐惧或焦虑（如接近某种动物、乘坐飞机、站在高处、幽闭的恐惧、看到血或损伤等）明显超出这类物体或情境的实际危险性。症状持续数个月，且足够严重以导致显著的痛苦，或导致个人、家庭、社交、学业、职业或其他重要领域功能的显著损害。ICD－11 编码 6B03，包括单纯恐惧症、恐高症、幽闭恐惧症，但诊断中不做亚型分类；不包括躯体变形障碍、疑病症。明显的恐惧、焦虑或避免使用外界物品或情况（DSM－5 指出恐惧应与所造成的危险不成比例；ICD－10 明确指出症状过度或不合理）。

特定恐惧症的类型包括动物（例如蜘蛛、昆虫和狗），自然环境或自然力量（例如暴风雨和水），注射伤（例如针头和侵入性医疗程序），情境（例如飞机、升降机、封闭的地方）和其他（例如可能导致窒息或呕吐的情况；儿童则可能表现为对巨响或化妆人物的恐惧。

（注意点：在 ICD－11 中概念基本未变；除外主动回避，忍受接触恐惧刺激而产生的强烈焦虑也是一种行为结果。）

二、诊断要点

1. 对于特定的事物或情况产生显著的害怕或焦虑。注：儿童的害怕或焦虑也可能表现为哭闹、发脾气、惊呆或依恋他人。

2. 恐惧的事物或情况几乎总是能够促发立即的害怕或焦虑。

3. 对恐惧的事物或情况主动地回避，或是带着强烈的害怕或焦虑去忍受。

4. 与特定事物或情境所引起的实际危险以及所处的社会文化环境不相称。

5. 通常持续至少 6 个月。

6. 引起痛苦或社会功能受损。

7. 不能用其他精神障碍的症状来更好地解释。

三、鉴别诊断

ICD－11 对特定恐惧症有详尽的症状描述，并与其他焦虑及恐惧相关障碍较好地相鉴别。特定恐惧症与场所恐惧症均包括极度恐惧、焦虑及对多种情境的回避，二者的主要鉴别点在于忧惧的焦点所在，特定恐惧症与恐惧刺激（如被狗咬）直接相关，而场所恐惧症的忧惧焦点则包括对难以逃离或难以获得帮助（即无助后果）的恐惧；面对恐惧对象或情境时，对强烈恐惧或焦虑的忍受成为 ICD－11 特定恐惧症主动回避的行为表现之一；而儿童特定恐惧症则较为常见、具有典型年龄特征，且通常在几个月内消失。

ICD－11 特定恐惧症不包括亚型分类，同时由于各亚型对于治疗的反应几乎没有差异，取消亚型分类可减少对于无治疗意义的限定词进行过度规范的情况，提高分类的临床实用性。

四、治疗原则与方法

在特定恐惧症药物治疗很少，主要以心理治疗为主。

认知行为疗法（CBT）是针对青少年和成人特定恐惧症最有经验依据的心理治疗方法。CBT 是一种短期的（如 10～20 周），以目标为导向，以技能为基础的治疗，可减少由焦虑驱动的偏见，以将模棱两可的刺激解释为威胁，用进场和应对行为代替回避和寻求安全的行为，并减少过度行为，通过放松或呼吸再训练等策略进行自主神经唤醒。

（黄薛冰）

第五节　社交焦虑障碍

社交焦虑障碍（SAD）又称为社交恐惧症，其特征为患者在一种或多种社交场合中持续出现明显的过度恐惧或焦虑，如社交互动（如交谈）、被观察（如吃饭或喝酒）或在他人面前表演（如演讲）中，患者担心自己的行为方式或表现出的焦虑症状会被他人负面评价。总是主动回避社交场合，否则会忍受着强烈的恐惧或焦虑。症状至少持续数月，严重程度足以给个人、家庭、社会、教育、职业或其他重要领域功能造成重大痛苦或重大损害。

本病多在青春期起病（平均 12 岁），患病率 3% ~13%，占焦虑性障碍患病率 10% ~20%。女性较男性常见，发达国家发病率（6.1%）高于发展中国家（2.1%）。低教育水平、低社会经济地位、单身或与伴侣分离、共病重性抑郁障碍（MDD）与 SAD 发病率升高相关。该病是一种慢性疾病，且平均病程约为 20 年，病程持续一年以上者，如不经治疗，以后 5 年内变化不会很大，但在更长的时间以后会有些逐步缓解。SAD 常导致严重的功能损害，1/3 患者社会功能受到明显影响，包括教育及职业表现、家庭功能及生活质量的总体下降。

一、临床表现

多数患者只对少数社会交往情境或当众演讲或表演感到恐惧，一般情况下没有异常，焦虑症状在担心会遇到害怕的社交场合或进入特定情境用才会出现。患者会有不同程度的紧张、不安和恐惧，常伴有脸红、出汗和口干等自主神经症状；其中以害羞脸红是社交恐惧最突出的自主神经表现。患者恐惧的对象可以是陌生人，也可以是熟人，甚至是自己的亲属、配偶。较常见的恐惧对象是异性、严厉的上司和未婚夫（妻）的父亲等。患者在与人相遇时会过度关注自己的表情和行为。患者害怕的往往不是与这些人接触，而是不敢对视他人的目光，并对自己的表现评价过低。是担心接触之后会产生可怕后果。社交恐惧患者常伴有对他人的批评、负性评价过分敏感，缺乏自信、自卑，通常伴有很差的社交技能，给他们的学习和生活带来了明显影响。不同的文化临床表现有些差异，有些文化背景下不一定是害怕尴尬，而是怕有损对方，如脸红可能使对方感到难受。严重者对任何社交场合都感到紧张，甚至与过去非常熟悉的亲人面对面都会感到焦虑恐慌。这类患者常害怕出门，不敢与人交往，甚至长期脱离社会生活，无法工作。有的患者可同时伴有回避型人格障碍。严重的社交恐惧可导致患者完全与社会隔离，病程常常漫长迁延，遇到压力过大或应激时，症状会加重，极度紧张时可诱发惊恐发作。社交恐惧症常同时伴有其他精神障碍，例如情感障碍、其他焦虑性障碍和物质滥用。

二、评估

1. 躯体辅助检查 患者常出现心慌、呼吸急促、胸闷、大汗和颤抖等症状，需根据症状考虑要排除的躯体疾病，进行相关检查。注意心电图、甲状腺功能检查和肾上腺功能检查，检查时机以发病时或发病期为佳。查体中应特别注意神经系统的检查。

2. 量表评估 量化工具主要有诊断用和症状评估用两大类。目前诊断量表多用于研究使用，临床上常用症状评估量表。常用量表有：①评估普遍焦虑水平的量表，如汉密尔顿焦虑量表、广泛性焦虑障碍量表、Zung 氏焦虑自评量表、贝克焦虑量表、状态特质焦虑问卷等。②评估特定焦虑症状的量表，如 Marks Sheehan 恐惧量表、Liebowitz 社交焦虑量表、社交回避及苦恼量表、社交恐惧和焦虑问卷、惊恐相关障碍量表和惊恐障碍严重量表等。

三、诊断要点

1. 个体由于面对可能被他人审视的一种或多种社交情况时而产生显著的害怕或焦

虑。例如，社交互动（对话、会见陌生人），被观看（吃、喝的时候），以及在他人面前表演（演讲时）。

注：儿童的这种焦虑必须出现在与同伴交往时，而不仅仅是与成人互动时。

2. 个体害怕自己的言行或呈现的焦虑症状会导致负性的评价（即：被羞辱或尴尬；导致被拒绝或冒犯他人）。

3. 社交情况几乎总是能够促发害怕或焦虑。

注：儿童的害怕或焦虑也可能表现为哭闹、发脾气、惊呆、依恋他人、畏缩或不敢在社交情况中讲话。

4. 主动回避社交情况，或是带着强烈的害怕或焦虑去忍受。

5. 这种害怕或焦虑与社交情况和社会文化环境所造成的实际威胁不相称。

6. 这种害怕、焦虑或回避通常持续至少 6 个月。

7. 这种害怕、焦虑或回避引起有临床意义的痛苦，或导致社交职业或其他重要功能方面的损害。

8. 这种害怕、焦虑或回避不能归因于某种物质（如滥用的毒品、药物）的生理效应，或其他躯体疾病。

9. 这种害怕、焦虑或回避不能用其他精神障碍的症状来更好地解释，例如惊恐障碍、躯体变形障碍或孤独症（自闭症）谱系障碍。

10. 如果其他躯体疾病（例如帕金森氏病、肥胖症、烧伤或外伤造成的畸形）存在，则这种害怕、焦虑或回避是明确与其不相关或是过度的。

诊断标准参见 DSM－5。

四、鉴别诊断

1. 正常的害羞 害羞（即社交沉默）是常见的人格特质，本身并不是病理性的。然而，当社会职业和其他重要领域功能上存在显著的负面影响时，就应考虑社交焦虑障碍。

2. 广场恐怖症 广场恐惧症患者害怕和回避社交情景（例如看电影），因为一旦发生失能或惊恐样症状，可能难以逃离或无法获得及时救助，而社交焦虑障碍患者更害怕被他人评判。另外，当社交焦虑障碍患者被单独留下时，可能感到平静，而广场恐惧症通常不会这样。如果社交焦虑障碍与广场恐惧症的区分十分困难，广场恐惧症应予优先考虑。

3. 抑郁障碍 抑郁障碍患者的社交回避行为与情绪低落、兴趣缺乏、动力缺乏等有关。患者可能因为感到自己很糟糕或不值得喜欢而担心被他人负面评价，社交焦虑障碍患者担心的是他们特定的社交行为或躯体症状被他人负面评价。

五、治疗原则与方法

SAD 可以通过心理治疗以及药物进行干预，主要取决于医师的临床诊断以及患者的偏好。美国国家卫生保健研究所（NICE）认为认知行为治疗（CBT）的优先级别高于药物治疗，而加拿大精神医学协会（CPA）则将 CBT 和药物干预都作为一线治疗。对于 SAD 复发患者，既往的治疗方案以及治疗效果对于此次治疗方案的制定具有十分重要的作用；而那些不能忍受暴露疗法的 SAD 患者，药物治疗可以作为最初的治疗方案，当患者的焦虑水平得到有效控制后可考虑加入相应的心理干预措施。药物联合 CBT 是否优于单独药物治疗或者 CBT 则有不同的临床报道。

1. 心理治疗 目前有多种心理干预方法可供临床医师选择，主要有 CBT、精神动力学分析、人际关系治疗以及正念减压训练，其中 CBT 是 SAD 非药物治疗的金标准。针对 SAD 的 CBT 认知技术包括重构及挑战病态思维，而行为组分主要为暴露疗法。多项随机对照研究及 Meta 分析均提示，CBT 对 SAD 的疗效优于安慰剂、常规治疗或等候名单设置。CBT 对急性 SAD 的疗效与药物治疗相当，而在治疗中断后，CBT 疗效的持续时间较药物治疗更长。针对 SAD 的 CBT 包括团体及个体形式，两者疗效并无显著差异。CBT 的疗效可维持 6 ~ 12 个月，治疗 5 年后，患者仍有收益。整合认知行为治疗 ICBT 的疗效可维持 1 ~ 5 年。治疗停止后，心理治疗疗效的维持时间长于药物治疗。

2. 药物治疗 目前有多种药物可用于治疗 SAD，药物治疗与 CBT 的短期疗效相似，虽然药物治疗起效快，但 CBT 的疗效比较持久。

（1）抗抑郁药物 SSRIs 药物对于 SAD 的治疗效果优于安慰剂，并被作为一线药物在临床使用。SSRIs 药物的剂量需要根据不同的病情进行调整，但目前临床的用药与治疗抑郁障碍的剂量类似。维持用药被证明有更好的疗效以及更低的复发率，至于维持用药的具体时间，目前没有统一的定论，但是临床经验提示，出现药物应答后应至少再维持 3 ~6 个月的同剂量治疗，然后可以考虑逐步停药。此外，在排除依从性以及合并症的情况下，如果患者使用 SSRIs 药物仍无应答，那么 SNRIs 药物可能是一个比较好的选择。

（2）苯二氮䓬类药物 苯二氮䓬类药物对于 SAD 的治疗是有效的，包括劳拉西泮、奥沙西泮、阿普唑仑和氯硝西泮等，但该类药物有潜在的药物依赖性以及撤药时的戒断反应。苯二氮䓬类药物常用于 SAD 急性症状的缓解，对于 SSRIs 与 SNRIs 药物不敏感的患者，可考虑将其加入到现有的治疗方案中，但目前有没有 RCT 研究能够证明这种组合方案的有效性。

（3）其他药物 在加拿大临床药物指南中，抗惊厥类药物普瑞巴林被作为治疗 SAD 的一线药物，尽管它的应答率只有 30% ~43%，显著高于安慰剂。抗惊厥类药物加巴喷丁治疗 SAD 也有类似的应答率（38%）。β - 受体阻滞剂普萘洛尔常被用于有作业焦虑的患者（音乐家、演员和演说家等），该药在演出前一个小时服用，就能有效减少自主神经症状（比如颤抖、出汗、心跳加速等）。

（陈景旭）

第六节　分离焦虑障碍

分离焦虑障碍是指个体对离家或与依恋对象（即与个体存在深厚情感联结的人）分离时出现与年龄不适当的、过度的、损害行为能力的害怕或焦虑。过分担心亲人的健康或自己发生意外，不愿意或拒绝单独外出，极度害怕独处。预计将离开家或与主要依恋对象分离时，或当这些情况真实在发生时，可能反复出现表达个体分离焦虑内容的噩梦（如火灾、谋杀或其他破坏自己家庭的灾难）、躯体症状（例如头疼、腹部不适、恶心和呕吐）。在儿童和青少年中，分离焦虑通常集中在照顾者、父母或其他家庭成员身上；在成年人中，通常是伴侣或子女。

在美国成年人中，分离焦虑障碍12个月的患病率为0.9%～1.9%。儿童6～12个月的患病率估计为4%。在美国青少年中，12个月的患病率为1.6%。研究显示，各国的终生分离焦虑障碍患病率平均为4.8%，其中43.1%发生在18岁以后。中位发病年龄在高收入和中高收入国家为青少年晚期，在低、中低收入国家为25岁左右。终生患病率女性高于男性，12个月患病率显著低于终生患病率。

一、临床表现

分离焦虑障碍可以突然起病，也可以隐袭起病。突然起病的患儿通常有明显的应激事件，如：转学、搬家或家庭变故（如父母离异等）。当与主要依恋对象分离时，有分离焦虑的儿童可能显示出社交退缩、冷淡、悲伤或难以集中注意力于玩耍；一些个体离开家就变得想家而不舒服，甚至达到感觉受难的地步；年龄大的孩子还可能担心亲人离开后自己会发生危险、会出现意外、会有大祸临头如自己与亲人失散或自己被拐骗，因此不愿意离开亲人。当对预期中的分离感到极端心烦意乱时，儿童可能会显出愤怒或偶尔攻击那些强迫其分离的人；当独处时，尤其在晚上或黑暗中，少儿可能报告不寻常的感性体验（例如看到有人向房间偷窥，害怕有生物接近他们，感到有眼睛盯着他们）；不能独自就寝，重复做有关分离的噩梦；此外，还可伴有躯体生理反应，如：头痛、胃痛和睡眠障碍等。患有分离焦虑障碍的成年人则非常担心他们的依恋对象（通常是配偶或孩子）会受到伤害，因此会竭尽全力与他们保持密切联系。有该障碍的儿童可能被描述为苛求的、有侵犯性的，而且需要得到持续的关注，而有该障碍的成年人则可能显得依赖和需要过度保护。个体过度的需求通常变成家庭成员挫折的来源，引起家庭内部的怨恨和冲突。

二、评估

针对分离焦虑障碍无特异性的辅助检查手段，主要依靠病史采集及精神检查；临床上可采用一些症状评估量表评估患者的焦虑水平。

三、诊断要点

1. 个体与其依恋对象离别时，会产生与其发展阶段不相称的、过度的害怕或焦虑，至少符合以下表现中的3种。

（1）当预期或经历与家庭或与主要依恋对象离别时，产生反复的，过度的痛苦。

（2）持续地和过度地担心会失去主要依恋对象，或担心他们可能受到诸如疾病、受伤、灾难或死亡的伤害。

（3）持续地、过度地担心会经历导致与主要依恋对象离别的不幸事件（如走失、被绑架、事故和生病）。

（4）因害怕离别，持续表现不愿或拒绝出门、离开家、去上学、去工作或去其他地方。

（5）持续和过度地害怕或不愿独处，或不愿在家或其他场所与主要依恋对象不在一起。

（6）持续性地不愿或拒绝在家以外的地方睡觉或不愿在家或其主要依恋对象不在身边时睡觉。

（7）反复做内容与离别有关的噩梦。

（8）当与主要依恋对象离别或预期离别时，反复地主诉躯体性症状（如头痛、胃痛、恶心和呕吐）。

2. 这种害怕、焦虑或回避是持续性的，儿童和青少年至少持续4周，成人则至少持续6个月。

3. 这种障碍引起有临床意义的痛苦，或导致社交、学业、职业或其他重要功能方面的损害。

4. 这种障碍不能用其他精神障碍来更好的解释。

诊断标准参见 DSM－5。

四、鉴别诊断

1. 广泛性焦虑障碍 失去亲人的恐惧和担忧只是广泛性焦虑障碍患者众多令人不安的主题之一（其他常见主题包括个人健康、财务问题和人际交往困难等），而在分离焦虑障碍中，核心且唯一的恐惧是担心失去主要依恋对象。

2. 惊恐障碍 分离焦虑障碍患者可能会经历“恐慌”，表现为极端的紧张或痛苦，但这主要是对分离的恐惧而不是害怕惊恐发作。此外，患有惊恐障碍的患者会全神贯注于自己的个人健康和安全，而患有分离焦虑障碍的患者则关注他们依恋对象的安康。

3. 广场恐惧症 与广场恐惧症的个体不同，分离焦虑障碍的个体并不担心在哪种情况下被困住或失能，而主要担心的是，一些不幸的事情会发生在所爱之人或主要依恋对象身上。

4. 人格障碍 依赖型人格障碍的特点是持续的、不加选择的过度依赖他人，而分离焦虑障碍仅涉及希望主要依恋对象在附近以及对其安全的关注，且通常认为照顾自己没有困难。边缘型人格障碍的特点是努力避免实际或想象中的被遗弃，但情绪、自我意象和人际关系的普遍不稳定性构成了该障碍的核心，这与分离焦虑障碍不同。

五、治疗原则与方法

1. 心理治疗 因为分离焦虑障碍与患者的个性特征、社会心理因素和家庭因素等密切相关，因此心理治疗起着非常重要的作用。因多种心理治疗方法均可选用，故应根据患者的具体情况选用适合的治疗方法，包括支持性心理治疗、认知疗法、认知行为治疗、行为矫正治疗、家庭治疗和精神动力学治疗等。对于存在明显焦虑症状的患者，还可以通过放松治疗、生物反馈治疗及音乐疗法等，消除由焦虑引起的肌肉紧张、自主神经功能紊乱引起的心血管系统与消化系统症状。

2. 药物治疗 对于个别有严重的焦虑症状，经过环境调整、心理治疗无明显改善的患者，建议使用系统的药物治疗以尽快有效的控制和缓解症状。儿童和成人的药物治疗种类基本相同，主要是抗焦虑和抗抑郁类药物。对于学龄前儿童一般推荐使用抗焦虑药物。抗焦虑药物对减轻焦虑、紧张、恐惧等症状具有良好效果，同时还有较好的镇静、帮助睡眠的作用。其中以苯二氮䓬类药物治疗较好，包括阿普唑仑、劳拉西泮、地西泮等。丁螺环酮、坦度螺酮属于无镇静作用的非苯二氮䓬类的抗焦虑药物，也可以使用。在抗抑郁药物中，SSRIs药物具有较好的抗焦虑、抗抑郁作用，不良反应较小，应用较为广泛。对于症状严重、服用上述药物不可缓解时，可服用小剂量的抗精神病药物作为增效剂或改善社会环境认知的药物，依据病情进行调整。

（陈景旭）

第七节 选择性缄默症

选择性缄默症是一种比较少见的儿童精神障碍，是指起病于儿童期，表现为已具有语言功能的儿童在特定场所（如学校、陌生环境）中保持沉默不语的现象，而在其他场所（如家里）能保持正常或接近正常的语言能力。Kussmal 1877年首次报道并称之为随意性失语，瑞士儿童精神病学家Tramer 1934年作了进一步描述后更名为选择性缄默症。DSM－4及CCMD－3将其列为儿童社会功能障碍类别中，DSM－5将其列为焦虑性障碍类别中。患儿大多在家中与父母语言交流正常，上学后不能与老师和同学正常交流而引起注意，所以大多患儿是在上学后被确诊。

选择性缄默症在儿童期患病率一般在0.2%～2%之间，女孩多于男孩，比例约为2：1，平均发病年龄在3～5岁。家庭环境可以为各个阶层，国外有研究显示中产阶级的家庭患病率高。

一、临床表现

选择性缄默症起病隐匿，80%在学龄前期起病，病前已经获得语言的发展，有正常的语言理解和表达能力。特点是讲话有明显的选择性，且受情绪的制约，发病后在某些特定场所不能讲话，而在另外一些场所有比较正常的语言交流。选择性缄默症的患儿在学龄期常被忽视，因为多数患者在家表现正常，直到上学以后老师发现孩子不愿回答任何问题，也从不与同学交谈，才意识到问题的存在，因此通常在5～6岁入学后方才得到诊断。典型表现为患儿在家里或与好朋友在一起时讲话，但在学校或见到生人则闭口不言，缄默时不用语言来沟通，但可用手势、点头、摇头等躯体语言来表达自己的需要。通常伴有显著的人格特点如社交焦虑、退缩、敏感或抗拒等。患儿大多伴有情绪和行为方面的问题，如害羞、焦虑和对立行为等。1/4的患儿在社交中表现为害羞，在家中表现温驯，2/3的患儿伴有行为问题，在家里和学校难以管理，对陌生人容易生气，在家里出现攻击行为。

焦虑和社交焦虑是选择性缄默症的关键组成部分。患儿在社交环境中常表现为焦虑、顺从、依赖、害羞、胆怯、沉默、抑制、恐惧、孤僻和强迫，出现情绪抑制等表现，沉默的部分原因是害怕说话产生的负面后果。

对患有选择性缄默症的儿童进行长时间跟踪的研究表明，其平均持续时间为 8 年，之后关键症状（即在特定情况下完全无法说话）通常会消失。但这并不意味着患儿不再有问题，曾患有选择性缄默症的儿童，在他们发育的后期甚至是成年期，仍会存在沟通问题，在学校或工作中表现不佳，精神障碍发生率较高。

二、评估

1. 选择性缄默问卷（SMQ） SMQ 包括 17 个条目，描述了需要患儿说话时的典型环境（如“当他或她的老师叫他时，我的孩子会回答”），问卷涉及 3 个维度：在学校；在家或与家人在一起；在公共或社交场合。整体评分范围为 17 ~68 分，分数越高选择性缄默症的严重程度越高。该量表可量化患儿在各种社会和人际环境中的缄默程度。该量表条目较少，家长能够在短时间内完成评估，方便临床医务人员长期监测患儿的状况及结局。

2. Achenbach 儿童行为量表（CBCL） CBCL 是一种基于多维度经验的测量方法，父母和其他护理人员可通过 CBCL 观察到患儿问题的概况。它包含了 118 个涉及行为和情感问题的条目。被调查者被要求对患儿过去 6 个月的行为进行打分。研究结果包括 8 个分量表（焦虑或抑郁、退缩、躯体主诉、攻击性、犯罪行为、注意力问题、思想问题和社会问题）。该量表是国际上较为常用的、可用于评估儿童选择性缄默症等情况的量表。

三、诊断要点

1. 在被期待讲话的特定社交情况（如在学校）中持续地不能讲话，尽管在其他情况中能够讲话。

2. 这种障碍妨碍了教育或职业成就或社交沟通。

3. 这种障碍的持续时间至少 1 个月（不能限于入学的第 1 个月）。

4. 这种不能讲话不能归因于缺少社交情况下所需的口语知识或对所需口语有不适感所致。

5. 这种障碍不能更好地用一种交流障碍来解释（例如儿童期发生的流畅性障碍），且不能仅仅出现在孤独症（自闭症）谱系障碍、精神分裂症或其他精神病性障碍的病程中。

诊断标准参见 DSM -5。

四、鉴别诊断

1. 广泛性发育障碍 本病可出现沉默不语或较少使用语言，但对场合没有选择性，患儿的语言损害是一种质的损害，对语言理解和表达有障碍，可有自发语言，而正常人不能理解，缺乏肢体语言不能建立情感交流。

2. 言语和语言发育障碍 本病在发育早期就有正常语言获得方式的紊乱，表现为发音、语言理解或语言表达能力发育的延迟和异常，没有完整的语言发育史，在任何场合都存在语言能力的损害。

3. 社交焦虑障碍　本病是在社交场合中感到紧张、害怕，可有缄默不语的表现，但主要是害怕在人群中被审视或怕自己做出难堪的行为，回避社交场合，通常伴有自我评价低和害怕被批评，可有脸红、手抖、出汗等生理反应，发作场所局限于社交情境中，而非特定的地点。

4. 学校恐惧症　本病表现为在学校缄默不语，但通常能发现患儿非常害怕上学，往往以各种借口来推辞，在上学日或早晨诉说头痛、头晕等躯体不适，症状往往在周一出现而在周末消失。

五、治疗原则与方法

选择性缄默症有一定的自限性，通常几周或几个月内自愈，有个别的可持续几年甚至几十年。影响患者的自尊及社会适应能力，早期诊断和干预治疗可减少社会功能的损害。主要包括心理治疗和药物治疗。

1. 心理治疗

（1）认知行为治疗　通过将暴露、应急管理和建模等关键行为技术，与心理教育和认知重构等认知技术相结合，能够针对性改善不良适应并提高焦虑管理技能。传统的认知行为治疗模型通常需要修改以适应个别患儿的发展水平和语言障碍。

（2）家庭治疗　当家庭因素在选择性缄默症潜在发展和延续中发挥作用时，家庭治疗是一种特别相关的治疗选择。在治疗过程中，来自父母的合作和理解帮助患儿克服焦虑和逃避，帮助患儿减轻自身的依赖性和矛盾心理。家庭治疗的重点在于减少父母的授权行为和患儿的回避行为。父母被鼓励不要与他们的孩子交流，而是为患儿提供机会，参与治疗过程中低焦虑的交流行为。

（3）游戏疗法　游戏治疗是患儿较为接受的一种治疗方案，能够帮助患儿减少焦虑的情绪状态，从而减轻其社交的心理压力，在游戏中培养患儿积极的自尊心和高度的自发性，帮助患儿变得更善于交际，更有弹性，促进患儿在安全环境中实现自愈能力，是一个长期探索和互动的过程。

2. 药物治疗　当心理治疗无效时，可以考虑药物治疗，药物治疗不作为一线治疗，且要根据症状的严重程度和其伴随的疾病来决定。常用的药物为 SSRIs 药物，例如氟西汀，小剂量起始，4～5 岁儿童推荐起始剂量为 5mg/d，6～8 岁为 10mg/d，若耐受性好，每 2～3 周增加 5mg/d，逐渐增加剂量，一般不超过 20mg/d。文献报道其他 SSRIs 药物的推荐剂量分别为氟伏沙明 50～100mg/d，舍曲林 50～100mg/d。总体用药原则为小剂量开始，缓慢增量，严密观察药物不良反应。另外，研究显示苯乙肼对于选择性缄默症有效。5～7 岁儿童的推荐剂量为 30～60mg/d。其耐受性好，主要不良反应为体重增加、便秘和失眠，其作为二线用药，仅在 SSRIs 药物治疗无效时使用。

总的来说，对于选择性缄默症的治疗，通常首选心理治疗，当心理治疗无效时应及时给予药物治疗，以免病程迁延，损害患者的社会功能。早期诊断和干预有助于预后，影响预后的不良因素有不良家庭环境、父母不配合或有精神疾病、缄默症家族史、患儿智能受损及脑功能障碍等。

（陈景旭）

参考文献

[1] April S, Irwin N, Nick F, et al. Pharmacological treatments for generalized anxiety disorder: a systematic review and network meta - analysis[J]. Lancet, 2019, 31(1).

[2] Michelle GC, Murray B S. Anxiety[J]. Lancet, 2016, 388: 3048 - 59.

[3] Yueqin H, Yu W, Hong W, et al. Prevalence of mental disorders in China: a cross - sectional epidemiological study[J]. Lancet Psychiatry, 2019, 6(3): 211 - 224.

[4] National Institute of Clinical Evidence: Management of anxiety (panic disorder, with or withoutagoraphobia, and generalised anxiety disorder) in adults in primary, secondary and community care[J]. NICE Clinical Guideline 22, 2007.

[5] Alonso J, Liu Z, Evans - Lacko S, et al. Treatment gap for anxiety disorders is global: Results of the World Mental Health Surveys in 21 countries[J]. Depress Anxiety, 2018, 35(3): 195 - 208.

[6] 吴文源. 焦虑障碍防治指南[M]. 北京: 人民卫生出版, 2010.

[7] American Psychiatric Association. Diagnostic and Statistical Manual of Mental Disorders[M]. 5th ed. Washington, DC: American Psychiatric Association, 2013.

[8] 陆林. 沈渔邨精神病学[M]. 6 版. 北京: 人民卫生出版社, 2018.

[9] Muris P, Ollendick TH. Children Who are Anxious inSilence: A Review on Selective Mutism, the New Anxiety Disorder in DSM - 5[J]. Clin Child Fam Psychol Rev, 2015, 18(2): 151 - 169.

[10] Lang C, Nir Z, Gothelf A, et al. The outcome of children with selective mutism following cognitive behavioral intervention: a follow - up study[J]. Eur J Pediatr, 2016, 175(4): 481 - 487.

[11] 杜亚松. 儿童心理障碍诊疗学[M]. 北京, 人民卫生出版社, 2013.

[12] Silove D, Jordi A, Bromet E, et al. Pediatric - Onset and Adult - Onset Separation Anxiety Disorder Across Countries in the World Mental Health Survey[J]. Am J Psychiatry, 2015, 172(7): 647 - 656.

第五章　强迫及相关障碍

第一节　强迫症

强迫症又叫强迫性神经症、强迫障碍（OCD），是一种以反复持久出现的强迫观念（强迫思维）或者强迫行为（强迫动作）为基本特征的神经症性障碍。强迫观念是以刻板的形式反复进入患者意识领域的表象或意向，强迫动作则是反复出现的刻板行为或仪式动作。患者明知这些观念及动作没有现实意义，没有必要，但却无法控制，因而感到十分苦恼。这类疾病以病因复杂、表现形式多样、病程迁延为突出特点。

世界范围内报告的强迫症终生患病率0.8%～3.0%，国内报告0.26%～0.32%，个别研究高达2.50%。女性高于男性，平均发病年龄19～35岁，56%～83%的强迫症患者至少同时患有一种其他精神障碍。

一、临床表现

1. 强迫观念　强迫观念指反复出现、持续存在、不恰当地闯入头脑中的一些想法、表象和冲动。患者能认识到这些想法是无意义的、或攻击性的，但却无法停止或控制，因此引起明显的焦虑和痛苦。常见的强迫观念包括：怕脏、怕给自己和他人带来伤害，要求对称、精确和有序，对宗教或道德的关注等。

（1）强迫表象　在头脑里反复出现过去感觉到体验（如一些恐怖的画面、表情、声音等），常常具有令患者不愉快甚至厌恶的内容。

（2）强迫联想　反复联想一系列不好的事件会发生，虽明知不必要，却克制不住，并引发情绪紧张和恐惧。

（3）强迫回忆　反复回忆曾经做过的日常琐事，虽明知无任何意义，却无法摆脱、挥之不去。

（4）强迫怀疑　对自己已完成的事情不确定，产生不必要的疑虑，要反复核实。

（5）强迫性穷思竭虑　对一些毫无意义的“问题”进行反复思考、刨根问底，明知毫无意义，却不能停止。

（6）强迫对立思维　两种对立的词句或概念反复在脑中相继出现，自知毫无意义，却不能释怀，而感到苦恼和紧张。

2. 强迫行为　强迫行为指患者感到不得不反复进行的行为或精神活动，这是为了阻止、抵消和控制强迫观念所带来的不适感和焦虑而出现的一些仪式性的反复的行为动作。常见的强迫行为包括：清洁（如洗手或洗澡）、计数、重复、检查、祈祷、触摸、寻求保障和仪式化的回避等。

（1）强迫洗涤　为了消除对脏物、毒物或细菌污染的担心，常反复洗手、洗澡或洗衣服。有的患者不仅自己反复清洗，而且要求与他一同生活的人，如配偶、子女、父母等也必须按照他的要求彻底清洗。

（2）强迫检查　通常与强迫疑虑同时出现，对明知已做好的事情不放心，反复检查。

（3）强迫计数　不可控制地数台阶、电线杆、门窗、地板砖数，做一定次数的特定动作，否则感到不安，若怀疑遗漏，要重新数起。

（4）强迫仪式动作　在日常活动之前，先要做一套程序化的动作。

（5）强迫性注视　患者注视某种患者认为不该看的物体。

3. 强迫意向　在某种场合下，患者出现一种明知与自己心愿相违背的冲动，却不能控制这种意向的出现，苦恼不堪。

4. 强迫情绪　主要是不必要的担心和恐惧。这种恐惧是对自己的情绪会失去控制的恐惧。

强迫症的临床表现形形色色，涉及多个心理学领域，如感觉、知觉、情感、社会关系和多种多样的动作行为，症状的异质性强。症状可以时重时轻，也可以多样或者单一化。患者普遍认识到症状都是自己大脑的产物，并且这些表现往往是不合情理的或者是过度的，但是自知力因人而异。

强迫症除了强迫观念和强迫行为之外，会合并许多情绪体验，如患者通常会体验到严重的广泛性焦虑、反复的惊恐发作体验、无力的回避感觉以及严重的抑郁体验。

强迫症也和抽动症、人格障碍等共病。

二、评估

耶鲁－布朗强迫症状量表（Y－BOCS）。Y－BOCS 是由 Goodman 编制的针对强迫障碍各种症状表现和严重性的临床评估、半结构化、他评量表。有十个条目，包括症状检查表和严重性量表 2 个部分。严重性量表中，强迫思维（5 项）和强迫行为（5 项）的严重性通过痛苦、频率、冲突和抵抗等维度来评估。每个条目都是 0 到 4 分，所有的条目合成总分（范围为 0～40）。症状检查表包括 62 种强迫思维和强迫行为，患者根据目前症状的有无进行选择。

轻度：6～15 分（单纯的强迫思维或强迫行为，仅需要 6～9 分）　其症状已经对患者的生活、学习或职业开始造成一定程度的影响。

中度：16～25 分（单纯的强迫思维或强迫行为，仅需要 10～14 分）　表示症状的频率或程度已经对生活、学习或工作造成显著影响，导致患者可能无法有效完成原本的角色功能。

重度：25 分以上（单纯的强迫思维或强迫行为，仅需要 15 分以上）　症状非常严重，完全无法完成原有的角色功能，甚至无法胜任生活自理。

强迫障碍的临床研究中，疗效评估通常采用“临床痊愈”这一指标，Y－BOCS 评分≤16 分或≤8 分是常用的两个临床痊愈标准评估指标。有的临床疗效评估通常以 Y－BOCS 评分减分率≥35% 为有效或显著有效，＜35% 为部分有效。前者“临床痊愈”疗效评估属于定性评估，后者 Y－BOCS 评分减分率属于定量评估。

三、诊断要点

1. 强迫思维或者是强迫动作，或者两者都存在。

强迫思维的定义是：

（1）在病程中某一段时间体验的重复性的和持久性的思想、冲动或想象，会很不合适地闯入头脑，以致引起显著的焦虑或痛苦烦恼；

（2）患者企图忽视或压制这些思想、冲动意念、或想象，或者用其他思想或行动来中和它们。

强迫动作的定义是以下 2 点：

（1）患者感到为了被迫作为强迫思维的反应或按照应该僵硬执行的规则而不得不进行的反复行为（如洗手、排次序、核对）或精神活动（如祈祷、计数、默默地重复字词）；

（2）目的在于预防或减少痛苦烦恼或为了预防某些可怕的事件或情景而进行这些行为或精神活动；然而这些行为或精神活动实际上并不能起到所设计的中和或预防作用，或者实际上是明显得过分。注：孩子可能无法表达这些行为或精神活动的目的。

2. 这种强迫思维或强迫动作产生了明显的痛苦烦恼，有时是费时的（一天花费 1 小时以上）或明显地干扰了正常的日常活动、职业（或学生）功能，或平常的社交活动或关系。

3. 强迫障碍并非由于某种药物（如某种滥用药物、治疗药品）或由于一般躯体情况所致之直接生理性效应。

4. 其他精神障碍的症状不能很好的解释这个疾病。例如广泛性焦虑障碍中的过分担心；躯体变形症之考虑自己的外貌；囤积症的难以丢弃或难与物品分离；拔毛症的拔除毛发；如刻板运动障碍的刻板行为；进食障碍之纠结于食物；物质滥用障碍的沉湎于滥用药物；疑病症之沉湎于患有重病；性变态之沉湎于性冲动欲望或性幻想；冲动，如破坏性、冲动控制和行为障碍；重性抑郁障碍之反复地自责自罪；精神分裂症谱系和其他精神疾病之沉湎于思维插入或妄想；孤独症谱系障碍的重复的行为模式。

诊断时需标注：

自知力相关：

①自知力好或良好　患者认为强迫障碍相关信念明显或可能不是真的。

②自知力差　患者认为强迫障碍相关信念可能是真的。

③无自知力或妄想性信念　患者坚称强迫障碍相关信念是真的。

抽动相关：患者有现发的或既往的抽动障碍。

四、鉴别诊断

1. 抑郁障碍　应从发病过程分析，区别原发和继发的关系。如果抑郁症的临床症状在整个病程中占主要地位，应诊断为抑郁症。抑郁症状和强迫症状均达到临床诊断标准，应做出两种诊断。

2. 广泛性焦虑障碍　该病的关注内容大多数不固定，主诉担心的内容比较强烈，而较少有强迫障碍患者的自我抵抗、强烈摆脱等特点。

3. 躯体形式障碍 该病是诸多躯体的不适感觉和个人主观的关注；而强迫障碍的症状不仅仅限于躯体症状。

4. 疑病障碍 该病对自己躯体某个部位或器官的不适感做出错误解释的基础上，反复认为自己患了某种严重疾病，并对此深信不疑。患者会四处求医并作各项检查，以寻找自己患病的依据。即使检查结果正常，患者仍可以找到各种理由，否认检查结果的准确性。多数患者并无自我抵抗，并不认为这种疑病的观念是没有必要的。

5. 精神分裂症 有典型的精神分裂症症状，如幻觉、妄想等。

6. 恐惧症 该病是由客观环境中特定的事物、情景或场所诱发并伴有回避行为。

7. 强迫型人格障碍 强迫型人格障碍是人格或者性格上的特征，是随着性格形成而发展出来的。

8. 拔毛症、揭皮癖、储藏癖和冲动控制障碍等 各类疾病专注的点不同：如拔毛症专注于拔毛；揭皮癖专注于剥皮；囤积障碍专注于储藏而无法丢弃和部分持有；冲动控制障碍的体验主要是冲动的控制不住。

五、治疗原则与方法

1. 建立和维护医患治疗联盟，提高治疗依从性，定期评估患者疾病和共病，长期治疗，个体化治疗，足量足疗程治疗。

2. 药物治疗、心理治疗以及药物和心理治疗的结合。认知行为治疗和5－羟色胺再摄取抑制剂（SSRIs）作为安全有效的一线治疗方法。

（1）药物治疗

①一线药物　舍曲林（100～200mg/d）、氟西汀（40～60mg/d）、氟伏沙明（100～300mg/d）和帕罗西汀（40～60mg/d）。建议急性期治疗10～12周，效果好可以进入维持期1～2年。如经过一个疗程的治疗无效，应考虑增加药物到最大治疗量，如无效，再考虑进行换药或者联合治疗。

SSRIs早期不良反应（如恶心、躁动）可以通过最开始几周的缓慢加大剂量来减少。而持续时间比较长的不良反应（如睡眠障碍、头痛）也和剂量有关，需要监测剂量－反应关系。注意性功能损害、乏力、失眠、恶心等不良反应。惊厥、心脏毒性和认知功能的损害比较低。

②二线药物　氯米帕明（50～300mg/d）。出于安全性的考虑（惊厥、心脏毒性、认知损害、抗胆碱能不良反应、药物相互作用以及过量致死性），通常要经过一种或者两种SSRIs药物治疗后才使用。

尚未获得FDA和CFDA的适应证批准，但是有RCT研究等高质量证据支持的治疗药物有西酞普兰（40～60mg/d）、艾司西酞普兰（10mg～20mg/d），文拉法辛（剂量为225mg/d），米氮平（30～45mg/d）。

增效治疗，SSRIs联合抗精神病药物可以增加疗效，报告有效率为40%－55%，包括氟哌啶醇（2～6mg/d）、利培酮（0.5～6mg/d）、喹硫平（150～450mg/d）、奥氮平（5～10mg/d），阿立哌唑（5～20mg/d）。疗程应达到4～6周。氯米帕明（50～300mg/d）作为SSRIs的联合用药，引起“5－羟色胺综合征”，出现高热、意识模糊、大汗和抽搐等严重症状。苯二氮䓬类药物也被用于SSRIs的联合用药治疗。丁螺环酮、普萘洛尔（7.5mg）、利鲁唑（50mg）也可作为SSRIs的增效用药。

（2）心理治疗　一线方案是个人或团体的认知行为疗法（CBT），主要包括暴露和反应预防。其他还有支持性心理治疗、精神分析疗法、森田疗法和家庭疗法等。

（3）其他治疗　对于严重、难治或无法消除症状的患者，只有在完成一线、二线以及证据良好的增效方案后再考虑其他治疗的可能性。重点是要权衡可能的受益与风险。如重复经颅磁刺激（rTMS），深部脑刺激（DBS），改良电痉挛（MECT）治疗。

（闫　俊）

第二节　躯体变形障碍

躯体变形障碍（BDD）是一种以自感外表缺陷为核心症状的精神障碍。患者对轻微的或自己想象的外表缺陷予以过分关注，这种先占观念导致主观痛苦和社会功能损害。

国外的流行病学资料显示，普通人群中BDD的患病率为0.7%～2.4%。通常起病于青春期，病程迁延。

一、临床表现

尽管患者外表正常或近似正常，但仍主观认为其外表的某些地方是有缺陷的。患者常因此苦恼，并花费大量的时间做些重复的行为比如去观察、求证和掩饰，甚至反复到皮肤科治疗或进行整容手术，但是仍不能获得满意。从而导致患者的生活质量和社会心理功能明显降低。

患者所关注的“缺陷”部位包括身体任何部位。最常见的是面部五官，特别是皮肤、鼻子、头发、眼睛、嘴唇和下巴。关注部位可以多个并存，也会随时间推移有所变化。男性困扰于其生殖器、体形以及头发稀疏或秃顶的情况较多见，而女性则更多关注体重、皮肤、腹部、乳房、臀部、腿部以及旺盛的体毛或面部毛发。患者自尊心缺乏，自杀观念和自杀企图的发生率高。心境障碍和焦虑障碍是BDD最常见的共病。

二、诊断要点

1. 具有一个或多个感知到的或他人看起来微小或观察不到的外貌方面的缺陷或瑕疵的先占观念。

2. 在此障碍病程的某些时间段内，作为对关注外貌的反应，个体表现出重复行为（如照镜子、过度修饰、皮肤搔抓和寻求肯定）或精神活动（如对比自己和他人的外貌）。

3. 这种先占观念引起具有临床意义的痛苦，或导致社交、职业或其他重要功能方面的损害。

4. 外貌先占观念不能用符合进食障碍诊断标准的个体对身体脂肪和体重的关注的症状来更好地解释。

三、鉴别诊断

1. 正常状态对外表的关注　这在正常人群中很常见，尤其是青少年。但是关注程度、痛苦程度和行为、花费的代价相对可接受。

2. 广泛性焦虑障碍（GAD）　此病担忧是关于生活中各个方面的，如家庭、财政和职业，且很少伴有妄想，通常没有与躯体变形障碍相关的重复检查行为。

3. 进食障碍　此病常局限于对身材或体重的担心，理想化低体重是症状的中心。而躯体变形障碍所关注的范围更广。

4. 伴精神病性症状的抑郁发作　躯体变形障碍常因其症状带来痛苦而普遍伴有抑郁症状。而两者的本质区别在于抑郁发作的患者，除情绪暴发之外，其余时间并不存在这些症状。

四、治疗原则与方法

药物与心理治疗联合进行会有一定疗效。但是患者由于自知力差，通常会拒绝接受精神科的诊治。

1. 药物治疗　抗抑郁药一般 SSRI 类药物需要高剂量、长疗程服药，联合抗精神病药物有部分效果，抗癫痫药物可能有效。

2. 心理治疗　认知行为治疗（CBT）可以改变患者的特殊观念和假设。

（闫　俊）

第三节　囤积障碍

囤积障碍指过度收集并留存物品，不管其实际价值如何；导致生活空间受限或杂乱，以至于带来丢弃物品时的痛苦并影响个体社会功能的反复冲动或行为。患者通常对自身行为问题及对自我和他人的影响缺乏认识，一般不会报告心理上的痛苦，功能受损也仅限于家庭成员或邻里。过去囤积行为通常被认为是强迫症的一种亚型，但最近的研究表明囤积障碍与其他强迫症的亚型之间在临床特征、认知功能和神经影像学方面存在差异。根据这些研究，DSM－5 将其作为新的独立诊断类别，称为囤积障碍。后来 ICD－11 也将其单独列为一种精神障碍，归属于强迫及相关障碍（OCRD），与强迫症并列。

囤积症状多在 11～15 岁出现，在 20～30 岁时对个人日常生活产生影响，在 30～40 岁时产生显著的社会功能受损，大多数患者在 50 多岁时就医。如果不加以干预，囤积障碍病程迁延、呈进行性加重。另发现囤积行为与未婚率高相关，并且具有家族性。

人群发病率 2%～6%，其中老年人群（55～94 岁）患病率为中青年（34～44 岁）的 3 倍。患者通常表现为过度积攒物品、难以丢弃物品和堆积导致生活空间杂乱。

一、临床表现

1. 过度积攒物品，这些物品几乎没有实际价值，比如旧报纸、杂志、收据、衣服、废弃玩具、宠物或旧电子产品等。

2. 丢弃困难源于觉得这些东西还有用或者可供观赏，对物品的强烈情感依恋、记忆、避免浪费或者兼而有之。囤积障碍患者反复体验到难丢弃及其带来的痛苦，这种体验在旁人看来也完全符合"强迫性"的特征。

3. 堆积导致生活空间受限或杂乱。

4. 囤积行为对自我、家庭、邻里造成负面影响，包括人际关系紧张、孤独、孤立感、不被尊重和被污名化、健康安全事故等风险增加。

5. 在对杂乱的认识上，囤积障碍患者通常会低估囤积行为的问题和后果。因此很少患者独自寻求帮助。通常由家庭成员转介来治疗。

6. 囤积行为与儿童期和成年期经历的创伤性生活事件有关，包括慢性压力、意外死亡、父母虐待和忽视以及其他创伤性生活事件。

7. 约75%的囤积障碍患者同时存在情绪障碍，最常见的共病包括抑郁障碍（50%）、社交恐惧症及广泛性焦虑障碍，注意力缺陷在囤积者中也很常见，约有20%的囤积障碍患者同时可表现出强迫症的症状，在老年囤积者中，需注意伴随生活环境脏乱而来的躯体健康问题。

二、评估

1. 耶鲁-布朗强迫评定量表（H-YBOCS）或囤积评估量表（HRS） 用于人群流行病学研究的自我筛查量表。

2. 早期创伤清单（ETI） 评估早期创伤暴露和18岁后的创伤暴露。

3. 问卷 人格诊断问卷（PDQ）和防御方式问卷（DSQ）及焦虑抑郁状态评估（PHQ-9，GAD-7）。

4. 成人多动症评定量表 评估注意力。

三、诊断要点

1. 持续地难以丢弃或放弃物品，不管他们的实际价值如何。

2. 这种困难是由于感觉到积攒物品的需要及与丢弃它们的痛苦有关。

3. 难以丢弃物品导致了物品的堆积，导致使用中的生活区域的拥挤和杂乱，且显著影响了使用。如果生活区域不杂乱，则只是因为第三方的干预（如家庭成员、清洁工、权威人士）。

4. 这种囤积引起具有临床意义的痛苦，或导致社交、职业或其他重要功能方面的损害（包括为自己和他人保持一个安全的环境）。

5. 这种囤积不能归因于其他躯体疾病（例如脑损伤、脑血管疾病、肌张力减退、智力减退、性腺功能减退与肥胖综合征）。

6. 这种囤积障碍不能用其他精神障碍（例如强迫症中的强迫思维、重性抑郁障碍中的能量减少、精神分裂症或其他精神病性障碍中的妄想、重度神经认知障碍中的认知缺陷和孤独症谱系障碍中的兴趣受限）来更合理地解释。

诊断标准参见 DSM－5。

此外，如果难以丢弃物品伴随在没有可用空间的情况下过度收集不需要的物品，则标注（过度收集）；基于患者的自知力情况，可标注为（伴良好或一般的自知力）或（伴差的自知力）。

四、鉴别诊断

1. 继发于躯体疾病的囤积障碍 痴呆、脑外伤、脑肿瘤术后、脑血管疾病和中枢神经系统感染等均可出现囤积症状，症状在躯体疾病发生后突然出现。特别是前腹内侧前额叶、扣带回皮质以及内侧颞区的损伤已被证实是过度囤积的生理基础。与囤积障碍不同，继发于躯体疾病的囤积者中有一部分对囤积物本身并无兴趣，也没有丢弃困难。

2. 神经发育障碍 孤独症谱系障碍或智力障碍的患者可因兴趣狭窄或认知功能缺陷，表现刻板的囤积行为。鉴别要点为孤独症患者同时具有语言发育障碍、社交障碍，智力障碍，患者智能、发育全面低下。

3. 精神分裂症谱系及其他精神病性障碍 精神分裂症患者可在妄想支配下发生囤积行为，此外以生活懒散等阴性症状为主要表现的精神分裂症患者可表现出囤积。但这类患者往往不为囤积症状苦恼，没有主动摆脱的愿望，对症状无自知力。与囤积症状相伴的还有显著的妄想、幻觉及情感反应的不协调。

4. 抑郁障碍 抑郁障碍患者可因缺乏动力及精神运动性迟缓造成囤积。而囤积患者也可产生抑郁情绪，鉴别需要识别症状发生的先后顺序。

5. 强迫症 强迫症患者常怕脏、怕伤害及不完整感而继发囤积行为。过度获取或难以舍弃在强迫症中较为少见，其出现与缓解反复侵入性、不必要的强迫思维相关而非真正想获取或难以丢弃物品。例如强迫症患者大量丢弃“被污染衣物”，以免自己及家人受污染衣物影响。与强迫症不同，囤积患者不会体验到侵入性或不必要的思维，表现为强迫性地过度获取物品的需求和丢弃物品的痛苦。此外，强迫行为被认为是一种注重行为表现形式大于结果的刻板行为，而囤积者则更注重是否获取物品本身，而非行为动作的步骤或具体细节。

6. 囤积障碍需与正常收藏的区别 与囤积障碍不同，正常的收藏多有集中的主题，例如钱币、邮票等，这些物品多有收藏或纪念价值，其行为具有计划性和条理性，给自己和周围人带来积极心理享受，这类行为不会造成参与者的痛苦及功能受损。

五、治疗原则与方法

1. 药物治疗 目前对囤积障碍的药物治疗研究较少，大多是以伴有囤积行为的强迫症患者为受试者，常用 SSRIs 缓解部分症状。有报道，Saxena 和 Sumner 采用文拉法辛缓释片对 24 例囤积障碍患者进行 12 周治疗，结果显示囤积症状得到显著改善，提示文拉法辛可能是治疗囤积障碍的有效药物之一。

2. 认知行为治疗 囤积障碍是对物品存在不合理的信念，难以控制其囤积行为。有学者认为，治疗的关键是改变患者的错误认知和对囤积行为进行控制，使其行为得到改善。此外，也有通过训练囤积障碍患者的决策能力、分类能力、洞察力等认知能力，帮助患者认识到自己认知上存在的问题并予以纠正，Williams 和 Viscusi 认为，认知行为治疗可改善囤积症状，但不同研究者疗效不一，因此在治疗侧重点和内容上需进一步研究。

3. 家庭治疗 由于囤积障碍对整个家庭都会产生消极影响，以家庭为中心的治疗与评估方法是必要的。

（陈　群）

参考文献

[1] Stein DJ, Koen N, Fineberg N, et al. A 2012 evidence – based algorithm for the pharmacotherapy for obsessive – compulsive disorder[J]. Curr PsychiatryRep, 2012, 14(3): 211 – 219.

[2] Canadian Psychiatric Association. Clinical practice guidelines: Management of anxiety disorders[J]. Can J Psychiatry, 2006, 51: 9 – 91.

[3] Marazziti D, Consoli G, Baroni S, et al. Past, present and future drugs for the treatment of obsessive – compulsive disorder[J]. CurrMed Chem, 2010, 17(29): 3410 – 3421.

[4] Marazziti D, Consoli G. Treatment strategies for obsessive – compulsive disorder[J]. Expert Opin Pharmacother, 2010, 11(3): 331 – 343.

[5] American Psychiatric Association. Diagnostic and Statistical Manual of Mental Disorders[M]. 5th ed. Washington, DC: American Psychiatric Association, 2013.

[6] avan C, SimonatoP, MariniM et al. Psychopathologic Aspects of Body Dysmorphic Disorder: A Literature Review[J]. AesthPlastSurg, 2008, 32: 473 – 484.

[7] Altamura C, Paluello MM, Mundo E, et al. Clinical and subclinical body dysmorphic disorder[J]. Eur Arch Psychiatry ClinNeu, 2001, 251: 105 – 108.

[8] Phillips KA, Pagano ME, Menard W, Stout RL. A 12 – month – follow – up study of the course of body disorder[J]. Am J Psychiatry, 2006, 163: 907 – 912.

[9] Phillips KA, Menard W, Fay C, et al. Demographic characteristics, phenomenology, comorbidity, and family history in 200 individuals with body dysmorphic disorder[J]. Psychosomatics, 2005, 46: 317 – 325.

[10] Veale D, Anson M, Miles S, et al. Efficacy of cognitive behaviour therapy versus anxiety management for bodydysmorphic disorder: a randomised controlled trial[J]. PsychotherPsychosom, 2014, 83(6): 341 – 353.

[11] Tai Wa Liu, Simon Ching Lam, Man Hon Chung, et al. Adaptation and psychometric testing of the hoarding rating scale(HRS): a self – administered screening scale for epidemiological study in Chinese population. BMC Psychiatry, 2020, 20: 159.

[12] Masumi Kuwano, Tomohiro Nakao, Koji Yonemoto, et al. Clinical characteristics of hoarding disorder in Japanese patients. Heliyon, 2020, 6(3): 03527.

第六章　应激特有的相关障碍

应激特有的相关障碍包括创伤后应激障碍、急性应激障碍和适应障碍，是一组心理社会（环境）因素，尤其是创伤性或应激性生活事件所致的精神障碍。创伤性或应激性事件可能包括强烈而急剧的应激事件，如目睹或卷入暴力事故或犯罪、军事战斗或攻击、被绑架、卷入自然灾害或经历身体或性虐待。慢性的应激事件，如生活环境突然变化，包括移民、参军、退休和毕业后工作等。

第一节　创伤后应激障碍

创伤后应激障碍（PTSD）是个体面临异常强烈的、威胁性的、灾难性的精神应激后延迟发生并长期持续的精神障碍，多在应激性事件数天后和半年内出现，一般在一年内恢复，主要表现为创伤性体验反复闯入意识和梦境中，高度的警觉性增高以及回避任何能引起此创伤体验的场景，患者的心理社会功能严重受损。

常见的应激源有以下特征：异常惊恐或灾难性质，如目睹自然灾害、暴力造成的死亡、被奸污或恐怖事件等。这些事件对未来情绪体验具有创伤性的影响，因而使患者陷入深度的悲痛和忧伤。另外事件对身体和生命造成了极大的伤害和威胁。

PTSD 的终生患病率为 9% ~15%，在一般人群中 PTSD 的发病率约为 8%，此外还有 5% ~15% 的人可能有这种疾病的亚临床症状。女性的终生患病率为 10%，男性为 4%。

一、临床表现

1. 闯入性再体验　与创伤有关经历在患者的思维、记忆和梦境中反复地、不由自主地涌现、回想（闪回），或反复进入其意识中，挥之不去（闯入）；反复出现有创伤情境的恶梦；还可以出现触景生情的反应，如目睹死者的遗物、旧地重游或周年日等，使患者遭受到恐惧和无助等精神痛苦，或者产生明显的生理反应，如心悸、出汗、面色苍白等。不断地重复体验这个创伤性事件，是 PTSD 最常见和最具有特征性的症状。

2. 警觉性增高　患者自发性、持续性地处于高度警觉性状态，表现为注意力不集中、惊跳反应、容易激惹、失眠（入睡困难和容易惊醒）、由事件触发的焦虑（心慌、出汗、头痛和躯体不适）、恐惧和害怕等。

3. 回避　患者试图避免被唤起。因此要极力不去想任何让他们回忆起这件事情和场景；回避与创伤事件相关的人和地点，拒绝参加有关活动；有的患者还出现选择性遗忘，遗忘了创伤事件有关细节；与其他人或事物隔离，情感麻木，对周围反应迟钝，快感缺乏，有的患者甚至产生社会退缩；对未来失去希望和信心。

4. 其他症状　患者容易出现物质滥用和成瘾、自伤和自杀行为、冲动攻击行为或抑郁。大多数患者有认知功能障碍，表现为注意力不集中、反应迟钝、联想变慢、思考困难、不能作决断和记忆力下降等。

二、评估

1. 常规检查 对于在灾害或者战争中有身体损伤者，应进行相应损伤部位的检查，尤其是有颅脑损伤的患者应进行脑 CT 或脑 MRI 检查，以了解患者损伤的情况。

2. 各种相关量表检查 创伤后应激障碍检查表（PCL－17）、生活事件量表（LES）、焦虑自评量表（SAS）和抑郁自评量表（SDS），这些量表可以客观评价患者的应激状态和情绪状态，以及最近一年中所遇到的生活事件。

三、诊断要点

1. 症状学标准 发病前 6 个月内出现异乎寻常地灾难性或者威胁性的事件，且数天到数月后出现症状。以 1 种或者多种方式接触实际的或被威胁的死亡、严重的创伤性事件或性暴力：（1）直接经历创伤性事件；（2）目睹他人经历创伤性事件；（3）获悉亲人和亲密的朋友身上发生了创伤性事件；（4）反复经历或极端接触创伤性事件中的细节（如救援人员频繁接触遇难者的遗骸，警察反复接触受虐儿童的细节）。

（1）创伤后的闯入症状 在创伤性事件发生后，存在一个或多个与创伤性事件相关的闯入症状。如反复的非自愿的和闯入性的痛苦的记忆；反复做内容相同的与创伤性事件相关的痛苦的梦；感到或者创伤性的情境反复在脑海出现（闪回）；接触与创伤性事件相关情境和线索时能引起强烈持久的心理痛苦或产生生理、心理应激反应。

（2）回避症状 至少有以下一项回避症状：努力避免与创伤相关的想法或活动、感觉、痛苦记忆；回避能唤起与创伤相关事件的回忆（如人、地点、对话、活动、物体和情境）。

（3）创伤性事件发生后，对创伤性事件的负性认知和心境 具有以下 2 项（或更多）情况，如无法回忆创伤性事件的某个重要的方面（通常是由于分离性遗忘所导致）；对自己、他人或世界具有持续放大的负性信念和预期（如“我不好”、“世界是危险的”、“别人是不可以信任的”、“我的大脑已经永远损害了”）；由于对创伤性事件持久和歪曲的认知导致责备自己或他人；持续性的负性情绪（如害怕、恐惧、愤怒、羞愧和内疚）；显著的社会退缩，减少对重要的活动的兴趣和参与；与他人脱离或疏远感；持续地不能体会正性情绪（如不能体验快乐、满足和爱的感觉）。

（4）与创伤事件有关警觉性增高 应具备以下 2 项（或更多），如激惹行为和愤怒爆发，尤其是在很少没有人挑衅的情况下对人或物体语言和身体攻击；过度的惊跳反应；注意力不集中；不计后果的自我毁灭行为；过度警觉；睡眠障碍（入睡困难或难以维持睡眠或休息不充分的睡眠）。

2. 病程标准 精神障碍在遭受创伤后事件后数日或数月出现，符合症状标准已经至少一个月。

3. 严重程度标准 这种障碍引起明显的精神痛苦，导致社交、职业或其他重要社会功能受损。

4. 排除标准 排除其他躯体疾病和物质使用障碍的生理效应。

四、鉴别诊断

1. 脑器质性疾病 在一些事故和灾害中，尤其是有头部损伤的情况下，有时可以共病 PTSD，在患者不能主诉的情况下，需要鉴别患者是否有创伤后应激障碍，警觉性增高常常是 PTSD 的特征。

2. 酒精与精神活性物质成瘾 创伤后应激障碍的患者常常与酒精使用障碍和其他与精神活性物质有关的障碍共病，因此需要与其鉴别。创伤后应激障碍的患者常常有异乎寻常的生活事件，之后出现闯入、警觉性增高、回避症状，而酒精与精神活性物质成瘾患者无上述情况和症状。

3. 焦虑障碍 PTSD 的症状很难与惊恐障碍和广泛性焦虑障碍区分开来，因为这三种症状都与显著的焦虑和自主唤醒有关。但是 PTSD 有明确的创伤性生活事件，可以鉴别。

4. 抑郁障碍 虽然也有悲伤的体验、触景生情的回忆，情绪低落的表现，但在抑郁障碍中，抑郁心境涉及的面较广，涉及兴趣、爱好和个人前途等方面，而且无固定的应激性的生活事件。消极、自卑和自杀企图常见，很多的病例具有晨重夕轻的规律。

五、治疗原则与方法

1. 心理治疗 由于创伤后应激障碍的发病由强烈的心理应激所引起，因此心理治疗非常重要。心理治疗有助于减轻患者的症状、提高和巩固疗效、促进康复及防止复发。个性化和针对性地心理治疗，如创伤为焦点的心理治疗非常重要。轻度的患者可以只用心理治疗，严重的患者需要合并药物治疗。

心理动力疗法在许多 PTSD 患者的治疗中可能有效。在某些病例，创伤事件的重建与相关的解除和宣泄可能是治疗性的，但心理疗法必须个体化，因为重新体验创伤会压垮一些患者。

支持性心理治疗、催眠疗法及认知治疗有效。行为治疗有效，对于症状严重，如闯入性体验、回避和警觉性增高的患者可以应用生物反馈治疗、暴露疗法或延长暴露疗法、系统脱敏治疗、焦虑控制训练和放松训练。

眼动脱敏再加工技术（EMDR）可以应用于患者的病理性重现如闯入等症状。在这种技术中，患者专注于临床医生手指的侧向运动，同时保持对创伤体验的心理影像。团体治疗和家庭疗法对 PTSD 患者有效。

2. 药物治疗 药物治疗可以减轻和消除患者的症状，并且为心理治疗创造条件。

（1）抗抑郁药治疗 SSRIs 类药物如舍曲林、帕罗西汀、氟西汀等由于其疗效、耐受性和安全性良好，被认为是治疗 PTSD 的一线药物，SSRIs 可以减少所有 PTSD 症状群的症状，并有效改善 PTSD 特有的症状。SNRI 类药物对于创伤后应激障碍具有良好的循证医学证据，如文拉法新。有研究显示 NASSA 类药物米氮平对创伤后应激障碍也有较好的疗效。三环类抗抑郁药物丙咪嗪和阿米替林在治疗创伤后应激障碍方面的疗效，得到了一些良好对照的临床试验的支持。但是要注意其不良反应，如心血管不良反应、抗胆碱能不良反应和癫痫等。其他药物可能是有效的，包括单胺氧化酶抑制剂（如苯乙嗪)、抗抑郁药(如曲唑酮)和抗惊厥药物(如卡马西平、丙戊酸盐)。

(2)苯二氮䓬类药物　因为其潜在的危害,在PTSD时不使用苯二氮䓬类药物。不过在某些特殊情况下,如合并惊恐发作时,使用镇静剂也有帮助。但是由于PTSD患者有药物滥用和依赖的倾向,因此应短期应用。

(3)抗焦虑药物　枸盐酸坦度螺酮、丁螺环酮是含5-羟色胺的,也可以应用。

(4)抗精神病药物　当PTSD患者存在痛苦的症状和行为,如严重的过度唤起和精神病性症状时,或者对于其他药物和心理治疗没有应答反应时,可以使用非典型抗精神病药物,如利培酮治疗。

(王晓慧　张尚荣)

第二节　急性应激障碍

急性应激障碍(ASD)是指遭受严重的异乎寻常身体和精神的刺激所引起的精神障碍。患者在急性刺激后立即起病,通常是在数分钟或数小时内,表现为具有恐惧体验的精神运动性兴奋,行为具有一定的盲目性,或者精神运动性抑制,如木僵。常常伴有恐惧性的焦虑和自主神经紊乱症状,如出汗、心悸、手抖和面红等。如果应激源被消除,一般在几天或一周内消失,病程不超过一个月,预后良好,可以完全缓解。

关于急性应激障碍的流行病学研究较少,在针对交通事故幸存者的发生率为13%~14%;暴力犯罪的目击者和受害者的发生率为19%。

一、临床表现

1. 不同程度的意识障碍　应激事件发生后患者处于麻木和茫然状态,表现为意识范围的狭窄、定向力障碍、注意力范围小、难以进行言语交流,有时有现实解体和人格解体的症状。恢复后少数患者可有遗忘现象。

2. 精神运动性兴奋　患者表现出具有强烈情感体验的精神运动性兴奋,如激越、尖叫、情感暴发、过度的乱动、无目的的乱游、动作杂乱无目的性,偶见冲动伤人毁物行为、失眠、言语增多,言语内容与应激性生活事件有关。

3. 精神运动性抑制　患者表现为对周围环境的退缩,近似于亚木僵状态、目光呆滞、缄默少语、呆若木鸡,可以长时间的卧床或静坐,无情感的流露,对痛觉的刺激少有反应。

4. 自主神经紊乱的症状　表现为出汗、心悸、手抖和面红等症状。

5. 其他症状　重复性创伤体验,如闯入和闪回;警觉性增高,过度唤醒和焦虑症状;回避创伤有关的人或事情等。

二、评估

1. 常规检查　行脑电图和头颅CT或MRI检查,除外脑器质性疾病。

2. 各种相关量表检查　急性应激反应问卷(SRQ),生活事件量表(LES)、焦虑自评量表（SAS），抑郁自评量表（SDS），这些量表可以客观评价患者的应激状态和情绪状态，以及最近一年中所遇到的生活事件。

三、诊断要点

在诊断时要了解应激源，并进行评估其强度和持续的时间，明确临床症状与应激源在时间上的因果关系。

1. 症状学标准 病前遭受了强烈的精神刺激。在受到刺激后1分钟或1个小时内发病。可以出现精神运动性兴奋，行为带有盲目性，也可以出现精神运动性抑制，表现为呆滞、木僵等，有时患者伴有意识模糊和注意范围的狭窄、定向障碍。有时出现现实解体和人格解体症状。

2. 病程标准 症状在创伤性事件的一个月内出现，症状最少持续2天，不超过1个月，可诊断为急性应激障碍。

3. 严重程度标准 社会功能严重受损。

4. 排除标准 排除脑器质性精神疾病障碍、情感性精神障碍和分离障碍等。

四、鉴别诊断

1. 脑器质性精神障碍 脑器质性精神障碍患者也可以出现意识障碍，情绪不稳定，兴奋躁动，但是这类障碍以丰富的是幻觉较多，其意识障碍有波动的特点，此外还有相应的阳性体征和阳性的实验室检查，脑CT或脑MRI可以提示病灶的部位。

2. 情感性精神障碍 情感性精神障碍患者也可以在某种应激的情况下发病，其主要症状是协调性的精神运动性兴奋或抑制，且情感症状占优势，较少出现意识问题，病程一般较长，且循环发作。

3. 分离障碍 常在社会心理因素下发病，但是该障碍症状多样化，带有夸张和表演的色彩，尤其是人多的时候较为严重，给人做作的感觉。患者病前个性争强好胜、以自我为中心，富于幻想。暗示性强，容易反复发作。

五、治疗原则

1. 危机干预 由于异乎寻常的生活事件，使得患者情绪受到影响，并使其生命或者亲人的生命受到威胁，因此心理危机干预是必要的。心理危机干预可以使患者对于应激做出适当的反应，帮助患者恢复平衡，解决问题，顺利地度过危机。

2. 心理治疗 在药物治疗同时给予心理治疗。支持性心理治疗，给患者提供情感的释放和疏泄，可以使患者减轻症状和痛苦。认知治疗和行为治疗有效，治疗的目标是使患者更有效地应对环境。

3. 药物治疗 对于焦虑、抑郁和紧张者，可以给予抗焦虑药和抗抑郁药物治疗；对于失眠患者可以给予苯二氮草类药物和非苯二氮草类药物治疗，以延长生理睡眠，减轻焦虑抑郁，但要注意不可以长期使用。对于精神运动性兴奋或者由分离症状的患者，可以使用小剂量非典型抗精神病药物。

（王晓慧　王海鹏）

第三节　适应障碍

适应障碍是由明确的心理社会性压力源或应激源引起临床上显著情绪或行为症状群。适应障碍的特点是对应激性事件的情绪反应，并发展为相关的症状。通常情况下，压力源包括生活环境出现重大改变（如移民、入伍）、经济问题、躯体疾病或人际关系问题。这些症状群必须在出现压力源的 3 个月内开始。适应障碍的亚型包括抑郁心境型、焦虑型、混合焦虑和抑郁型、品行障碍型、情绪与品行混合障碍型、急性应激障碍型和非特定型。

多发于青春期，但任何年龄都可能出现。一般人群中发病率约为 2% ~ 8%。适应障碍在内科和外科疾病住院的患者中极为常见。在刚入伍新兵和移民人群中也很常见。

在人的一生中有很多事情都可以导致个体出现适应障碍，如表 6 – 1 所示。

表 6 – 1　在生命周期中导致适应障碍相关特殊的应激源

开始上学
离开家
结婚
成为父母
• 职业目标失败
• 孩子离开家和退休

一、临床表现

这种疾病的症状相差很大，抑郁、焦虑和混合特征在成年人中最常见。表现还可能包括攻击性行为、鲁莽驾驶、过度饮酒、不履行法律责任、药物戒断、营养不良体征、失眠和自杀行为。

1. 伴有抑郁心境的适应障碍　在伴有抑郁心境的适应调适障碍中，主要表现为情绪低落、流泪和绝望。这种类型必须区别于严重的抑郁障碍和不复杂的丧亲。

2. 伴有焦虑的适应障碍　表现为伴有焦虑的适应障碍患者焦虑的症状，如心悸、紧张和躁动。必须与焦虑障碍区分开来。

3. 伴有焦虑和抑郁心境的混合性适应障碍　在混合焦虑和抑郁情绪的适应障碍中，患者表现出焦虑和抑郁的特征，这些特征不符合已经焦虑障碍或抑郁障碍的诊断标准。

4. 伴有行为障碍的适应障碍　在伴有行为障碍的适应障碍中，主要表现为侵犯他人权利或无视与年龄相适应的社会规范和规则的行为。它必须与品行障碍和反社会人格障碍区分开来。

5. 伴有混合性情绪和行为障碍的适应障碍　有时会出现情绪和行为的紊乱。

6. 非特定性适应障碍　非特定性的适应障碍是非典型的适应不良反应的残余类别。例如包括对身体疾病诊断的不恰当反应，如使用否认防御机制、严重不服从治疗和社会退缩，没有明显的抑郁或焦虑情绪。

二、评估

各种相关的量表的检查：工作适应障碍量表、生活事件量表（LES）、焦虑自评量表（SAS），抑郁自评量表（SDS），这些量表可以客观评价患者的应激状态和情绪状态，以及最近一年中所遇到的生活事件。对于不同的人群还可以进行针对性的检查，如新兵适应障碍量表，大学生适应障碍量表等。

三、诊断要点

1. 症状标准 应激源使其产生显著痛苦。其反应与应激源性质不成比例，而且其社交或职业功能严重受损。应激源属于正常经验范围内（例如移民、参军、婴儿出生、上学、结婚、失业、离婚和生病等）。

2. 病程标准 症状群出现在有应激因素的3个月内，可诊断为适应障碍。一旦应激因素（或其后果）消后，症状在6个月内不复存在。急性：障碍持续时间小于6个月；慢性：障碍持续时间达6个月或大于6个月。

3. 严重程度标准 患者具有明显的痛苦，已经超过从遭遇的应激因素所预期的程度。社交或职业（学业）功能体验显著的损害。

4. 排除标准 这些症状非丧亲反应。也不是躯体疾病和其他精神障碍所引起。

四、鉴别诊断

1. 急性和创伤后应激障碍 急性应激障碍和创伤后应激障碍具有较强的应激特点，应激源超出普通人经验范围（如战争、强奸、重大灾难、洪水和被劫持为人质）。并伴有一系列明确的情感和自主神经的症状，而适应障碍中的应激障碍强度没有那么大，可以表现为任何严重的症状和广泛性的症状。

2. 短暂性精神障碍 具有幻觉、妄想特征和行为紊乱。

3. 单纯的丧亲反应 所爱之人去世前或去世后立即发生；职业或社会功能受损但其程度在预期范围内。适应障碍患者的社会功能或职业功能受损，表现出超出正常和预期的应激反应的症状。

4. 焦虑和情绪障碍 症状并不由应激源直接导致并且经常发生。

五、治疗原则与方法

1. 心理治疗 心理治疗仍然是适应障碍的治疗选择。团体治疗对有类似应激的患者特别有效。个体心理治疗为探索应激对患者的影响具有重要意义，为克服早期的创伤提供有效手段。

2. 精神分析疗法 可选的治疗方法。探寻应激源对患者的意义，给患者提供心理支持、鼓励患者采取其他方式应对应激源、表现出感同身受。其他适应障碍的治疗方法包括生物反馈、放松、对有焦虑情绪人员使用催眠术。

3. 危机干预 帮助患者通过如下技术快速摆脱困境。支持性技术、提供建议、使其安心、改善环境和住院治疗（如果需要）。迅速解决他们的情况。

4. 药物治疗 根据适应障碍的类型，患者对抗焦虑药物或抗抑郁药物有反应。适应障碍患者如有焦虑情绪可使用抗焦虑药，如有抑郁情绪可使用抗抑郁药。但要注意避免出现药物依赖，尤其是使用苯二氮䓬类药物时。如果有失代偿或即将发生精神疾病的迹象，可以使用抗精神病药物。有研究发现 SSRIs 在治疗创伤性悲伤的症状中非常有效。据报道，越来越多的人开始使用抗抑郁药物来加强心理治疗。

（王晓慧　纪会芳）

参考文献

[1] Kaplan & Sadock's. Pocket Handbook of clinical psychiatry[M]. 6th ed. Wolters Kluwer Health, 2019:223－231.

[2] NICE guideline post traumatic stress disorder[S/OL].(2018－12－05). www. nice. org. UK/guidance/ng 116.

[3] 陈禹韬,等. 急性应激反应评估的研究进展[J]. 现在医药卫生,2019,5(24):3795－3799.

[4] 邓明昱. 急性应激障碍临床研究新进展(DSM－5 新标准)[J]. 中国健康心理学杂志,2016,24(12):1761－1769.

[5] AndreasMaercher, Louisa Lorenz. Adjustment disorderdiagnosis: improving clinical utility[J]. The world Journal of Biological Psychiatry,2018,19:1,3－13

[6] 苏珊珊,黄晶晶,王振,Andreas Maercker. ICD－11 精神与行为障碍(草案)关于应激相关障碍更新进展[J]. 中华精神科杂志,2018,51(1):9－12.

第七章　分离障碍

第一节　分离性神经症状障碍

分离性神经症状障碍是一组以运动障碍、感觉障碍、抽搐和木僵等为主要临床特征的精神障碍。但其症状与神经解剖特征或生理功能不相符。这些症状一般不会在分离性身份障碍中出现。

应激或内心冲突、人际冲突容易激发分离性神经症状，但并非所有患者都有明显的、现实的心理应激或创伤，一部分慢性疼痛、外伤患者也可出现上述症状。ICD－11不再强调个体心理社会因素与症状的因果关系。

分离性神经症状障碍多发生于女性，男女之比为1∶2～1∶5。患者可以在各年龄段发病。常与躯体疾病、其他精神障碍共病。

一、临床表现

分离性神经症状障碍的临床表现复杂多样，症状在被观察或关注时常常加重。可伴随焦虑、抑郁情绪，对症状的焦虑增加时，症状也趋于加重。以下常见类型可以单独或合并出现。

1. 运动障碍

（1）肢体瘫痪　可表现单个肌群、单侧肢体瘫痪、截瘫或偏瘫。伴有肌张力增高或降低。

（2）肢体异常运动

①肢体粗大震颤或不规则抽动，类似舞蹈样动作。

②与情感暴发相应的手足乱舞或四肢挺直，可有扯头发、揪衣服、捶胸、打脸、撞头和发怪声，可以伴有恍惚障碍。

③起立不能、步态障碍　患者上肢可有粗大震颤，剧烈摇动；下肢在卧、立位时运动正常，但不能站立，容易向一边倾倒，但通常不会跌倒；或走路时显得共济失调很严重。

（3）分离性晕倒　患者在经历压力、情绪波动情况下倒地，但没有晕厥的病理生理特征。可伴有抽搐，身体落地动作有选择性回避危险的意味。

（4）分离性抽搐　患者突然倒地、痉挛。

（5）发音异常　如构音障碍、失音。

（6）吞咽症状　患者感吞咽困难，喝水或进食呛咳。

（7）分离性木僵　出现精神活动全面抑制的情况，在相当长时间维持固定的姿势，完全或几乎没有言语及自发的有目的运动，对光线、声音和疼痛刺激没有反应。此时患者的肌张力、姿势和呼吸可无明显异常。以手拨开其上眼睑，可见眼球躲闪或向下转动，或紧闭其双眼。一般数十分钟即可自行醒转。

2. 感觉障碍 可表现为躯体感觉麻木、丧失、过敏或特殊感觉障碍如眩晕。有的患者对触摸特别敏感，轻微的抚摸会引起剧烈的反应。有的患者出现视觉或听觉的异常，如失明、失聪。

3. 认知障碍 患者可以出现与记忆、语言等认知执行方面内在不一致的异常，或者意识改变。如假性痴呆患者对简单的问题不能回答或近似回答。如 2 +2 =5，多见于某些被拘禁的罪犯或受到精神创伤的患者。

二、评估

1. 进行细致的病史采集、躯体检查和精神检查，尤其是神经系统检查，可以排除多数患者的神经解剖或生理异常。

2. 询问病史、做精神检查时要重点评估生长发育经历和社会文化背景，理解既往和目前的心理社会应激事件对于个体的意义。

3. 为排除器质性或结构性异常，应酌情做电生理及影像学等实验室检查。

三、诊断要点

1. 具备分离性神经症状障碍的临床特征。
2. 临床特征不能用神经系统或生理学异常来解释。
3. 患者病前无相关器质性病史。
4. 症状开始可能与特定环境、特定事件相关。

四、鉴别诊断

1. 器质性感觉和运动障碍 某些躯体疾病如多发性硬化和系统性红斑狼疮，在早期可与分离性运动和感觉障碍混淆。其他神经系统疾病如重症肌无力、周期性瘫痪、脑肿瘤、视神经炎、部分声带麻痹、格林 – 巴利综合征、帕金森病、基底节和外周神经的变性、硬膜下血肿、获得性或遗传性肌张力障碍、亨廷顿病、Creutzfeldt – Jacob 病、神经梅毒及艾滋病的早期表现也需要考虑鉴别。

2. 抽动障碍 儿童面部肌肉的分离性不自主运动需要与抽动障碍鉴别。抽动障碍好发于青春期前的儿童，男多于女，多以反复的眨眼、吸鼻、清嗓子或发声为主要表现。病程中，症状可以表现为时轻时重，紧张、过度兴奋和疲劳时症状会加重。

3. 迟发性运动障碍 可根据既往治疗情况，尤其是抗精神病药物治疗史来鉴别。

4. 癫痫强直 – 痉挛性发作 分离性抽搐需要与癫痫发作鉴别。癫痫发作时意识完全丧失，瞳孔多散大且对光反应消失，可发病于夜间。发作有强直、痉挛和恢复三个阶段，痉挛时四肢呈有规则的抽搐，常有咬破唇舌、跌伤和大小便失禁，发作后完全不能回忆，通常不超过数分钟，脑电图检查有特征变化。

分离性抽搐多有精神刺激，且多在白天、被他人关注时发作。发作时表情痛苦，形式多变，意识清晰或范围缩窄，多无外伤、二便失禁。翻其上眼睑时阻力大，可见眼球躲闪。瞳孔大小正常，对光反射存在。持续数分钟或数小时。脑电图检查正常。如有癫痫和分离性抽搐共存，应下两个诊断。

5. 木僵 可根据病史与精神分裂症的木僵、器质性木僵、药源性木僵和抑郁性木僵鉴别。

6. 痴呆 患者出现认知改变，需要与痴呆相鉴别。年龄可以作为重要的鉴别线索。老年患者可以通过评估临床表现及相关脑影像学检查进行鉴别。

7. 诈病 蓄意模仿的运动和感觉丧失一般很难与此障碍鉴别，需要细致的观察及对患者的全面了解，电生理及影像学等相关检查是鉴别的重要标准。

五、治疗原则与方法

1. 心理治疗 由专业心理治疗人员实施的暗示治疗、催眠治疗有明确疗效。可以暗示症状缓解，处理心理因素等。另外，可以教会患者自我催眠练习，预防复发。分离症状缓解后，也可以进行其他心理治疗，如认知行为治疗等探讨心理诱因，提高应对能力。

2. 药物治疗 目前没有特异性治疗药物。临床上常针对焦虑、抑郁、睡眠障碍和行为紊乱等伴随的精神症状，使用抗抑郁药物、抗焦虑药物、非典型抗精神病药物等进行对症治疗。患者在情感爆发伴发运动障碍时，可以应用地西泮注射液 10mg 肌内或静脉注射。药物治疗可以和心理治疗联合使用。

（潘成英）

第二节　分离性遗忘

分离性遗忘的主要特征是患者不能回忆重要的个人信息，通常是创伤性或应激性事件，遗忘内容可广泛，甚至包括个体身份。分离性遗忘无法用正常的遗忘来解释，且不是由精神活性物质或神经系统及其他疾病导致的。

一、临床表现

女性患病率略高，常在青春期后期和成年期发作。急性分离性遗忘的患者常常经历了心理社会因素的巨大打击，如被强奸、暴力打击、丧失亲人和目睹死伤场景等，患者体验了无法忍受的惊吓、羞辱、内疚、愤怒、失望和绝望，或有重大内心冲突。

患者可表现为无法回忆特定时间段相关事件或全部事件，甚至表现为无法回忆起一生的全部事情，或无法回忆某一系统性信息如与家人或某人相关的所有信息。患者对遗忘内容之外的记忆保持良好。患者可能并存其他精神障碍。

遗忘内容更广泛、涉及更大时空分离性遗忘，可出现漫游，即分离性神游。分离性神游的患者除具有分离性遗忘的特征外，还有突然发生的、似乎有目的的离开家或工作场地一段时间（几天或数周），或漫无目的的漫游，并伴有对这些经历的遗忘，对自我身份的不清晰感，或完全以一个新的身份出现。

二、评估

1. 询问病史、做精神检查时要重点评估生长发育经历和社会文化背景，理解既往和目前的心理社会应激事件对于个体的意义。

2. 可以使用分离体验量表Ⅱ（DES－Ⅱ）进行评估。得分越高，表示分离水平越高。

3. 为除外器质性或结构性异常，应酌情做电生理及影像学等实验室检查。

三、诊断要点

1. 患者病前无器质性遗忘的病史，也无认知功能减退的临床表现。

2. 遗忘出现迅速，有症状开始的相对明确时间点，或遗忘发生与特定环境、特定事件相关。

3. 患者遗忘的内容或时间段内发生的事件与患者有明确关联，并可能导致患者处于应激状态。

4. 患者对遗忘内容之外的其他记忆保持相对完整。

5. 临床表现不能用神经系统疾病或精神活性物质使用来解释。

四、鉴别诊断

1. 普通遗忘和非病理遗忘　普通遗忘是一种正常的生理、心理现象，与创伤性事件无关；对睡眠中梦境遗忘及催眠后遗忘也属于非病理性遗忘。在分离性遗忘中，记忆丧失比非病理性遗忘更广泛。

2. 痴呆、谵妄相关的遗忘　这些患者的遗忘是广泛的认知功能受损。谵妄患者伴有引起意识障碍的各种躯体疾病及功能紊乱。

3. 外伤后遗忘　由脑外伤引发的遗忘通常有明显的外伤史，伴有意识丧失，或两者同时出现，并且有脑损伤的客观证据。

4. 抽搐发作后　癫痫发作后可以出现一段时间的遗忘，可以通过动态脑电图监测。

5. 与物质使用相关的遗忘　各种物质滥用都涉及遗忘的发生，常见的包括酒精、巴比妥、氯胺酮和致幻剂等，需要相关病史和实验室检查排除。

6. 分离性身份障碍　分离性身份障碍的患者可出现遗忘和神游。但这些患者症状丰富，可表现复杂的记忆障碍、神游，并且有技能、习惯和知识的波动。

7. 应激障碍　大多数形式的分离性遗忘是创伤谱系障碍症状的一部分，包括急性应激障碍、创伤后应激障碍和躯体症状障碍。许多分离性遗忘的患者符合这些疾病的全部或部分诊断标准。首次发作应优先考虑急性应激障碍，但急性应激障碍有时限性且不会反复发作。

8. 诈病和做作性障碍　没有绝对的方法来区分分离性遗忘、诈病和做作性障碍的“遗忘”。到精神科寻求恢复记忆的患者很可能有做作性遗忘，他们容易受到暗示的影响，再仔细询问并没有实际的遗忘内容，他们经常用童年期被虐待来解释目前的不幸或生活困境。

五、治疗原则与方法

1. 心理治疗　心理治疗不强调恢复患者遗忘的内容，而是注重增强患者现实感。可以通过认知行为治疗、催眠治疗、精神动力学治疗等给患者提供心理支持和自我强化，促进分离性记忆整合到现实中。要避免加重分离症状。

2. 药物治疗 目前没有特异性治疗药物，可使用抗抑郁药物、抗焦虑药物、非典型抗精神病药物等进行对症治疗。药物治疗可以和心理治疗联合使用。有的药物如异戊巴比妥钠、硫喷妥钠、苯二氮䓬类药物等，可用于诱导催眠。对于难治的分离性遗忘患者可以在药物催眠中唤起患者的某些记忆。

（潘成英）

第三节 分离性身份障碍

分离性身份障碍既往被称为多重人格障碍，患者身上存在有两种或两种以上不同的身份或人格，每一种都表现出一种独特的自我体验，有独特的与自身、他人和世界的关系模式。可以共存其他的分离性症状，如遗忘、神游、人格解体、现实解体等，症状异质性非常大。

人群中分离性身份障碍的患病率大约为2%，女性多见，有报道85%～97%的患者发病与个体经历严重童年创伤密切相关，身体虐待和性虐待最为常见。

一、临床表现

1. 记忆的分离 当患者进入到另一种身份时可能回忆起在其他身份中缺失的记忆片段；由于这种缺失不完整，进入一种身份时可能会受到另一身份相关片段记忆的干扰，患者为此感到非常困惑。

2. 身份的改变 患者常常在不同或相同的时间体验不同的精神活动，有两种或两种以上相对独立的人格特征及行为，不同或相同时间的不同人格特征彼此独立，可交替或同时出现。儿童、青少年分离性身份障碍的表现可能是有一个生动的或自主想象与虚构的同伴陪伴，虚构的同伴可通过听幻觉控制孩子的某些行为。

3. 其他症状 患者常常有频繁、快速的情绪波动，也可出现焦虑、睡眠障碍、烦躁不安等症状。有的患者同时符合抑郁障碍的诊断标准。强迫性人格特征在分离性身份障碍中是常见的，也可并发强迫症状。

二、评估

参见第二节分离性遗忘的评估。

三、诊断要点

患者存在两种或两种以上不同的身份或人格状态，每一种有自己相对持久的感知、思维及与环境作用和自身的行为方式。

1. 少有两种身份或人格状态反复控制着患者的行为。
2. 不能回忆某些重要的个人信息，其程度通常无法用健忘来解释。
3. 这些障碍不是由于精神活性物质使用或其他躯体疾病所致。

四、鉴别诊断

1. 儿童富于幻想，常常有丰富的白日梦，需要与分离性身份障碍仔细鉴别。

2. 分离性身份障碍需要与诈病相鉴别。诈病者常常夸大、撒谎，利用症状来解释反社会行为；而分离性身份障碍患者通常会感到困惑、矛盾和羞愧，并因其症状和创伤史而苦恼。

此外，还需要与精神分裂症、情感障碍、焦虑障碍、创伤后应激障碍、神经认知障碍、边缘型人格障碍、癫痫、躯体症状障碍和做作性障碍等进行鉴别。

五、治疗原则与方法

1. 心理治疗 心理治疗注重增强患者现实感，不要给予迷信、玄幻的暗示。要避免加重分离症状。认知行为、催眠治疗可帮助患者逐渐认识到分离的部分，并逐渐整合。家庭、夫妻治疗和系统理论有助于稳定家庭关系和处理常见症状；帮助家庭成员更有效地应对患者的症状。有的患者对亲密接触产生强烈的恐惧，夫妻性治疗可以有所帮助。

2. 药物治疗 目前没有特异性治疗药物，可使用抗抑郁药物、抗焦虑药物治疗、非典型抗精神病药物等进行对症治疗。非典型抗精神病药物氯氮平可能对长期患有分离性身份障碍的患者有效。对有冲动攻击行为的患者，可以使用抗惊厥类药物。药物治疗可以和心理治疗联合使用。

3. 物理治疗 对于一些患者，改良电休克治疗有助于改善难治性心境障碍，并且不会加重分离性记忆障碍。

（潘成英）

第四节　人格解体-现实解体综合征

人格解体-现实解体综合征主要表现为个体感知到自己的完整性和（或）个体对环境的感知出现非现实感。人群中人格解体-现实解体障碍的患病率大约为1%，但诊断率低。与焦虑、抑郁障碍共病率高。父母患焦虑障碍的比例高。好发于青春期后期或成年早期，女性的患病率比男性高2~4倍。

一、临床表现

1. 人格解体

（1）对身体完整性的感知分离。

（2）自己置身于自我之外看自己，好像“我”分离成两个人：观察者和被观察者。

（3）觉得自己不存在，没有灵魂，或与自己的情感分离。有患者用自伤或让人击打自己的方式来验证自己是否存在于当下。

2. 现实解体 患者常常感到周围环境虚无缥缈，自己像是生活在另一个世界。患者感到与他人疏离。

二、评估

参见第二节分离性遗忘的评估。

三、诊断要点

1. 持续或反复发作的人格解体、现实解体或二者皆存在的状态。
2. 人格解体状态被患者体验为一种自我整体的分离。
3. 现实解体状态被患者体验为自我对外界感知陌生、不真实。
4. 这些障碍不是由于精神活性物质使用或其他躯体疾病所致。

四、鉴别诊断

短暂的人格解体与现实解体体验在某些类型的冥想、深度催眠状态、感觉剥夺、危及生命的经历中也可以见到。

普通药物导致的人格解体 - 现实解体病程短暂，持续的人格解体 - 现实解体则需要考虑可能是大麻、可卡因等精神兴奋剂所致。

此外要与惊恐发作、恐惧症、急性应激障碍或创伤后应激障碍、精神分裂症和其他分离障碍进行鉴别；一些神经系统疾病，包括癫痫发作、脑损伤、脑肿瘤、脑震荡后遗症、偏头痛、眩晕和美尼尔病等可能也与人格解体 - 现实解体相关。

五、治疗原则与方法

1. 心理治疗注重增强患者现实感。应激控制策略、分散注意力的技术、降低感官的刺激、松弛训练和体育锻炼等也可能有效。认知行为干预可帮助患者逐渐整合。催眠治疗需要专业人员谨慎实施，避免加重分离症状。

2. 无特异性治疗药物。研究显示帕罗西汀 60mg/d 对共病 PTSD 的人格解体有效。临床可以酌情单用或合用抗抑郁、焦虑、非典型抗精神病药等精神科药物。

（潘成英）

参考文献

[1] 胡昊，王振，苏珊珊，等. ICD－11 精神与行为障碍（草案）关于分离性障碍诊断标准的进展[J]. 中华精神科杂志，2017，50(6)：414－416.

[2] Roshan S，Sandhaya S. Pharmacotherapy for dissociative disorders：A systematic review[J]. Psychiatry Research，2019，281：112529.

第八章　喂养和进食障碍

喂养和进食障碍是 ICD－11 和 DSM－5 中一个新增的诊断分类，合并了既往诊断系统中的“进食障碍”和“起病于婴幼儿及青少年时期的喂养障碍”的相关内容。指不能由其他健康问题或发育和文化来解释的异常的进食或喂养行为，主要可以分为与体重和体形的担忧不相关的紊乱行为及与体重和体形担忧显著相关的行为。前者多见于婴幼儿、儿童和青少年期，例如进食或喂养不能满足身体发育所需，进食不能食用的物质，或自发地反刍食物。主要包括回避性－限制性摄食障碍（ARFID）、异食癖、反刍－反流障碍。后者多见于青少年和成年早期，表现为异常的进食行为和（或）对食物的先占观念，以及对体重和体形的显著担忧。主要包括神经性厌食（AN）、神经性贪食（BN）和暴食障碍（BED）。

第一节　神经性厌食

神经性厌食是以对低体重的过度追求和对体重增加的病态恐惧为心理特征，以有意造成营养摄入不足和体重下降或体重不增为行为特征，由此并发营养不良等生理特征的一类心理生理疾病。该病多发于青少年和成年早期女性。成人神经性厌食的终生患病率为 0.6%，其中女性和男性的终生患病率分别为 0.9% 和 0.3%。发病年龄范围为 13～20 岁，中位发病年龄为 16 岁，发病的两个高峰年龄是 13～14 岁和 17～18 岁。罹患本病容易慢性化，在精神科疾病中属于难治性疾病，死亡率最高。

一、临床表现

1. 行为和心理特征

（1）行为特征　刻意减少摄入量和增加消耗。表现为：①限制饮食，包括对食物总量和食物种类的限制，常尝试精确计算热量，回避高热量的“发胖”食物，如甜食、主食类、含油脂较高的肉类和油炸食品等；②过度运动，除过度锻炼外还可表现为大量做家务劳动、长时间站立等；③催吐，包括进食量较大后催吐和进食量不多仍催吐，后期可不需诱导自然呕吐；④导泻，包括口服各种缓泻剂、使用灌肠剂等方法；⑤滥用药物，包括利尿剂、食欲抑制剂、各种减肥药等。

（2）心理特征　“迷恋”低体重，抗拒体重增加，拒绝维持健康体重。很多患者存在体像障碍（对自身体形的感知异常，如明明已经很消瘦了，仍觉得自己很胖）。

2. 一般精神症状　一般精神症状包括焦虑、抑郁、强迫、情绪不稳定、易激惹和失眠等。通常随着病程进展，体重下降越严重，上述问题越凸显。

3. 躯体症状

（1）神经性厌食的生理特征为显著的低体重，同时常伴随其他躯体症状，主要为营养不良相关，涉及全身多个系统。

（2）外表　消瘦、虚弱、苍白、毛发稀疏。

（3）消化系统　腹胀、便秘最多见，也可见恶心呕吐、腹泻等症状。

（4）内分泌系统　女性闭经，第二性征消退最多见，也可见甲状腺功能减退的症状如怕冷、雄激素水平增高的症状如毳毛、痤疮。

（5）心血管系统　如皮温低、肢端发绀，晚期和再喂养阶段可有心力衰竭表现（如呼吸困难）。

（6）血液系统　三系均可减少，红系减少可见贫血表现，白系减少可增加感染概率，血小板减少可见皮下出血紫癜现象。

（7）泌尿系统　肾衰竭表现可见浓缩功能下降的多尿现象，脱水表现，后期有少尿和水肿。

（8）骨骼系统　骨量减少和骨质疏松导致骨痛和骨折风险增加。

（9）生殖系统　子宫幼稚化、不孕不育等。

（10）呕吐、过度运动和药物滥用也会带来相应的躯体问题，可表现为电解质紊乱造成的虚弱无力、抽搐、心慌、心律失常；过度运动的运动损伤；不同药物滥用的相应症状，多见心慌、多尿、腹泻和兴奋，甚至出现精神病性症状。

二、评估

1. 躯体风险评估　神经性厌食最严重的后果是死亡，原因多为营养不良导致的多器官衰竭、再喂养过程中的并发症以及自杀，故须监测患者的躯体风险，判断高风险的存在，及时提供医疗干预。

常规评估包括　一般状态、身体质量指数［$BMI = 体重(kg)/身高(m)^2$］、血压、心率、肌力、实验室指标（血常规、尿常规、电解质、肝肾功能）和心电图。

躯体高风险评估　快速评估躯体风险的指标包括 BMI、血压、心率和肌力。ICD－11 神经性厌食诊断标准中新增的限定词—神经性厌食，伴危险的低体重，对体重的限定为 BMI＜14。此外，血压低于 80/50mmHg、心率＜40 次/分、体重每周下降超过 1kg、卧位坐起或蹲起时需辅助等都可被视作躯体高风险的指征。

再喂养风险评估　恢复进食过程中需要密切注意再喂养综合征的问题，即长期进食量很少或不进食的患者在恢复进食后可能出现的一系列水、电解质及相关的代谢紊乱。一般在进食 3～4 天内出现，严重营养不良、再喂养速度太快、肠外营养的患者容易出现再喂养综合征。治疗初期须高度警惕再喂养综合征的发生，早期评估对预防再喂养综合征的出现有重要作用。存在以下情况之一则为高风险：①体重最近 6 个月下降超过 15%；②近 10 天几乎没有进食；③BMI＜12；④血压＜80/50mmHg；⑤心率＜50 次/分；⑥血钾＜2.5mmol/L；⑦血磷＜0.97mmol/L。

2. 一般精神病理评估　神经性厌食常与一些精神疾病共病，需要进一步评估是否伴发抑郁障碍、焦虑障碍和强迫障碍等。

3. 进食障碍的精神病理评估　目前可在临床应用的测查工具为进食障碍检查问卷第 6 版（EDEQ－6）和进食障碍调查量表第 1 版（EDI－1）。EDEQ－6 是一个自评问卷，共 28 个条目，用于评估对进食的限制行为、对体重体形和进食的关注，以及暴食、清除行为和过度运动等症状的严重程度。EDI－1 从认知行为以及心理方面对厌食或贪食行为进行评定，共有 64 个条目，分为瘦身倾向、不满体形、贪食、完美主义、人际不信任、恐惧成熟、内感受意识和无效感 8 个分量表。

三、诊断要点

随着循证医学的发展，近年来在 DSM－5 和 ICD－11 中均对神经性厌食的诊断标准做出了重要的修订。目前诊断神经性厌食的必要条件有 3 条。

1. 由患者自己造成的显著低体重，即低于正常体重范围的最低值（ICD－11 中成人为 BMI < 18.5kg/m^2）或低于儿童/青少年体重的最低预期值（ICD－11 规定为 BMI 低于与其年龄相对应的 BMI 百分位的第 5 个百分点）。

2. 尽管 BMI 低于正常体重范围的最低值，仍然强烈害怕体重增加或害怕变胖或有持续的妨碍体重增加的行为。

3. 对自己的体重或体形有体验障碍，对体重或体形的自我评价不恰当，或对目前低体重的严重性持续缺乏认识。

四、鉴别诊断

除可导致消瘦和营养不良的躯体疾病，如甲亢、糖尿病、结核和消化系统疾病等，还需与下列精神科疾病进行鉴别。

1. 精神分裂症幻觉妄想支配下可出现拒食、诱吐和体重减轻，需注意检查精神病性症状。

2. 抑郁症可存在显著的食欲下降和体重减轻，需注意心境低落的表现，同时抑郁症与厌食症共病的现象多见。

3. 躯体形式障碍可表现为胃肠不适、进食困难和体重减轻，患者痛苦感强，迫切求医。

4. 强迫症的强迫思维和行为可表现为针对食物的特征，进食的仪式等，可造成进食时间过长、进食减少，也可导致营养不良。

5. 回避性－限制性摄食障碍表现为进食限制，可有体重减轻，但与体重和体形关注没有联系。

五、治疗原则与方法

1. 治疗原则 神经性厌食的治疗遵循多学科协作、全面评估和综合治疗的总原则。还需强调：

（1）尽早确诊，尽早开始营养重建。

（2）重视内科的监测评估，确保患者的躯体安全。

（3）本病尚无针对性的治疗药物，但神经性厌食共病率高，共病心境障碍、焦虑障碍、强迫障碍、孤独谱系障碍等会严重妨碍神经性厌食的治疗，故应重视共病的识别和治疗，可针对妨碍治疗的情绪困扰、行为问题给予对症药物治疗。

（4）为患者及整个家庭提供全面的心理教育，建立治疗联盟，提供系统的心理行为干预，实现全病程管理。

治疗方式有门诊治疗和住院治疗，住院治疗适用于以下患者。

（1）躯体情况差，需要紧急医学干预的患者，即评估存在躯体高风险或再喂养风险的患者均建议住院治疗（参见"躯体风险评估"）；

（2）治疗依从性差，门诊疗效不佳的患者（门诊治疗有效指标通常为每周体重恢复0.5～1kg）；

（3）出现自伤自杀等危及生命安全的情况。住院治疗主要解决严重营养不良及严重合并症，增强患者对疾病的认识，增强治疗动机，保证出院后的后续治疗成为可能。出院后的门诊治疗常常需要持续1年甚至更长时间。

没有达到住院指征，同时家庭能够参与的青少年患者，建议强化门诊治疗，即每周一次精神科门诊，进行躯体和心理状态的评估，同时接受基于家庭的治疗（FBT）。成年患者则可在精神科门诊基础上选择认知行为治疗或其他门诊可提供的心理干预服务。

2. 治疗方法

（1）营养重建　目标为充分恢复正常体重。根据患者营养不良的严重程度按照提供不同级别的营养重建方案，初期帮助患者躯体风险稳定下来的能量摄入目标为1500kcal/d，极重度营养不良的患者起始能量摄入可能在800～1000kcal/d；帮助患者稳步恢复体重的能量摄入目标为2500～3500kcal/d，通常以每2～3天增加200～300kcal的速度增加；维持健康体重的能量摄入目标为1800～2300kcal/d，是在患者体重恢复正常后逐步递减下来。

进食原则是尽量肠内营养，给予容易消化吸收的食物，每日5～6餐或更多。饮食可以从流食逐渐向半流食、普通饮食过渡。初期如不能耐受普通食物，可通过肠内营养补充剂提供患者所需能量。国内常用制剂有肠内营养粉剂（安素）、（全营养配方粉）佳膳和肠内营养混悬液（能全力）等。对恶病质和进食困难以及体重明显减轻而不配合治疗者，可在监护下采用鼻饲喂养，也可以静脉营养。

（2）躯体治疗　严密监测躯体合并症和再喂养综合征的出现，对症处理避免危险。主要纠正水、电解质平衡，补充维生素以及预防感染。注意低钾、低磷血症，对高危患者监测血钾、血磷浓度是必要的。通常以减慢再喂养速度来防止再喂养风险的出现，严重时对症补钾补磷治疗（血钾浓度为4～4.5mmol/L较为保险）。对症处理水肿、饥饿性酮症、消化不良、便秘、营养不良性肝功能异常、甲状腺功能减退、贫血和白细胞降低等。

（3）精神药物治疗　用于共病的处理和出现严重干扰治疗进展的精神症状时的对症处理，常见用药包括抗焦虑药、抗抑郁药、心境稳定剂和小剂量的抗精神病药。用药需慎重考虑安全性，应选用不良反应小的药物，且以小剂量治疗为宜。针对患者的焦虑症状，尤其是面对食物时的担心和恐惧，可使用小剂量抗焦虑药，如劳拉西泮0.25～0.5mg饭前服用，严重者可使用氯硝西泮等长效苯二氮䓬类药物；针对抑郁症状可使用SSRI、SNRI类抗抑郁剂；针对体相障碍和超价观念可尝试使用小剂量的奥氮平等抗精神病药物；针对自伤、自杀及其他冲动性行为可短期应用苯二氮䓬类药物或小剂量的抗精神病药物。共病的治疗参见其他相应章节。

（4）心理行为干预　青少年患者以家庭干预－FBT效果最佳；成人患者常用的包括认知行为治疗、焦点精神动力学治疗等，但尚无循证证据说明哪种疗法更有效。以上心理干预方法均把恢复体重作为基本目标之一。由于厌食症的精神病理特点，患者对治疗通常都是矛盾的，治疗恢复的动机很容易动摇，所以，无论是FBT还是其他心理治疗，要实现体重的增长和恢复都需要动机促进和行为干预。

①心理教育和动机促进治疗　首先结合患者本身的症状特点和已有的损害来讲解疾病知识，帮助患者理解自身变化和体验的来源，例如脱发、闭经来自营养不良，情绪不稳和不愿社交也是厌食症的一部分。之后帮助患者理清疾病发展过程，理解自身疾病的诱发和维持因素，通过利弊分析，促进康复治疗动机，运用认知行为治疗原理针对性地对怕胖、节食等病理信念和行为做出应对。

②行为干预　包括制定进食计划、执行进食计划和纠正相关异常行为三部分。进食计划包括一日三餐和加餐计划，在保证热量摄入和营养平衡的基础上与患者协商进食内容、次数和时间；进食计划的执行包括监督和自我监督，住院患者应在护士的监督下完成进餐，门诊患者应在协商同意的情况下接受家人的监督或自我监督，其中包括记录饮食日记，就诊时与医生和治疗师进行沟通；针对不同患者的相关异常行为，纠正异常行为的内容常包括防止患者拒食、藏匿食物、呕吐、过度运动，使用泻药、利尿剂和减肥药等有害物质，针对上述行为运用行为原理的行为方法如强化、消退、塑形和矫枉过正等进行矫正。住院患者常包括集体就餐、扩展或限制活动范围和量、取消特权如一次会客机会等，门诊患者则可能更灵活地设计行为方法。

③基于家庭的治疗（FBT）　一共包括20次的家庭会谈，分为三个阶段，第一阶段通过调动和增进父母的影响力，让父母暂时承担起照顾孩子饮食和恢复体重的责任；第二阶段在孩子恢复体重后逐渐归还对饮食的掌控权；第三阶段处理青少年阶段的普遍议题，如独立和分离。

（李雪霓）

第二节　神经性贪食

神经性贪食（BN），即贪食症，是以反复发作、不可控制、冲动性地暴食，继之采用自我诱吐、使用泻剂或利尿剂、禁食和过度锻炼等方法避免体重增加为主要特征的一类疾病。与神经性厌食相同的是，神经性贪食患者也存在对体重和体形的过分关注和不客观评价，不同的是，神经性贪食患者不那么极端，体重多正常或轻微超重。30%～80%神经性贪食患者既往有神经性厌食病史。

一、临床表现

1. 心理和行为症状

（1）反复发作的暴食，具备以下几个特点：进食量为正常人的数倍；进食速度很快；所食之物多为平时严格控制的“发胖”食物，如蛋糕、面食和膨化食品等；有强烈的失控感；常掩饰自己的暴食行为。

（2）反复出现不健康的代偿行为以防止体重增加，如自我引吐、滥用泻药或利尿剂、禁食或极端锻炼等，因而此类患者的 BMI 通常在正常范围内。

（3）自我评价受到体型和体重的过度影响。

（4）情绪症状，易产生愤怒、焦虑不安、抑郁、孤独感和冲动性症状等不良情绪，较神经性厌食、神经性贪食情绪症状更突出，自伤、自杀等行为发生率也更高。

2. 常见的躯体症状

（1）消化系统疾病如急性胃扩张、反流性食管炎、食管贲门黏膜撕裂综合征、胰腺炎、便秘或腹泻。

（2）皮肤和头面部疾病如瘢痕、龋齿、牙齿过敏、咽痛、咽部红斑、唾液腺分泌增多或腮腺的良性肿大。

（3）代谢系统疾病如碱中毒、低钾等。

（4）心脏系统疾病如心脏功能异常、心律失常等。

（5）生殖系统疾病如雌激素水平降低、月经不规律等。

二、评估

（1）血电解质　呕吐患者出现低钾、低氯性碱中毒；呕吐和滥用泻药的患者出现低镁血症和低磷血症。

（2）尿液分析　尿比重和渗透压升高。

（3）心电图　可能有心律失常、ST 段降低、Q－T 间期延长。

三、诊断要点

1. 反复发作的暴食。暴食发作以下列 2 项为特征。

（1）在一段固定的时间内进食（如在任何 2 小时内），食物量大于大多数人在相似时间段内和相似场合下的进食量。

（2）发作时感到无法控制进食（如感觉不能停止进食或控制进食品种或进食数量）。

2. 反复出现不适当的代偿行为以预防体重增加，如自我引吐，滥用泻药、利尿剂或其他药物，禁食，过度锻炼。

3. 暴食和不适当的代偿行为同时出现，在 3 个月内平均每周至少 1 次。

4. 自我评价过度地受身体的体型和体重影响。

5. 该障碍并非仅仅出现在神经性厌食的发作期。

四、鉴别诊断

1. 与消化系统疾病鉴别　不少进食障碍患者以“难以控制的呕吐”而反复就诊于消化科。临床医生要注意，对于存在进食相关症状或反复呕吐症状的青少年或成年早期女性患者，在进行了全面的器质性因素检查且不能明确病因的情况下，需要高度警惕进食障碍的可能。

2. 与重性精神障碍相鉴别　有不少患者由于服用有精神活性物质成分的减肥药而出现一过性的幻觉或妄想体验，而被误诊为重性精神障碍。因此，对于比较消瘦的年轻女性患者，如果突然出现幻觉或妄想体验，需要重点询问有无减肥药物的使用，有无对于食物和体重的过度关注，以防误诊。

3. 神经性厌食 当同时具备神经性厌食的典型临床相时，优先诊断神经性厌食。

4. 器质性病变 如癫痫所致的暴食、精神分裂症等精神障碍所继发的暴食，需要进行详尽的病史询问，了解是否存在其他疾病的可能，并注意暴食症状与器质性病变或其他精神障碍发生的关系，必要时进行脑电图及脑影像学等检查，以明确诊断。

五、治疗原则与方法

BN 患者通常会在门诊治疗，但是对于有自杀想法或行为、无法控制暴食和清除行为的患者住院治疗是必要的。在治疗方面应遵循三个治疗原则，即多学科协作治疗原则、全面评估原则和综合治疗原则。主要包括五个治疗方法，营养治疗、躯体治疗、精神药物治疗、心理治疗及心理治疗联合药物治疗。这些治疗方法在疾病的不同阶段侧重点不同，在治疗过程中需定期评估患者的状况，以调整治疗方法的侧重点。综合治疗原则对于促进疾病缓解和防止复发至关重要。

1. 营养治疗 对于体重正常的贪食症患者，治疗的重心不再是营养的摄取。由于贪食症患者一般存在与节食、暴食、清除的循环交替饮食模式相关的营养紊乱。营养康复的着眼点在于帮助患者建立一套规范的饮食计划，这有助于减少节食的发作频率及由节食引发的暴食和清除。

2. 躯体治疗 以纠正由于清除行为导致的水、电解质紊乱为主要目的，最常见的情况是呕吐和导泻、利尿导致的低钾血症。在控制前述行为的基础上可给予口服补钾或静脉输液补钾，同时监测血钾水平，直至恢复正常。贪食症患者还可因暴食行为导致急性胃潴留、胃扩张，需急诊进行胃肠减压。

3. 精神药物治疗 根据现有证据，SSRIs、TCAs 和托吡酯对贪食症有一定疗效，其他抗抑郁药对贪食症状亦可能有改善作用。迄今为止，氟西汀是 SSRIs 中研究最充分且唯一获得 FDA 批准用于贪食症的药物；若缺乏有资格采用 CBT 治疗贪食症的治疗师，建议使用氟西汀（有效剂量 60mg/d）作为初始治疗；氟西汀维持治疗还可能有助于预防复发。小剂量氟哌啶醇及其他抗精神病药对贪食症患者的自伤及其他冲动行为治疗可能有效。抑郁症状在贪食症患者相当常见，可应用抗抑郁剂治疗。

4. 心理治疗 主要包括认知行为治疗、人际心理治疗、心理动力性心理治疗和家庭治疗。贪食症患者的心理治疗中，认知行为治疗效果优于其他心理治疗而作为首选。近些年，人际心理治疗和辨证行为治疗也证实对贪食症有效。

5. 心理治疗联合药物治疗 目前对神经性贪食，心理治疗联合药物治疗的疗效是否优于单独治疗的研究结果并不一致。但在一些研究中，合并使用抗抑郁药和认知行为治疗可以达到最高的缓解率，所以美国的进食障碍治疗指南建议，当可以采用专业的认知行为治疗时，首先推荐同时合并抗抑郁药。此外，当单独使用认知行为治疗 10 次后症状仍无明显的改善时，建议加用氟西汀治疗。

（孔庆梅）

第三节 暴食障碍

暴食障碍（BED）是以反复的暴食发作为主要特征的一类进食障碍。暴食发作定义为在独立的一段时间内体验到对进食行为失去控制，进食明显增多或较平常显著不同，并无法停止进食或无法对进食的类型或数量进行控制。暴食发作的个体常体验痛苦，并伴有负面情绪。与神经性贪食不同的是，暴食障碍患者一般不采用代偿行为以阻止体重增加。

暴食障碍多起病于20岁左右，可持续到中年以后。研究发现，暴食障碍的患病率明显高于神经性厌食以及神经性贪食。女性暴食障碍的终生患病率为3.5%，男性为2.0%。特殊人群中，尤其是寻求减重治疗的患者中，暴食障碍的患病率高达20%～30%。

一、临床表现

1. 反复的发作性暴食 但没有为了抵消暴食引起的体重增加而采取的引吐、导泻和过度运动等不当行为。

2. 失控感 暴食发作时感到对吃什么、吃多少均感到难以控制，无法停止。

3. 躯体症状 暴食障碍患者中肥胖的比例较高，可伴有高血压、高脂血症、空腹血糖升高及代谢综合征等躯体症状。

4. 精神症状 30%～80%的暴食障碍患者会出现焦虑、抑郁症状，其中27.5%的患者会出现自杀观念。此外，暴食障碍亦会合并赌博障碍、注意力缺陷多动障碍和物质滥用等表现。

二、诊断要点

1. 反复发作的暴食，发作时有失控感，进食量明显大于常人，进食速度快。
2. 暴食后没有避免体重增加的补偿行为。
3. 对暴食感到痛苦。
4. 在3个月内平均每周至少出现1次暴食。

三、鉴别诊断

1. 神经性贪食 神经性贪食与暴食障碍的暴食行为基本一致，如有不可抗拒的摄食欲望、进食比正常情况快和一次进食大量食物等，但暴食障碍不会出现自我引吐、滥用泻药、间断禁食及过度运动等行为。

2. 神经系统器质性病变所致的暴食 如间脑病变，但其除进食症状外，还可有嗜睡、体温调节障碍、水盐代谢紊乱或伴有精神症状；颞叶癫痫则常有抽搐史及脑电图或脑影像学的特殊改变。

3. 双相障碍或抑郁障碍 双相障碍和抑郁障碍患者可表现食欲和体重的增加。如果患者符合情感障碍和暴食障碍两种障碍的全部诊断标准，则应给予两种障碍的诊断。

四、治疗原则与方法

暴食障碍治疗的基本原则是改善认知，减少暴食行为和减轻体重。

1. 心理治疗 心理治疗是治疗暴食障碍的首选，认知行为治疗、人际心理治疗、辨证行为疗法和行为减重治疗对暴食障碍均有效。目前开展的最多的主要为认知行为治疗，通过纠正负性从而减少负性情绪和不当的进食行为。

2. 药物治疗 当心理治疗疗效不佳或共病其他严重精神疾病时，可考虑加用药物治疗，但应注意预防药物不良反应。目前治疗暴食障碍的药物有抗抑郁药、抗惊厥药和减肥药。抗抑郁药、抗惊厥药的缓解率为48.7%，疗效与认知行为疗法相当。

（1）抗抑郁药　抗抑郁药（如艾司西酞普兰、氟西汀和文拉法辛等）可短期减少暴食障碍患者的暴食行为，并伴有有限的体重减轻。其中氟西汀被证实最有效，其他的5－羟色胺再摄取抑制剂、去甲肾上腺素再摄取抑制剂的证据支持亦多，药物的剂量通常在推荐范围的高限，耐受性较好。三环类抗抑郁药（如丙咪嗪）虽可减少暴食行为，但对大多数病例不能大幅减轻体重，加之其严重的不良反应，TCAs不建议作为暴食障碍药物治疗的一线选择。由于有些5－羟色胺再摄取抑制剂在其他精神疾病患者中有时会导致体重增加，故而在临床应用应注意监测这一不良反应。

（2）抗惊厥药　托吡酯被证明对暴食障碍有效，且耐受性较好，可帮助患者抑制暴食，促进体重减轻。

（3）食欲抑制剂　西布曲明在短期内对抑制暴食有效，并可明显减轻体重。尽管研究显示芬氟拉明和右芬氟拉明能明显减少暴食频率，但这两种药物会增加心脏瓣膜变形和肺动脉高压的风险，因此已被禁止使用。

（4）兴奋剂　利西他滨（LDX）是目前美国FDA批准的唯一治疗成人中重度暴食障碍的药物。其在减少暴饮暴食频率、强迫性暴饮暴食症状和降低体重方面均优于安慰剂。

（孔庆梅）

第四节　回避性/限制性摄食障碍

回避性/限制性摄食障碍以回避食物或进食量减少为行为特征，常见于婴幼儿、儿童和青少年，会造成有临床意义的营养不良和（或）发育停滞。患病率占进食障碍的13.8%。其病因和发病机制未明，主要观点为与亲子关系问题有关，认为父母不恰当的喂养方式和回应方式是问题的来源。在青少年和成年病例中常观察到冠病与情绪困扰有关。

一、临床表现

患者的临床表现为进食或喂食困难。心理行为上可表现出对食物缺乏兴趣，或厌恶某些食物特征，在进食或喂食的过程中焦虑不安。生理上出现摄食不足造成的营养不良、体重减轻和（或）发育减慢甚至停滞，甚至需要依赖肠内喂养或口服营养补充剂。随着症状进展，患者的社会心理功能可能明显受损，例如无法适应幼儿园、学校生活。

二、诊断要点

诊断时除上述典型的临床表现外，应注意排除食物缺乏或文化相关的食物限制造成的现象。如果症状出现在神经性厌食、神经性贪食的病程中，或者患者逐渐表现出对自己体重或体形的体验障碍，则不能诊断本病。

三、鉴别诊断

鉴别诊断主要需与神经性厌食鉴别，主要鉴别点在于本病从发病伊始就找不到患者任何与体重体形相关的顾虑。另外，因食欲不振可存在于很多躯体疾病和精神障碍，也应注意鉴别和排除。如同时符合回避性/限制性摄食障碍的诊断标准，可与其他疾病做出共病诊断。

四、治疗原则与方法

目前主要的干预手段是行为干预和基于家庭的治疗（参见神经性厌食的治疗），同时对症处理，改善营养状况。多数患者随年龄增长症状逐渐消失，但部分患者会发展为神经性厌食或其他进食障碍，故应注意随访，及时给予对应的治疗。

（李雪霓）

第五节　异食癖

异食癖以持续性嗜食非食物和无营养的物质为行为特征，可见于儿童的各个年龄段，以5～10岁的儿童最为常见，青春期逐渐消失，少数成年期发病的报道。目前患病率尚不清楚。其病因和发病机制未明，有关感觉、消化、营养、心理以及精神疾病的因素都有涉及。一般预后良好。

一、临床表现

患者的临床表现为进食一种或多种非营养性、非食用性的物质，摄入的典型物质通常基于年龄和易得性而变化，包括纸、肥皂、布、头发、绳子、羊毛、土壤、粉笔、滑石粉、油漆、口香糖、金属、石子、木炭、煤、灰和黏土等。这种情况至少持续1个月并严重到需要临床关注，个体通常没有对食物的厌恶。异食癖可在其他方面发育正常的儿童中出现，也可见于孕期妇女，但更常见于智力障碍和广泛性发育障碍的患儿中。

二、诊断要点

诊断除典型的临床表现外，还须判断患者的进食行为与发育水平的关系，排除发育水平或文化特许的影响（ICD－11中要求年龄发育水平达到2岁方可诊断）。如果症状出现在其他精神障碍或躯体疾病、怀孕的背景下，则须在严重到需要额外的临床关注时才能做出异食癖的诊断。

三、鉴别诊断

鉴别诊断上需与做作性障碍和自伤自残行为鉴别。

四、治疗原则与方法

目前常用的治疗方法有一般性治疗（包括改善环境、家庭指导、教育和训练等）、病因治疗（补铁、锌）、行为治疗（正强化和负强化）、营养治疗和并发症治疗。

虽预后良好，但因一些摄入的物质可能具有潜在的致命性，应高度重视和避免危及生命的情况发生。

（李雪霓）

第六节　反刍/反流障碍

反刍/反流障碍以个体持续的把刚摄入的食物又从胃反刍至口腔，进行再次咀嚼，然后咽下或吐出的行为为特征，可发生于从婴儿到成人的各个年龄段，症状的出现没有器质性疾病作为基础。预后一般良好。病因和发病机制未明，婴幼儿起病常与被忽视、应激及亲子关系问题有关。

一、临床表现

患者的临床表现为持续地把刚摄入的食物又从胃反刍至口腔，进行再次咀嚼，然后咽下或吐出。这是患者自觉自愿的行为，持续至少 1 个月以上，通常不伴有腹部不适、恶心、干呕或厌恶情绪，反而有愉快感。反刍多发生于进餐后 15 分钟之内，可持续数小时，至反出的食物变酸后停止。因行为异于常人，患者可能在进食时回避人群或试图隐瞒症状。如症状严重且持续，可能导致营养不良，在婴儿可有潜在的致死风险。

二、诊断要点

诊断除典型的临床表现外，须排除有关的胃肠疾病或其他躯体疾病（如胃食管反流、幽门狭窄）。症状如是神经性厌食、神经性贪食、暴食障碍或回避性、限制性摄食障碍的一部分则不能单独诊断。如果症状出现在其他精神障碍的背景下（如智力、智力发育障碍或其他神经发育障碍），则它要严重到需要额外的临床关注，才能做出反刍 - 反流障碍的诊断。在 ICD - 11 中，要求患者发育年龄达到 2 岁方可诊断。

三、治疗原则与方法

对婴幼儿常用的治疗方法为父母辅导、改善亲子关系和行为治疗（正强化和负强化）。药物治疗可尝试胃肠动力药如西沙必利、止吐剂等。成人的生物反馈训练可能有效。

（李雪霓）

参考文献

［1］王向群，王高华．中国进食障碍防治指南［M］．北京：中华医学电子音像出版社，2015.

［2］陆林．沈渔邨精神病学［M］.6 版．北京：人民卫生出版社，2018.

［3］孔庆梅．中国进食障碍防治指南解读［J］．中华精神科杂志，2018，51（6）：355－358.

［4］American Psychiatric，A.，& American Psychiatric Association，D. S. M. T. F.（2013）．Diagnostic and statistical manual of mental disorders：DSM－5［M］．Arlington：American Psychiatric Association.

［5］郝伟，陆林．精神病学［M］.8 版．北京：人民卫生出版社，2018.

［6］彭爱中，孔庆梅．暴食障碍：一种需要关注的临床问题［J］．中华精神科杂志，2019（03）：232－234.

第九章 排泄障碍

第一节 遗尿症

遗尿症是儿童和青少年常见疾病。ICD－11 将遗尿定义为反复的排尿在衣服或床上，可昼间或夜间发生，个体的发展年龄已达到自制力的预期年龄（5 岁）。

2017 年由中国儿童夜遗尿专家协作组开展的中国儿童和青少年症流行病学调查初步数据显示，5 岁儿童遗尿症患病率高达 15.2%。虽然随着年龄的增长逐渐递减，但仍有一部分儿童患者夜遗尿会持续至 18 岁仍未缓解。持续存在的问题将严重影响患儿的自尊心与自信心，并可能引起一系列的情绪及心理问题。

一、临床表现

1. 夜遗尿 夜遗尿定义为反复的排尿在衣服或床上，只在睡眠中发生（即在夜间发生）。个体的发展年龄已达到自制力的预期年龄（5 岁）。排尿的失禁可以从出生起即出现（即正常婴儿遗尿的异常延续），也可以是在之后的时期出现的、获得性的膀胱控制异常。多数情况遗尿表现为非意向性的，但也可表现为似乎是故意的。

2. 昼遗尿 昼遗尿定义为反复的排尿在衣服或床上，只在清醒的时候出现。个体的发展年龄已达到自制力的预期年龄（5 岁）。排尿的失禁可以从出生起即出现（即正常婴儿遗尿的异常延续），也可以是在之后的时期出现的、获得性的膀胱控制异常。多数情况遗尿表现为非意向性的，但也可表现为似乎是故意的。

3. 昼夜遗尿 昼夜遗尿定义为反复的排尿在衣服或床上，睡眠中或清醒时均可出现。个体的发展年龄已达到自制力的预期年龄（5 岁）。排尿的失禁可以从出生起即出现（即正常婴儿遗尿的异常延续），也可以是在之后的时期出现的、获得性的膀胱控制异常。多数情况遗尿表现为非意向性的，但也可表现为似乎是故意的。

二、评估

初诊患者常规进行晨尿尿常规检查、尿流率和超声测定残余尿量筛查、泌尿系超声检查，以帮助排除糖尿病、无症状的泌尿系感染、膀胱或尿道功能异常；顽固性遗尿症患者拍摄腰骶部 X 线和磁共振检查了解有无脊柱裂和脊髓神经病变。同时根据患者的症状表现常规进行心理评估。

三、诊断要点

必须同时符合下述 4 项标准。

1. 反复的排尿在衣服或床上，可昼间或夜间发生。
2. 个体的发展年龄已达到自制力的预期年龄（5 岁）。
3. 排尿的失禁可以从出生起即出现（即正常婴儿遗尿遗粪的异常延续），也可以是在之后的时期出现的、获得性的膀胱控制异常。

4. 多数情况遗尿表现为非意向性的，但也可表现为似乎是故意的。

四、鉴别诊断

遗尿症的诊断不适用于某个疾病或健康情况（如神经系统或肌肉骨骼疾病）中的非意向性遗尿，也不是先天或后天的泌尿道异常所致。

五、治疗原则与方法

遗尿症治疗原则为重视基础治疗，必要时可采用西药治疗、中医药及针灸治疗。

1. 基础治疗 遗尿症的基础治疗贯穿治疗的全过程，主要包括作息饮食调节、心理治疗（如行为治疗）和觉醒训练等。作息饮食调节主要是指帮助家庭制定规律作息时间；患儿白天正常饮水，避免食用含茶碱、咖啡因的食物或饮料；晚餐定时宜早，且宜清淡，少盐少油，饭后不宜剧烈活动或过度兴奋；保持良好的作息习惯，睡前排空膀胱，睡前2～3小时应不再进食和大量饮水。心理治疗强调家庭应认识到夜间尿床不是孩子的错，避免指责患儿，鼓励其正常学习和生活。同时，在医师和家长帮助下使其树立治疗信心，减轻心理负担，积极参与治疗。行为治疗的目标是帮助患儿养成日间规律排尿、睡前排尿的良好排尿排便习惯。觉醒训练主要是指当在膀胱充盈至即将排尿时将其从睡眠中完全唤醒至清醒状态排尿。

警铃疗法是遗尿症一线治疗方案，为患儿夜晚睡眠中发生遗尿时感应器报警唤醒患儿，反复训练以期最终能使其感受到尿意而醒来排尿。如果尿床开始的时候儿童不能被铃声或震动唤醒，则需要儿童的监护人将其唤醒，使其在清醒的状态下排尿，由此逐渐建立起患儿膀胱充盈和大脑觉醒之间的联系，渐渐地患儿膀胱充盈到一定程度时可以自行觉醒。遗尿警铃需要连续使用2～4个月或使用到连续14天不尿床。建议依从性好的每周尿床≥2次的患儿使用遗尿警铃。每天晚上坚持使用警铃，使用期间睡前不必限水，家长夜间不可以提前唤醒患儿。

2. 西药治疗

（1）盐酸甲氯芬酯　盐酸甲氯芬酯适用于伴有夜间唤醒困难的遗尿症患儿。治疗剂量为100mg，睡前半小时口服。盐酸甲氯芬酯能促进脑细胞的氧化还原代谢，增加对糖类的利用，清除体内多余氧自由基，起到引起觉醒、振奋精神、兴奋呼吸等作用；可提高大脑皮质对排尿反射的敏感性。

（2）丙咪嗪　丙咪嗪用于对警铃无效的大龄遗尿症患儿。治疗遗尿症的剂量为睡前单次给药，与M受体拮抗剂联用可以提高治疗效果；其最严重但是罕见的并发症有心脏毒性和肝毒性，开始使用之前应检查心电图是否有心律失常。其已经不再作为治疗遗尿症的一线药物。

3. 中医药及针灸治疗　中医汤药治疗遗尿症具有悠久的历史，不同医生使用的治疗方案也不尽相同，通常使用补脾、益肾、缩泉等药物的合剂。针灸治疗以补肾固涩、调整脏腑、振奋阳气为主，整体与局部并重，有单穴也有复穴。顶线穴中亦可结合电针、皮内针、灸法、推拿、穴位注射和耳穴等疗法以取得更好疗效。

（崔永华）

第二节 遗粪症

遗粪症是儿童青少年中常见的一类排泄障碍。指反复随意或不随意地在社会文化背景不能认可的地方大便，大便的物理性质通常正常或接近正常。可以是正常的婴儿大便失控的异常伸延，也可在学会控制大便之后又丧失，还可以是在大便控制正常的情况下故意在不适当的地方大便。ICD－11 将遗粪定义为反复的将粪便排在不适当的地方。个体的发展年龄已达到自制力的预期年龄（4 岁）。

遗粪症在 5 岁的儿童中，患病率约为 1%。最常见的原因是慢性便秘，因饮水较少及肛门附近疼痛所致。遗粪症可与尿路感染共病，在女性中常见。

一、临床表现

1. 遗粪伴便秘或溢流性失禁 遗粪表现为反复的将粪便排在不适当的地方，持续一段时间（如每月至少 1 次，至少持续数个月）。个体的发展年龄已达到自制力的预期年龄（4 岁）。排便的失禁可以从出生起即出现（即正常婴儿遗粪的异常延续），也可以是在之后的时期出现的、获得性的肠道控制异常。遗粪伴便秘或溢流性失禁是最常见的粪便污染形式，也包括粪便的滞留或堵塞。大便通常（但并非总是）不成型（即稀薄或水样的）。遗粪的频率也有很大差异，可以是偶尔的或持续的。病史中常有回避如厕导致便秘的情况。

2. 遗粪不伴便秘或溢流性失禁 遗粪表现为反复的将粪便排在不适当的地方，持续一段时间（如每月至少 1 次，至少持续数个月）。个体的发展年龄已达到自制力的预期年龄（4 岁）。排便的失禁可以从出生起即出现（即正常婴儿遗粪的异常延续），也可以是在之后的时期出现的、获得性的肠道控制异常。遗粪在正常生理控制的情况下出现，与粪便的滞留和阻塞无关。个体在允许排便的地方排便时不情愿、抵抗或难以适应社会规范。排出的粪便通常具有正常的一致性。不适当的排便行为可能是间歇性的。

二、评估

初诊患者常规进行大便常规检查、腹部 B 超检查、腰骶部 X 线或磁共振检查、智力检查，以有助于排除脊柱裂、痴呆等器质性疾病。同时根据患者的症状表现常规进行心理评估。

三、诊断要点

必须同时符合下述 3 项标准。

1. 遗粪症的诊断只适用于不适当的排便行为反复出现一段时间（如每月至少 1 次，至少持续数个月）。

2. 个体的发展年龄已达到自制力的预期年龄（4 岁）。

3. 排便的失禁可以从出生起即出现（即正常婴儿遗尿遗粪的异常延续），也可以是在之后的时期出现的、获得性的肠道控制异常。

四、鉴别诊断

遗粪症的诊断不适用于行为可以完全归因为某种健康情况时（如无神经节性巨结肠、脊柱裂、痴呆、先天或后天的肠道异常、消化道感染或滥用泻药）。

五、治疗原则与方法

从小训练儿童良好的排便习惯是预防本病的关键。最佳训练时期是 1 ~ 2 岁，培养儿童每天定时排便，并到允许排便的场所，如厕所、马桶等处排便。及时治愈腹泻、便秘等躯体疾病，避免精神创伤等，对于预防本症的发生均有意义。

1. 改善饮食 日间便秘的患者，夜间易遗粪。可通过改善膳食结构，增加粗纤维摄入量和饮水量，减少糖和脂肪摄入量来缓解便秘症状，从而有助于解决遗粪问题。

2. 药物治疗 若饮食改善后仍不能缓解便秘，必要时可在医生指导下服用药物，如缓泻剂或粗纤维片。

3. 如厕训练 当儿童坐下排便时，放踏脚凳支撑双脚，令其获得舒适的姿势，有助于肠道运动，缓解便秘。

4. 心理行为治疗 当发生遗粪症时，保持中立、实事求是的态度有利于儿童缓解压力，及时报告事件并寻求解决方案。让患儿做帮手，进行与年龄相匹配的对意外排泄物的清洁工作，如：将弄脏的衣物放入洗衣机、晾晒清洗后的衣物、准备及整理干净的床单等。父母需要给予支持和耐心，对患儿减少意外排泄的行为给予鼓励，共同探索解决问题的方法及帮助患儿学会新的技能，加强亲子情感沟通与联结。

（崔永华）

参考文献

[1] 中华医学会小儿外科学分会小儿尿动力和盆底学组和泌尿外科学组．儿童遗尿症诊断和治疗中国专家共识[J]．中华医学杂志，2019，99(21)：1615－1620.

[2] Haid B, Tekgül S. Primary and Secondary Enuresis: Pathophysiology, Diagnosis, and Treatment. Eur Urol Focus[J]. 2017, 3(2－3): 198－206.

[3] 李高飞，张心怡，张道龙．排泄障碍的核心特征与治疗[J]．四川精神卫生，2018，31(5)：478－479.

[4] Call NA, Mevers JL, McElhanon BO, et al. A multidisciplinary treatmentfor encopresisin children with developmental disabilities[J]. J Appl Behav Anal, 2017, 50(2): 332－344.

第十章　躯体症状及相关障碍

第一节　躯体症状障碍

躯体症状障碍（SSD）描述了一类以躯体症状及围绕躯体症状产生的心理行为反应为突出表现的临床综合征。此类患者存在一个或多个躯体症状，且对这些症状有过度的思虑、担忧及患病行为，比如反复就医等，常因此造成显著的痛苦和（或）功能损害。

2013 年发布的 DSM－5 中第一次使用“躯体症状障碍”作为诊断名称，并列出诊断标准。与既往 DSM－3、DSM－4，以及 ICD－10 诊断系统中使用的“躯体形式障碍”的诊断标准相比较，相同之处在于均以躯体症状作为核心的临床表现之一；不同之处在于躯体形式障碍诊断要求躯体症状不存在可对应的器质性疾病，对是否存在与躯体症状相关的心理行为特征不作要求；而躯体症状障碍诊断要求存在围绕躯体症状产生过度的想法、情绪和行为，对是否存在躯体症状可对应的器质性疾病不作要求。

基于躯体症状障碍诊断标准的流行病学调查资料较少，结合躯体形式障碍的研究推测，躯体症状障碍在普通人群中的发生率为 4% ~6%，在初级诊疗中的发生率为 5% ~35%。躯体症状障碍患者对症状的过度关注和投入常导致生活质量下降和医疗资源的消耗。

一、临床表现

1. 突出的躯体症状　单一或多种，甚至涉及多个器官系统，令患者痛苦或苦恼。不同患者的症状性质和强度可各不相同，即使同一位患者也可能同时或先后出现各种不同的身体症状。应描述症状的部位、性质、严重程度、频率、持续时间、诱因、加重或缓解因素及伴随症状。

2. 伴随的观念和行为　患者对症状、可能的疾病诊断或自身整体健康状况存在与其严重程度或客观检查不相符的担心甚至怀疑；常产生与健康相关的灾难化的预期；由此导致对症状的高度关注并通过减少日常活动、运动、脑力或体力劳动等回避行为来实现自我保护。因而日常生活受到明显的影响。

3. 反复或频繁的就医　患者常带着躯体症状在多个科室，多名医生处反复就诊，投入大量的时间和精力，进行全面甚至重复地检查。而医生的反应和解释常令患者感到失望、受挫。因而较难建立起相互信任而稳固的医患关系。患者生活中也常发生其他的人际关系困扰，比如家人对患者的症状和就医行为感到不理解。

4. 伴随的情绪症状　常伴随焦虑、抑郁等情绪。

二、评估

1. 患者健康问卷－15（PHQ－15）　15 个条目构成的自评量表，包括 15 个常见的躯体症状，每个症状评0分（没有困扰）、1分（有些困扰）或2分（非常困扰）。根据总分划分躯体症状的程度，<4分为轻微，5~9分为轻度，10~14分为中度，15~30分为重度。可以帮助临床医生快速了解患者的躯体症状的数量及整体严重程度。

2. 躯体症状障碍B标准量表（SSD-12） 12个条目构成的自评量表。此量表针对躯体症状相关的心理行为特征进行测量，分别从认知、情感和行为三个维度进行评估，每个条目包括0分（无）、1分（偶尔）、2分（有时）、3分（经常）、4分（频繁）5个等级。总分为0~48分。可用于SSD的快速筛查。在中国综合医院患者中测得的界值为16分。

三、诊断要点

1. 患者具有持续或反复出现的躯体症状。症状可以为一个或多个，也可以为不固定的症状，但有症状的状态是持续的。这些症状通常不是应激紧张时引发的生理反应或者植物神经症状。

2. 存在与躯体症状或健康状况相关的过度的想法、感觉和（或）行为。

3. 躯体症状及其所致心理行为反应令患者感到明显的痛苦，或对日常生活带来显著影响。

以下情况建议单独做标注：①躯体症状以疼痛为主要表现；②严重程度；③持续超过6个月的病程。

四、鉴别诊断

1. 伴躯体症状的抑郁障碍 抑郁障碍常伴随乏力、胃肠不适等躯体症状，并对躯体症状有过分的担心，需要仔细评估是否存在抑郁的核心症状：情绪低落和兴趣减退，如果躯体症状及过分的认知、情绪和行为反应只存在于抑郁发作的急性期，则不做独立的躯体症状障碍诊断。

2. 焦虑障碍 焦虑障碍和躯体症状障碍均有较高的焦虑水平，躯体症状障碍的焦虑只针对躯体症状和症状相关的健康关注，而焦虑障碍担心的范畴更广，如其他生活领域的担心。

3. 疾病焦虑障碍 躯体症状障碍和疾病焦虑障碍都有过分关注躯体症状、过分的担心和求医行为以及引起痛苦和功能损害。疾病焦虑障碍的躯体症状不突出，患者对于患病的先占观念是主要特征。

4. 分离转换障碍 分离转换障碍和躯体症状障碍都可以表现为躯体不适的症状，患者本人对于症状的关注度和反应常常有助于进行鉴别，躯体症状障碍的患者过分关注躯体症状，反应强烈，而分离转换障碍的患者多表现出对症状的漠视。

5. 躯体变形障碍 躯体变形障碍和躯体症状障碍的患者都表现出与躯体相关的过度思考、情绪反应和行为，都表现出痛苦和功能受损。这两种疾病之间的主要区别是，躯体变形障碍的主要问题是身体特征（丑陋或畸形）外观上存在可感知的缺陷，而躯体症状障碍的主要症状是一种或多种生理症状。

6. 做作性障碍 做作性障碍患者也常以躯体主诉就医、住院，寻求治疗、甚至手术，但与躯体症状障碍的特征性区别是：做作性障碍的患者编造病史、自我制造症状和体征。

五、治疗原则与方法

1. 核心理念，心身并重 医生在治疗全程保持心身并重的治疗态度，摒弃以非此即彼的方式理解、解释和干预症状。关注躯体症状，也关注精神心理症状；探索心理社会因素，也关注躯体疾病线索；专科处置与精神心理科治疗相结合。

2. 治疗策略，逐步递进

（1）全面采集病史，建立稳定的医患关系 采集全面的病史，要点参见“诊断要点”中的内容，并给予简要体格检查。充分使用以患者为中心的医患沟通技能，让患者体验到来自医生的关注和理解，从而建立稳定的医患关系，为推进治疗打基础。

（2）拓宽对症状的理解 认可症状及伴随的痛苦。进行必要的检查，并反馈结果。共情患者在诊治过程中的失望。促进患者整合自身的健康信念，不以躯体疾病作为躯体症状的唯一解释。

（3）帮助患者建立心身联系 可以使用的方式包括通过健康教育，症状日记等。医患双方就进一步治疗达成协议。

（4）根据协商结果开始下一阶段治疗。

3. 治疗方式与选择 综合治疗，可选择的治疗方式包括心理治疗（认知行为疗法、精神动力学治疗、短程整合心理治疗和正念等）、抗抑郁剂等精神科药物治疗、中医药、其他专科对症治疗和物理治疗。目前尚无有突出疗效的治疗方式。建议根据临床资源和患者意愿进行综合治疗。

（魏镜　李涛）

第二节　影响其他躯体疾病的心理因素

影响其他躯体疾病的心理因素（PFAOMC）是 DSM－5 分类中的一种心理障碍，当躯体疾病受到心理或行为因素的不利影响时，可诊断为该病；这些因素可能引发或加重躯体疾病、干扰治疗或增加发病率和死亡率。另外，这些因素不是另一种精神障碍（如单相重性抑郁）的组成部分。

PFAOMC 的危害包括增加患病、致残或死亡的风险。这些影响是急性的（如应激性心肌病）或慢性的（如紧迫感、好斗引起高血压）。

PFAOMC 在整体就诊人群中的发生率缺乏相应的流行病学数据。国内精神心理科医生较少使用此诊断类别，美国的医疗保险数据显示，PFAOMC 诊断在临床中的使用率超过躯体症状及相关障碍类别中的其他诊断条目。

一、临床表现

PFAOMC 包括：退行、否认等防御方式，焦虑、抑郁等精神心理症状，愤怒等应激相关心理反应，人格特点，依恋类型，应对方式等。不同因素的临床表现各不相同，本节仅对部分常见因素的临床表现进行描述。

1. 退行 主要表现为自主性和行为控制能力减退，更多依赖包括医务人员在内的他人。适度退行有利于形成紧密的医患关系。过度退行可表现为在医疗过程中对痛苦、挫折和孤独等负面感受的耐受度降低，抱怨，高需求，苛求，令医务人员或照料者压力和负担增加。

2. 否认 主要表现为对医疗相关问题的不认可，常常在罹患重大疾病的患者中出现对诊断的否认，也可表现为对治疗的不接受。否认在一定程度上可帮助患者保持自主性和抵御患病带来的负面感受，另一方面可造成治疗的延迟或不依从。

3. 焦虑 住院患者的焦虑情绪是常见的，包括死亡焦虑、分离焦虑、怕痛、对生活和身体改变的焦虑、对医疗相关的特定物品或情境的恐惧（如针头、测血压等）。

4. 抑郁 PFAOMC 中的抑郁情绪不构成抑郁障碍，主要表现为烦躁、无助、消沉、悲伤和空虚等负面情绪，可能会导致物质滥用、不依从治疗等现象，甚至被动自杀。

5. 愤怒 主要表现为在医疗活动中呈现的愤怒和敌意。

6. 人格特点 依赖、强迫、表演、自恋和偏执等人格特点均可能对医疗活动产生影响。医务人员常会感到与这些患者建立医患关系是困难的或令人困扰的。

二、评估

目前并没有针对性的评估工具，主要的方式是临床评估或使用涉及因素的其他心理评估量表，如防御方式问卷等。

重要的是能及时发现提示性的临床问题和心理线索，比如疗效与预期有较大差异、依从性不良、医患关系困难等。

三、诊断要点

1. 存在一种躯体症状或疾病（而不是精神障碍）。

2. 心理或行为因素通过下列方式之一危害躯体疾病。

（1）影响躯体疾病的病程，表现为心理因素和躯体疾病的发展、加重或延迟康复间，在时间上高度相关。

（2）干扰躯体疾病的治疗（如依从性差）。

（3）对个体构成了额外的健康风险。

（4）影响潜在的病理生理，促发或加重症状或需要医疗关注。

3. 当这些心理和行为因素不能用其他精神障碍来更好地解释（例如惊恐障碍、抑郁障碍和创伤后应激障碍）时，考虑 PFAOMC。

严重程度可以根据医疗风险程度划分：

轻度 增加医疗风险（如降压治疗依从性差）。

中度 加重躯体疾病病情（如焦虑加重哮喘）。

严重 导致急诊或住院。

极重 威胁生命（如忽视心肌梗死症状）。

四、鉴别诊断

1. 适应障碍 由疾病导致的心理困扰或行为问题称之为适应障碍。而心理或行为问题影响躯体疾病时则应诊断 PFAOMC。比如确诊冠心病可能导致患者出现焦虑情绪，出现回避行为等，此时应诊断适应障碍；而焦虑情绪导致血压不稳，则应诊断 PFAOMC。

2. 疾病焦虑障碍 疾病焦虑障碍的主要临床表现是对罹患某种疾病的过度担心。而 PFAOMC 的主要临床表现是焦虑情绪影响了躯体疾病的治疗和控制等。

五、干预原则

1. 目标 帮助患者了解自己的行为或情绪状态是如何对健康产生不良影响，加剧躯体疾病或干扰治疗的；帮助患者和负责躯体疾病治疗的医生找到有助于患者适应和应对疾病的方式；而非将患者变成“更好的人”。

2. 一般性处理原则

（1）建立合作性的医患关系 使用以患者为中心的沟通技能，倾听、共情、给予恰当的安慰和希望。

（2）对患者进行有关躯体疾病及其治疗的教育 提供恰当的范例，以及其他可提供支持的资源，比如病友团体、疾病教育网站等。

（3）帮助患者理解其感受和行为对疾病和治疗的影响 在此过程中，尽量避免挑战患者的防御方式，避免责骂、贬低或逼迫患者。

（4）积极使用问题解决策略 包括识别问题，澄清问题，提出多种备选方案，考虑后果，进行选择并实施。

（5）纳入负责躯体疾病治疗的医生 共情医生的困难，帮助医生理解患者的心理行为问题，增强应对策略。

3. 多学科合作管理和随访 PFAOMC 的处理需要多学科随诊和管理，诊治躯体疾病的医生需要及早识别患者心理问题对于治疗的影响，及时邀请精神科会诊。精神科医生协助提升医患关系，进行必要的心理干预。不同专业医生之间保持动态沟通，了解患者在躯体疾病诊治中的困境，共商解决策略。患者的定期随访由躯体疾病治疗医生主要负责，精神科医生作为治疗团队的成员参与。

4. 常见的 PFAOMC 干预举例

（1）退行 共情患者的困难或无助体验，给予安慰。避免逼迫患者。协商设定必要的医疗访视和护理，不提供过度访视，也避免惩罚性减少访视。向患者解释过度要求可能导致医务人员回避患者。

（2）否认 当否认不干扰治疗或危害患者时，不必干预。干预时需针对否认背后的感受，如害怕、失控感，进行共情，并帮助患者提高控制感。避免恐吓患者迫使其配合治疗。

（3）焦虑 明确患者恐惧的具体内容，给予针对性的解释或认知治疗，或提供其他相应的解决方案，如疼痛治疗等。必要时可短期使用苯二氮䓬类药物。

（4）抑郁 提供类似患者的成功经验，鼓励其与类似患者交流，增强患者的控制感和治疗过程中的参与感。

（5）愤怒 使用恰当的沟通技能，如癌症疾病管理与有意义地生活（CALM）模型，避免防御性反应（如回避或反击）。

（6）人格特点　避免不恰当的目标，如在住院期间改变患者人格特点。可帮助医生调整应对策略，比如针对偏执型易产生多疑的患者，在进行有创操作前应更仔细地解释。

（魏镜　李涛）

第三节　疾病焦虑障碍

疾病焦虑障碍（IAD）即疑病症，其核心特点是患者对罹患严重进行性疾病的恐惧或对这种想法过分关注，而不是针对症状本身，这种过分关注的根源是患者对其体征或感觉的误解。即使医学检查结果与患者的担心不符合或者医生再三向患者解释，患者的过分关注仍然一直存在。

关于疑病症有两个争论贯穿现代精神病学史，争论之一在于疑病症是否是一种独立的疾病单元，这一问题是 Gillespie. Kenyon 提出的。在一篇引用率高但方法学上可能存在缺陷的研究中，作者得出结论：疑病症实际上总是继发于其他精神障碍，一般继发于抑郁障碍。Barsky 和一些同事使用了源于 DSM－3 的一组标准，全面研究了具有疑病主诉的患者，发现具有疑病主诉的患者很少有人能够达到疑病症的诊断标准，提示疑病症是某种疾病谱上的一部分，而不是独立的疾病单元，也不可能是一种异质性的精神障碍。争论之二，疑病症是否应该被保留在 DSM 的躯体形式障碍一章中，或应该被归入焦虑障碍一章作为“强迫障碍谱系”的一部分。但是，初步的功能影像学研究表明，强迫障碍患者和疑病症患者脑功能活动状况迥异。如今，DSM－5 将其更名为疾病焦虑障碍，仍然归属于躯体症状及相关障碍。而即将出版的 ICD－11 保留原名将其归属于强迫及相关障碍。

一些近期研究显示，在医疗机构就诊的患者中疑病症的患病率在 3%～9%。此前已经提到，一些其他精神障碍的患者会有伴发疑病症状，尤其多见于抑郁障碍和焦虑障碍，而其他一些疾病的患者可能会出现短暂的疑病症状，多见于严重躯体疾病患者。

一、临床表现

1. 患者存在先占观念，坚持认为可能患有一种或多种严重进行性的躯体疾病，正常的感觉被患者视为异常，患者很苦恼；患者把注意力集中在身体的一个或两个器官或系统，患者对患病的坚信程度以及对症状的关注重点，在每次就诊时通常有所不同，常伴明显的抑郁和焦虑。

2. 反复就医及进行健康相关医疗检查行为，或对健康相关事务的适应不良性回避行为。

3. 患者过度担忧，总是拒绝接受不同医生关于其症状并无躯体疾病的解释和保证，并频繁更换医生寻求安慰与保证。

4. 害怕药物治疗。

5. 上述症状导致显著的痛苦，或导致个人、家庭、社交、学业和职业等重要领域功能的显著损害。

本障碍无明显的家庭聚集性，很少在 50 岁以后首次发病，病程常为慢性波动性。很多患者，特别是轻症患者，仅在基层保健机构或非精神科就诊，转诊精神科困难，伴发残疾程度差异性很大，临床常见某些患者以症状左右或操纵家庭及社会关系，少数患者的社会功能基本正常。

二、评估

1. 疾病态度量表中文版（IAS－CV） IAS 是 Kellner 于 1986 年在 Pilowsky 等对疑病症认知特点的概念化研究基础上编制的自评量表，主要用于测量躯体症状障碍患者与疾病相关的信念、恐惧和态度，是国外使用较为成熟的问卷。通过演绎法形成 29 个条目，每个条目 5 级评分。包括 9 个因子，分别是担心疾病（WI），患者担心患有某种严重疾病；疼痛关注（CP），患者担心躯体的疼痛体验是潜在疾病的征兆；健康习惯（HH），指患者回避可能会危害健康的行为；疑病信念（HB），患者坚信自己生病，即使医学上未能做出诊断；死亡恐惧（TH），患者对死亡的惧怕；疾病恐惧（DP），担心患有某种具体的疾病；躯体的先占观念（BP），指对可能会预示着疾病的身体感觉的敏感性；治疗经历（TE），患者寻求治疗的频率或次数；症状影响（ES），躯体症状对患者整体功能影响的程度。其中，22 题（你现在被确诊患有某种疾病吗？如果有请写下来。）和 26 题（你认为看过的所有医生中，他们的诊断治疗水平怎么样？）为附加条目，不计入总分。IAS－CV 筛查疾病焦虑障碍的划界分为 44 分。

2. 改良耶鲁－布朗强迫评定量表——疑病症（H－YBOCS－M）。

3. 人格诊断问卷（PDQ）和防御方式问卷（DSQ）及焦虑抑郁状态评估（PHQ－9，GAD－7）。

三、诊断要点

1. 患有或感染某种严重疾病的先占观念。

2. 没有躯体症状，如果存在，其强度也是轻微的。如果存在其他躯体疾病或有发展为某种躯体疾病的高度风险（例如存在明确的家族史），其先占观念显然是过度的或不成比例的。

3. 对健康状况有明显焦虑，个体容易对个人健康状况感到恐慌。

4. 个体有过度的与健康相关的行为（例如反复检查自身的躯体疾病的体征）或表现出适应不良的回避（例如回避就医和住院）。

5. 疾病的先占观念存在至少 6 个月，但所害怕的特定疾病在那段时间内可以变化。

6. 与疾病相关的先占观念不能用其他精神障碍来更好地解释，如躯体症状障碍、惊恐障碍、广泛性焦虑障碍、躯体变形障碍、强迫症或躯体妄想障碍。

需标注是否是：

寻求服务型　频繁寻求医疗服务，包括就医或接受医疗检查和操作。

回避服务型　很少寻求医疗服务。

诊断标准参见 DSM－5。

四、鉴别诊断

1. 躯体疾病 有些躯体疾病在早期可能难以找到客观的医学证据，经过适当的评估后，假如患者罹患躯体疾病的可能性很低，那么接下来应该考虑疑病症状及与其他精神障碍有关。因此各类躯体症状及相关障碍的诊断要求病程至少要6个月及以上，有的甚至要求2年以上，以便自然排除各类躯体疾病所引起的躯体不适。

2. 抑郁障碍 抑郁障碍常伴有躯体不适症状，而疾病焦虑障碍也常伴有抑郁情绪。抑郁障碍以心境低落为主要临床表现，可有睡眠障碍、纳差，无价值感和自责，但是老年患者会否认伤心或其他抑郁情绪等症状，求治心理也不如疾病焦虑障碍者强烈。

3. 精神分裂症 早期可有疑病症状，但其内容常常荒谬离奇，患者的信念具有怪异性质，可能坚信他或她外观令人不快或躯体外形发生了改变，伴有思维障碍和常见的幻觉妄想，患者并不积极求治。

4. 焦虑障碍 焦虑障碍的患者可能有疾病焦虑和躯体症状，此时的疾病焦虑是他们众多焦虑之一；惊恐障碍所伴有的疑病常常与惊恐相伴，而疾病焦虑障碍的担心多为长期的；强迫障碍对疾病的焦虑是强迫思维的结果，并常用强迫行为或仪式行为来缓解焦虑。

容易造成混淆的是疾病焦虑障碍患者会出现继发的焦虑、抑郁症状。一般说来，分清各种症状出现的时间先后顺序，将有助于鉴别疾病焦虑障碍与其他精神障碍。

五、治疗原则与方法

1. 早期转诊到精神科并接受相应治疗 防止患者继续“病人化”角色以及发展为慢性残疾。治疗中应注意以下问题。

（1）重视医患关系 要以耐心同情、接纳的态度对待患者的痛苦和诉求，理解他们躯体不适的真实性，而不是“想象的问题”或“装病”。医生不否定患者的体验是建立医患关系的重要基础。

（2）重视连续的医学评估 早期阶段应做彻底的医学评估和适当的检查，医生应对检查结果给予清楚的报告并进行恰当的解释，解释既不能加重患者对不适躯体体验灾难化的推论，也不应彻底否认患者的躯体问题。在治疗的过程中，如果躯体症状加重或出现新的症状，均必须进行适当的检查和评估而排除器质性障碍。

（3）重视心理和社会因素评估 在确定躯体症状的躯体因素可能是患者的病因之一后，应尽早引入心理社会因素致病的话题，医生应尽可能早地选择适当的时机，向患者提出心理社会因素与躯体疾病关系问题的讨论，要鼓励患者把他们的疾病看成是涉及躯体、心理和社会因素的。

（4）适当控制患者的要求和处理措施 医生要避免承诺安排过多的检查，以免强化患者的疾病行为。医生可以定期约见患者，提供必要的检查但不能太频繁，这样一方面可以避免误诊，另一方面可减轻患者的焦虑。要对家庭成员进行相关疾病知识的教育，因为家庭成员也可能强化患者的疾病行为。

2. 药物治疗 应用精神药物进行对症治疗十分重要，由于患者症状的多元性，常常合并使用精神药物。对伴有抑郁和焦虑的患者，可选用抗焦虑药物及三环类、SSRI

和 SNRI 等抗抑郁药物治疗；对有偏执倾向的患者可使用小剂量非经典抗精神病药物治疗。

3. 心理治疗　心理治疗目的在于让患者逐渐了解所患疾病之性质，改变其错误的观念，解除或减轻精神因素的影响，使患者对自己的身体情况与健康状态有一个相对正确的评估，逐渐建立对躯体不适的合理性解释。医生对医学检查结果做出合理的解释，适当的做出承诺和必要的保证也具有一定的治疗作用。目前常用的心理治疗有认知疗法、认知行为治疗、精神分析和森田疗法等，不同的心理治疗方法各有千秋，临床上均可选用。治疗过程中焦点应该从症状或疾病本身逐渐转移到患者的社会或人际关系问题上。

（陈　群）

参考文献

[1] 中国医师协会精神科医师分会综合医院工作委员会,“医学难以解释的症状”临床实践中国专家共识[J]. 中华内科杂志,2017,56(2):150 - 156.

[2] Henningsen P. Management of somatic symptom disorder[J]. Dialogues ClinNeurosci,2018,20(1):23 - 31.

[3] American Psychiatric Association. Diagnostic and Statistical Manual of Mental Disorders[M]. 5th ed. Arlington:American Psychiatric Association,2013.

[4] Van den Heuvel OA,Veltman DJ,Groenewegen HJ,et al. Disorder - specific neuroanatomical correlates of attention bias in obsessional - compulsive disorder,panic dis - order,and hypochondriasis[J]. Arch Gen Psychiatry,2005:62922 - 62933.

第十一章　物质使用或成瘾行为所致障碍

第一节　酒精使用所致障碍

2017 年中国精神卫生调查显示：物质使用障碍的患病率是继焦虑、抑郁障碍位居第三位的精神障碍。酒精使用所致障碍包括：酒精的有害使用模式和酒精依赖。酒精所致障碍包括：酒精中毒、戒断反应以及酒精所致的精神行为障碍和躯体障碍。由于精神科临床遇到的多数是重度饮酒的患者，所以有害饮酒模式在本书不涉及，但作为临床医生须知道 WHO“低风险”饮酒的概念：成年男性每天饮酒小于或等于 2 个标准杯，女性为 1 个标准杯（1 个标准杯 = 10g 纯酒精），超过此标准出现酒精所致问题的概率增大。

【酒精依赖】

酒精依赖是慢性、进行性和复发性大脑的疾病，反复或持续性的酒精使用改变了大脑的功能和结构。酒精依赖与其他躯体及精神疾病伴发。其特点是失去控制、强制性使用和负性情绪的发生。

一、临床表现

酒精依赖主要表现为：对饮酒有强烈渴求，无法控制的使用（这是诊断的要点）；饮酒优于其他一切，继而造成家庭、事业和社交功能损害；尽管躯体、精神和社会损害发生，仍持续性使用；可以出现耐受性增加和躯体依赖；减少或停止使用时可出现戒断症状。

二、评估

1. 神经心理测量　《酒精依赖筛查自评问卷》（CAGE 量表）：有两个问题回答肯定，即有酒精依赖可能；《密歇根酒精依赖筛查量表》：总分≥5 分，提示酒精依赖；《酒精使用障碍筛查量表》（AUDIT 量表）：得分大于 20 分，提示酒精依赖。

2. 其他辅助检查　血液及呼出气酒精检测、生物标记物检测包括 γ-谷氨酰转肽酶（GGT）、丙氨酸氨基转移酶、平均红细胞体积、糖缺乏性转铁蛋白等以及其他常规检测。特别是 GGT 的升高，提示有大量饮酒的情况，可作为患者饮酒情况的检测指标。

三、诊断要点

1. 对酒精的控制使用的能力受损。
2. 对酒精有强烈心理渴求。
3. 尽管已经因为饮酒导致伤害或不良后果却仍然持续使用。
4. 可出现躯体依赖。

5. 以上症状至少持续 12 个月，但如果酒精使用是持续的（每天或几乎每天），则至少 1 个月即可进行诊断。

详细诊断标准参见 ICD－11。

四、鉴别诊断

危险及有害性饮酒：是介于社交性饮酒和酒依赖之间的一种状态。对个体的躯体或精神健康造成损害，或出现导致伤害他人健康的行为问题。如不干预日后可能发展为酒精依赖。

五、治疗原则与方法

1. 强制治疗 治疗不一定是自愿的。来自家庭和周围人强制可以显著提高治疗的准入率和保留率，这样能使患者最终得到全面的治疗干预。

2. 脱瘾治疗 使患者停止使用和减少酒精对健康的损害，但医生一定要明白脱瘾治疗仅仅是酒精依赖急性期治疗的第一步，其本身并不能改变长期的酒精使用问题。

3. 需要多种形式的综合治疗 包括戒酒药物治疗和心理治疗，二者均十分重要，应该同时进行。

（1）药物治疗 目前国际比较公认的戒酒药物为：纳曲酮、阿坎酸、戒酒硫和托吡酯等。这些药物对于延长戒酒时间或减少饮酒量起到了一定作用。

（2）心理治疗 行为治疗、家庭治疗和团体治疗均为有效的治疗手段（详见心理治疗部分）。

（3）动机性访谈 能够激发患者改变的动机，促使其进入戒酒治疗和在治疗中发生改变。

（4）自助疗法 如参加戒酒者匿名互助会，被证明是非常有效的康复措施。还包括家属互助会。这些互助措施对患者的长期康复起到了相当重要的作用。

4. 要重视酒精共病的评估和治疗 包括酒精依赖共病精神和躯体疾病。

5. 治疗期间须持续监督患者的酒精使用情况 尤其是家人的监督，这可以帮助患者减少使用的冲动，还可以向医生提供复发的早期迹象。

6. 保持足够的治疗时间 研究表明，大多数成瘾者至少需要 3 个月的治疗时间才能明显减少或停止使用，而且好的结果会随着治疗时间的延长而出现。

【酒精过量中毒】

酒精过量中毒是发生于酒精使用期间或使用后不久出现的一种具有临床显著意义的短暂性障碍，表现为意识、认知、感知觉、情感、行为或协调性的紊乱。这些症状是由酒精的药理作用所致，其严重程度与酒精使用量密切相关。症状持续时间短，且随着酒精从体内的清除而逐渐减轻。中毒严重时可能会出现昏迷，进而危及生命。

一、临床表现

酒精过量中毒初期可表现为兴奋状态：自控能力下降、兴奋话多、言语轻佻和行为冲动等；之后可出现抑制状态：步态不稳、困倦、嗜睡等症状。可伴有意识障碍，多数经数小时或睡眠后恢复正常。患者可以在急性酒精中毒后出现短暂遗忘。

酒精中毒的症状和体征差别较大，取决于以下因素：遗传因素，摄入酒精的类型、饮酒总量和速率，饮酒的频率和模式等。在无长期酗酒史的个体中，临床体征通常与特定范围的血液酒精浓度（BAC）相关，浓度越高，症状越重：BAC 为 0.01% ~0.1%（<100mg/dl 或 22mmol/L）时，可能出现欣快和协调功能和认知功能轻微缺陷；BAC 为 0.10% ~0.20% 时，协调功能和运动技能缺陷更大，共济失调、判断力受损、言语不清和情绪不稳；BAC 为 0.20% ~0.30% 时，可出现思维混乱和意识模糊；BAC 超过 0.30% 时，可发生昏睡甚至昏迷和呼吸抑制，可能造成死亡。

二、评估

1. 血清酒精浓度 测定血清乙醇浓度是确定患者酒精水平的方法。

2. 呼出气酒精浓度测定 可更快速地获得结果，但所得的乙醇浓度通常稍低于根据静脉血测得的浓度。

3. 其他化验检查 血常规、电解质、肝功能、肾功能、心肌酶、淀粉酶、心电图和颅脑 CT 等。

三、诊断要点

1. 在饮酒过程中或不久后出现明显的临床症状或体征，包括言语不清、共济失调、步态不稳、眼球震颤、注意或记忆损害及意识障碍等。

2. 排除其他躯体、精神障碍及其他物质中毒。

详细诊断标准参见 ICD－11。

四、鉴别诊断

酒精过量中毒诊断前应考虑与低血糖、低氧血症、肝性脑病及其他物质的过量使用等情况相鉴别。

五、治疗原则与方法

轻度酒精中毒一般无需特殊治疗。卧床、休息、保暖、饮水和防止误吸为基本处理原则。中重度酒精中毒治疗原则为：促进酒精代谢及排出，降低体内酒精含量；对症治疗；预防并发症。

1. 降低体内酒精含量

（1）洗胃 可考虑 1% 碳酸氢钠或 0.5% 活性炭混悬液洗胃。

（2）促进酒精代谢 可考虑 50% 葡萄糖 100ml 静脉推注，同时维生素 B_6 100mg，维生素 B_{12} 0.5mg 或 1mg，烟酸 100mg 等肌内注射。

2. 脱毒治疗

（1）纳洛酮 重度酒精中毒昏迷，呼吸抑制，低血压休克者可使用纳洛酮 0.4 ~0.8mg 静脉推注，必要时可每隔 20 分钟重复给药。

（2）氟马西尼 国外大样本开放性研究显示，分次小剂量静脉注射氟马西尼，每次 0.1mg，每分钟 1 次，总量最高达 5mg，可促进急性酒精中毒昏迷患者苏醒，但是该结论尚需临床随机对照研究支持。

3. 对症支持治疗 纠正水电解质紊乱、维持呼吸功能、预防感染和防止脑水肿等。

【酒精戒断】

酒精戒断是在长期反复、高剂量使用酒精后，突然停止或减少使用后出现的一组生理、心理反应症状群，往往发生在停饮后6~8小时，常在末次饮酒72小时达到高峰，通常一周左右消失。其严重程度和持续时间各不相同。躯体状况差，年龄较大，使用时间较长者戒断时间可能持续更长。

一、临床表现

1. 自主神经活动增强 血压体温波动、心悸、焦虑。

2. 震颤、恶心或呕吐、失眠。

3. 癫痫大发作 一般停止饮酒或酒量减少后12－48小时发生，第一次发作后4－6小时可以再发作。

4. 精神病症状 听、视、触幻觉，特别是幻视。妄想，精神运动性激越。

5. 意识障碍 表现为定向力障碍，症状以夜间为重。

一般出现癫痫、精神病症状、激越和意识障碍属于重度戒断症状，需及时处理。

二、评估

1. 神经心理测量 酒精戒断评估量表（CIWA－Ar）8分以下为轻度戒断，不需药物处理；9~15分为中度戒断，需要药物干预；15分以上为重度戒断。重度戒断如不及时处理，可能发生严重医学并发症。建议用戒断综合征评定量表评定戒断症状的严重程度以指导使用替代药物。

2. 其他辅助检查 生命体征监测、电解质、肝肾功能、血糖、心电图等。电解质的紊乱特别是低血钾可造成心脏问题，低血镁可引起兴奋性增加，所以，及时测查可及时指导临床治疗。

三、诊断要点

发生于长期、大量使用酒精的个体停止或减少使用酒精后，主要表现为：自主神经活动增强、双手震颤、恶心或呕吐、失眠、焦虑和精神运动性激越，可有短暂的幻视、幻触或幻听，注意力分散。少数情况下可能有痫性发作。还可能发展为严重的谵妄。

详细诊断标准参见ICD－11。

四、鉴别诊断

1. 与内科疾病的鉴别 应注意与低血糖、冠心病、心动过速和帕金森病等疾病的鉴别。

2. 与其他精神科疾病的鉴别 戒断反应出现的幻觉、妄想等精神病性症状要与精神分裂症谱系障碍相鉴别；震颤谵妄要与其他脑器质性疾病或躯体疾病所致的谵妄相鉴别，还要与药源性谵妄相鉴别。

五、治疗原则

应遵循全面评估、个体化治疗和综合治疗的原则。

1. 治疗环境 安静、平和、远离酒精的环境非常重要。门诊脱瘾治疗仅针对轻微戒断症状患者。住院治疗为酒精戒断患者提供了最安全的脱瘾治疗环境。

2. 替代治疗 目前国际上主要使用苯二氮䓬类药物替代治疗。有三种给药方案：固定剂量给药、负荷剂量给药和症状触发给药。

（1）固定剂量给药 固定时间、固定剂量给予苯二氮䓬类药物，随着戒断症状的减轻逐步递减，直至停用。

（2）负荷剂量给药 快速、短期给予负荷剂量的长效苯二氮䓬类药物，药物水平通过自然代谢减少。震颤谵妄的处理需要负荷剂量给药。

（3）症状触发给药 仅在患者出现戒断症状时才给药，并定期监测生命体征和病情，此方法能够快速的处理戒断反应，且用药总剂量更低，通常可以在数日内逐渐调整至极低剂量或停药。

一般使用长效苯二氮䓬类药物，常用的有：地西泮、氯硝西泮和利眠宁等。其优点为：可有效控制癫痫发作，减少每日给药次数，停药后反跳症状轻微，滥用的风险相对低。但对于肝功能明显异常和有呼吸问题的患者，需使用短效苯二氮䓬类药物，目前常用的药物为：劳拉西泮和奥沙西泮。

3. 支持治疗 纠正水电解质紊乱、补充营养、休息等。

4. 补充B族维生素及叶酸 尤其注意补充维生素 B_1，可预防韦尼克脑病。叶酸的补充可治疗巨幼红细胞贫血。

5. 处理并发症 对症处理肝肾功能、心脏并发症、胰腺疾病、消化道出血和感染等。

【酒精所致精神病性障碍】

酒精所致的精神病性障碍是在长期大量饮酒下出现的慢性酒精中毒症状，表现为在无明显意识障碍的情况下，出现幻觉、妄想等精神病性症状，可伴有情感症状、精神运动性兴奋或抑制。

一、临床表现

1. 酒精所致幻觉 酒精依赖患者长期性饮酒或大量饮酒后出现以幻觉为主的症状，不包括醉酒、震颤谵妄状态下的错觉、幻觉等。常见幻视、幻听。

2. 酒精所致的妄想 多见于嫉妒妄想，慢性酒精中毒或酒精依赖者坚信配偶对自己不忠贞，以男性患者多见。

二、诊断要点

酒精用量和持续时间足以能够导致精神病性症状产生。精神病症状可发生在饮酒期间或急性停酒后。这些症状不能用某个原发性精神障碍或其他物质诱发的精神障碍更好地解释。

详细诊断标准参考 ICD－11。

三、鉴别诊断

1. 精神分裂症谱系障碍 酒精所致的幻觉或嫉妒妄想应考虑与精神分裂症谱系障碍鉴别，前者有长期大量饮酒史。

2. 脑器质性精神障碍 有脑器质性疾病基础，无长期大量饮酒史，但需要注意共病的情况。

四、治疗原则与方法

治疗应遵循以下原则：评估躯体状况，支持治疗的基础上积极处理精神病症状；系统评估患者潜在风险及安全性，与家属共同保护患者安全；制定戒酒方案，并由家属监督执行。

1. 精神病性症状的治疗 推荐第二代抗精神病药。兴奋激越症状明显者，可肌内注射小剂量氟哌啶醇。待精神病性症状消失后逐渐减停药物。

2. 抑郁、焦虑症状 可选择新型抗抑郁药对症处理，焦虑突出者，可加用抗焦虑药。

3. 精神运动性兴奋 可使用苯二氮䓬类药物肌内注射或持续静脉滴注。若不能控制，可选用小剂量氟哌啶醇肌内注射，也可选用第二代抗精神病药对症处理。

4. 其他治疗 包括躯体疾病的治疗、戒酒治疗、社会心理干预等。

（李　冰）

第二节　大麻使用所致障碍

大麻及其衍生物指所有来源于大麻植物的产品，包括大麻植物干品、大麻树脂和大麻油等，其中主要包含的天然化学物质为具有较强精神活性的δ-9-四氢大麻酚（THC）和无精神活性的大麻二酚（CBD）。大麻使用所致障碍是指由于使用大麻及其衍生物而导致的各种精神障碍的统称，包括有害使用方式、依赖、中毒、戒断，以及所致精神病性障碍和情绪障碍等。《2019年世界毒品问题报告》表明大麻是目前全球年销量最大、使用范围最广的一类成瘾性物质。《2019年中国毒品形势报告》显示，我国2019年约有2.4万人滥用大麻，以外籍人员、有境外学习和工作经历者及演艺人员为主。

【大麻依赖】

一、临床表现

长期滥用大麻可导致大麻依赖，伴随一系列心理和行为变化，主要包括以下三个方面。

1. 产生耐受性，停药后出现焦虑、抑郁、烦躁不安、精神差、疲乏、皮肤蚁走感和失眠等戒断症状。

2. 滥用者存在不同程度的心理渴求，无法控制大麻使用频度和剂量，出现强迫性觅药行为。

3. 长期使用可导致记忆力受损、理解力下降、注意力难以集中和感知觉障碍等。

二、评估

1. 大麻及其衍生物检测 以尿液为样本，对 δ－9 THC 代谢产物（主要为 THC 羧化酶）进行免疫测定，其检测下限是 20～100ng/ml。我国目前使用的大麻金标筛选试剂盒可快速检测在 96 小时内是否存在大麻滥用行为，检测阈值为 50ng/ml。

2. 其他检查 大麻显著影响心血管功能，心电图检查常显示心动过速，血压偏低。因此胸痛提示可能存在心肌缺血或梗死的患者，需要进行 12 导联心电图检查和心脏肌钙蛋白 T 或 I 检测；大麻也可影响呼吸道，病情稳定的患者如出现胸痛，需考虑有无自发性气胸，可进行影像学检查以明确诊断。

三、诊断要点

1. 对使用大麻的控制能力受损。
2. 使用大麻优先于生活中的其他事项。
3. 尽管了解使用大麻会带来明显的问题，但仍在继续使用。
4. 通常伴随着使用大麻的主观冲动或渴求。
5. 出现依赖相关的生理特征，包括大麻的耐受性，停止或减少使用大麻后出现戒断症状，反复使用大麻或药理相似的物质以预防或缓解戒断症状。
6. 以上症状至少持续 12 个月，或者连续每天使用大麻至少 1 个月即可诊断。

四、鉴别诊断

1. 心境障碍 大麻滥用者可出现情感高涨、易激惹、兴奋和冲动等类躁狂状态；亦可出现情感低落、精力下降和兴趣减退等抑郁状态，故应与心境障碍鉴别。通过询问物质滥用史，进行实验室检查可鉴别。

2. 焦虑障碍 大麻滥用者可伴有焦虑、烦躁不安等表现，应与焦虑障碍鉴别。可通过物质滥用史、实验室检查等进行鉴别。

五、治疗原则与方法

目前尚无治疗大麻滥用和依赖的有效药物。临床以心理行为治疗为主，包括认知行为治疗、动机强化治疗和列联管理等。针对戒断症状一般给予对症处理。

【大麻急性中毒】

一、临床表现

大麻急性中毒是在使用过程中或使用后短时间内发生的短暂性疾病，症状的主要表现为兴奋、愉悦、欣快、注意力下降、判断力受损、感知觉障碍、焦虑、躁动不安、惊恐和食欲增加；体征主要表现为眼睛结膜充血、心动过速。

二、评估

1. 大麻及其衍生物检测 参见大麻依赖。

2. 其他检查 对出现显著激越状态或癫痫发作的患者需进行血糖测定。根据患者的实际情况，还应进行血电解质、尿素氮和肌酐、肌酸激酶和12导联心电图监测等检查。

三、诊断要点

1. 在使用大麻的过程中或不久后出现的意识、认知、知觉、情感、行为或协调性方面的障碍。
2. 由大麻的药理作用引起，中毒程度与物质的使用量密切相关。
3. 症状可随着大麻从体内清除而逐渐减弱。

四、鉴别诊断

其他药物急性中毒：大麻急性中毒主要表现为出现一过性的抑郁、焦虑、惊恐、幻觉等症状，需与其他药物急性中毒鉴别。可通过询问物质滥用史、实验室检查以及临床表现等进行鉴别。

五、治疗原则与方法

大麻过量中毒一般给予基本支持治疗和对症处理。如果合并呼吸循环衰竭，应给予必要的呼吸和循环支持；对于同时伴有电解质紊乱的患者，应给予相应处理。对于过量中毒后的精神病性症状、激越、情绪症状、睡眠障碍等可给予相应的精神科药物治疗。药物应以小剂量开始，密切关注不良反应的出现并及时处理。症状缓解后的维持治疗时间尚缺乏循证医学依据，但临床上常采用试探性减停药物的措施。

【大麻所致精神病性障碍】

一、临床表现

在使用大麻期间或之后立即出现的一类精神现象，其特点为鲜明生动的幻觉、妄想或牵连观念、精神运动性兴奋以及异常情感表现，但不存在严重的意识障碍。典型病例在1个月内可部分缓解，在6个月内痊愈。

二、评估

1. 大麻及其衍生物检测 参见大麻依赖。

2. 心理评估 主要包括精神症状和人格特征的评估，如艾森克人格问卷、汉密尔顿抑郁量表等。

三、诊断要点

1. 在大麻中毒期间或之后不久出现的精神病性症状，如妄想、幻觉、思维混乱及严重的行为紊乱等。
2. 症状的强度或持续时间超过了与大麻中毒有关的精神病样感知、认知或行为障碍。
3. 大麻的使用量和使用持续时间必须能够产生精神病性症状。

4. 原发性精神障碍（如精神分裂症，伴有精神病性症状的心境障碍）无法更好地解释患者出现的精神病性症状。

四、鉴别诊断

1. 精神分裂症 部分患者使用大麻后出现幻觉、妄想等精神病性症状，容易与精神分裂症混淆，可以通过询问药物滥用史和实验室检查等进行鉴别。

2. 心境障碍 部分患者使用大麻后表现为情感高涨，需要与心境障碍中的躁狂发作进行鉴别。可通过询问药物滥用史和实验室检查等加以鉴别。

五、治疗原则与方法

1. 一般支持治疗 将患者置于安静环境中，避免外界刺激；给予充分安慰和支持，减少因幻觉、妄想等精神病性症状引发意外的风险。

2. 精神病性症状 出现幻觉、妄想等精神病性症状时，推荐口服非典型抗精神病药物，如利培酮、奥氮平等。待症状消失后可逐渐减少药物剂量，视情况予以维持治疗。

3. 抑郁、焦虑症状 出现抑郁症状时，建议使用选择性5－羟色胺再摄取抑制剂等新型抗抑郁药物。出现焦虑症状可使用苯二氮䓬类药物，但应注意防止此类药物滥用，若焦虑症状持续存在，建议选用抗抑郁剂或非苯二氮䓬类抗焦虑药物治疗。

（时　杰）

第三节　阿片类使用所致障碍

《2019年中国毒品形势报告》指出，截至2019年底，中国现有吸毒人员214.8万名。其中滥用冰毒人员118.6万，是我国滥用人数最多的毒品；其次滥用海洛因80.7万名，位居第二。

阿片类使用所致障碍表现为阿片类使用的模式和结果。除阿片类过量中毒外，阿片类诱导依赖的特性也会使一些个体产生阿片类依赖，并在减少或停止使用时产生戒断症状。阿片类与躯体的大多数器官和系统的各种形式的危害的密切关联，可分为阿片类单次有害性使用、以及阿片类有害性使用模式。阿片类有害性使用也包括阿片类过量中毒导致的行为对他人造成伤害。一些阿片类所致的精神障碍已被认识。

【阿片类依赖】

一、临床表现

在既往12个月出现下述症状者均可诊断为阿片类物质依赖。

1. 强烈的渴求　表现使用药物的强烈意愿或带强制性的愿望，不能自控。

2. 特征性的戒断症状　在停药数小时到数天内出现下列症状中3项者：心境恶劣、恶心或呕吐、肌肉酸痛、流泪流鼻涕、瞳孔放大、汗毛竖起、或出汗、腹泻、呻吟、发热和失眠。

3. 出现耐受状态　表现使用剂量逐渐增加。

4. 尽管知道对躯体及家庭的影响是因为使用阿片类物质造成的，仍然坚持使用。

5. 多次复吸。

6. 实验室检查　尿吗啡检测阳性。

二、诊断要点

阿片类依赖是由反复或持续性使用阿片类所致的使用失调节性障碍。表现为对阿片类的强烈的内在驱动力，导致控制使用的能力受损、阿片类的使用优先于其他活动、以及尽管已经因为使用导致伤害或不良后果却仍然持续使用。常伴随主观上对使用的强烈渴望或渴求，也可出现躯体性依赖，包括对阿片类耐受性增强、因减少或停止使用而出现戒断症状、或需反复使用阿片类或药理学相似的物质以减轻戒断症状。这些依赖的特征通常明显持续至少12个月，但如果阿片类使用是持续的（每天或几乎每天），则至少1个月即可进行诊断。

三、治疗原则与方法

1. 治疗原则　治疗的目的是终止阿片类物质的使用。在这个过程中，减轻渴求和处理戒断症状是治疗的第一步，然后药物治疗和康复措施同时进行，逐渐矫正依赖行为，防止复发。最后再训练或扶植劳动就业，使之重新回归社会。

2. 脱毒治疗　需要制定个体的治疗方案。

（1）美沙酮脱毒治疗　美沙酮是合成的阿片类镇痛药，属于完全激动剂，使用适宜剂量可以控制阿片类戒断症状，每日服药1～2次，逐渐递减使用剂量可在1～2周，完成替代递减治疗。

（2）盐酸丁丙诺啡脱毒治疗　盐酸丁丙诺啡具有阿片受体激动－拮抗双重作用。目前临床只可使用其舌下含片用于戒毒。可在戒断的初期使用，也可在美沙酮的替代递减后期使用；可用于替代递减，某些地区也用于维持治疗。

（3）苯胺咪唑啉（可乐定）药物脱毒治疗　为中枢降压药，可直接激动下丘脑及延髓的中枢突触后膜α_2受体，使抑制性神经元激动，减少中枢交感神经冲动传出，从而抑制外周交感神经活动。系非阿片类的非成瘾药物；不致欣快。使用过程中应该注意血压的变化情况。

（4）中成药治疗　目前已有数种中成药被批准用于临床脱毒。

3. 对症处理　针对躯体问题进行治疗例如：皮肤的局部感染、体内异物、肝功能障碍和传染病等。

4. 康复治疗　目前常用于康复治疗的药物是阿片受体的拮抗剂（纳曲酮），疗效肯定，国内研究证明苯胺咪唑啉、盐酸丁丙诺啡舌下片和中成药均可提高操守率。2004年2月，由卫生部、公安部和国家食品药品监督管理局最先实施全国海洛因成瘾者社区药物维持试点工作，时至今日，美沙酮维持治疗已经成为成熟的治疗模式。

【阿片类药物过量中毒】

阿片类过量中毒是一种具有临床显著性的短暂性障碍，发生于阿片类使用期间或使用后不久，表现为意识、认知、感知觉、情感、行为或协调性的紊乱。这些症状是由阿片类已知的药理作用所致，其严重程度与阿片类使用量密切相关。症状持续时间短，且随着阿片类从体内的清除而逐渐减轻。症状表现可包括：嗜睡、心境改变（如不适当的欣快感、之后情感淡漠和烦躁）、运动减少、判断受损、呼吸抑制、言语含糊、注意或记忆的损害。严重者可昏迷。体征：瞳孔收缩（“针尖样”瞳孔）是阿片过量中毒的特征性体征，但合成阿片类可能不出现。严重的阿片类过量中毒可导致呼吸的过度抑制，甚至死亡。

一、临床表现

典型症状为昏迷和针尖样瞳孔、呼吸抑制。阿片类药物和其他药物混合使用，典型症状被其他药物中毒的症状所掩盖。不同的阿片类药物中毒，除上述主要特征外，又略有不同，丙氧酚中毒可见肺水肿，并迅速导致呼吸停止、死亡。哌替啶（度冷丁）中毒的患者持续肌痉挛导致癫痫大发作。单独应用可待因极少致死，但是如果和阿司匹林、苯乙哌啶酮（导眠能）、咖啡因或非那西汀混合使用，则会掩盖最初的中毒症状，导致死亡。芬太尼中毒表现为嗜睡，如果注射喷他佐辛（镇痛新）可以引起血管硬化和局部感染。

二、诊断要点

阿片类药物中毒临床表现多见于注射使用、吞服者，尤其是静脉使用药物者更为多见。

1. 有使用阿片类药物的病史，但是因药物使用者多独自使用，因此，获得病史往往较困难。

2. 体格检查可见相应的体征：皮肤上的注射痕迹，静脉血管的“绳索”样改变等。

3. 尿吗啡检测阳性。毒理学的实验室检查。

三、治疗原则与方法

1. 支持治疗和基础护理。

2. 保障通气功能 首先要监测呼吸功能，在血氧饱和度下降的情况下气管内插管和通气支持是必要的。

3. 拮抗剂治疗 明确有效的治疗是给予纳洛酮拮抗治疗，可以皮下、肌注或静脉给药，也可以气管内给药。通常给予 0.4mg 静推，如果没有效果，第二次可以给予 2mg，并且可以每 2～3 分钟重复使用，直到出现反应或 15 分钟内总计量达到 10mg，最大推荐剂量为 10mg，如果到达此剂量还没有反应，就要考虑是否是其他药物合用引起的昏迷。

4. 对症处理 如果出现肺水肿、低血压除通气支持外，需要给予相应药物治疗。生命体征稳定后应尽可能给予高压氧舱治疗，预防缺氧性脑病的出现。

（迟　勇）

第四节 镇静、催眠或抗焦虑药物使用所致障碍

镇静、催眠药物及抗焦虑药物在我国大多属于第二类精神药品，主要包括巴比妥类、苯二氮䓬类及非苯二氮䓬类。在临床实践中以苯二氮䓬类药物（BZDs）为主，具有镇静催眠、抗焦虑、抗惊厥和肌肉松弛作用，是焦虑、失眠、癫痫及酒精依赖戒断等患者的主要治疗药物，是精神科使用最广泛的药物，但由于BZDs不规范应用而导致的药物使用问题时有发生。比较确切的危险因素包括有成瘾家族史者、有其他成瘾物质滥用和有精神障碍的患者。对于老年使用所致的跌倒和骨折已日益引起注意。

【苯二氮䓬类药物依赖】

一、临床表现

1. 长期连续使用BZDs可产生依赖，包括精神依赖和躯体依赖。苯二氮䓬类药物依赖的典型行为特征包括频繁就医（如试图从不同的医生处获取处方）、从不同药房获取药物以及重叠处方等。

2. 骤停或减少药物用量时可出现戒断症状，常见的戒断症状包括精神症状（焦虑、紧张、坐立不安、睡眠障碍、易激惹、抑郁、人格解体和现实解体、意识障碍及精神病性症状等）、自主神经症状（震颤、出汗、恶心、呕吐、呼吸困难、心动过速、血压升高、头痛、肌肉紧张和激越等）、神经系统和躯体并发症（癫痫、听觉过敏、畏光、感知觉障碍、随意运动障碍和认知下降等）。

值得注意的是许多苯二氮䓬类药物的不适当使用和滥用是医源性的，所以，医生应该充分评估治疗风险和益处，按治疗指南处方。

苯二氮䓬类药物治疗原则：不单独用于焦虑障碍，不能处方给物质成瘾者，不能长期使用（使用时间：2～4周）。

二、评估

缺少特异性的辅助检查。

三、诊断要点

依据ICD－11的诊断标准要求在过去1年中反复出现，或者既往1个月中持续出现下述核心症状中的至少2条即可以诊断物质成瘾。

1. 对物质使用行为难以控制，通常伴有主观强烈的渴求感。
2. 物质使用在日常生活中处于优先地位，不顾及物质使用造成的不良后果。
3. 生理特征的出现：①耐受性；②戒断症状；③再次使用原来物质可以避免或减轻戒断症状。

四、鉴别诊断

苯二氮䓬类药物依赖患者往往存在多种精神活性物质依赖可能，因此需要与其他精神活性物质依赖相鉴别。

五、治疗原则与方法

1. 推荐使用剂量递减法 使用长半衰期的苯二氮䓬类药物替代短半衰期的药物（表 11 - 1）。采用先快后慢的减药方法，观察延迟的撤药症状。对于大部分患者而言，4 ~ 6 周或 4 ~ 8 周内减停较为合适。在 4 ~ 8 周的时间内，每 2 周减原药量的 10% ~ 25%。对于已经出现躯体依赖的患者，可以考虑在 2 ~ 12 个月的时间内，每 1 ~ 2 周减量 1/10 ~ 1/8。

2. 辅助用药 在 BZDs 戒断过程中，可根据个体情况适当应用辅助药物。临床研究显示卡马西平（200mg bid）、普萘洛尔、丁螺环酮、加巴喷丁等将有助于减轻苯二氮䓬类药物的戒断症状。对于存在睡眠障碍的患者而言，可考虑使用曲唑酮、多塞平、米氮平等抗抑郁药和抗组胺药物，同时进行睡眠健康教育。

（3）心理社会干预 心理治疗的目标有三个：帮助患者停用当前苯二氮䓬类药物；帮助患者保持停药状态；治疗潜在疾病。认知行为治疗、动机性访谈和健康教育三类有效的心理社会干预，有较充分的证据可以显著减少复发风险。

表 11 - 1 常见 BZDs 及非 BZDs 口服半衰期和等效剂量表

药物	半衰期（小时）	地西泮 10mg 相当于（mg）
地西泮	20 ~ 100	10
氯硝西泮	18 ~ 50	0.5
奥沙西泮	4 ~ 15	20
劳拉西泮	10 ~ 20	1
阿普唑仑	6 ~ 12	0.5
艾司唑仑	10 ~ 24	1 ~ 2
佐匹克隆	5 ~ 6	15
右佐匹克隆	6 ~ 9	3
唑吡坦	2	20
扎来普隆	2	20

参考：https：//www.benzo.org.uk/bzequiv.htm

【镇静、催眠或抗焦虑药物过量中毒】

一、临床表现

1. 苯二氮䓬类药物急性中毒的主要表现是从轻到重的中枢神经系统抑制症状，轻、中度中毒者可表现为言语含糊不清、共济失调和运动协调性下降（与酒精中毒类似）；老年或有躯体疾病者可出现极度激越、呼吸抑制、意识模糊、谵妄、木僵或昏迷等重度症状。

2. 巴比妥类药物过量可以表现为中枢神经系统明显的抑制症状和心肺功能衰竭。中枢神经系统症状：嗜睡、言语不清、动作不稳和步态蹒跚，严重时昏迷、瞳孔缩小、腱反射减弱或消失。呼吸系统症状：呼吸变慢，逐渐由规则变为不规则，严重时呼吸停止。循环系统症状：血压降低、唇甲发绀、皮肤湿冷、尿量减少直至少尿或无尿。

肝脏损害：黄疸、肝功能异常和血氨升高。呕吐物和尿中可检出巴比妥酸。

3. 水合氯醛中毒也是以胃肠道表现为特征，因为他对胃肠道有腐蚀作用。其对心肌的抑制作用造成伴随心律失常的低血压，格鲁米特（导眠能）有内在的抗胆碱能活性，甲丙氨酯（眠尔通）可以引起严重的低血压和胃肠道炎症，如果大剂量服用则需要通过胃肠内镜脱毒治疗。

二、评估

血液、尿液和胃液中的药物浓度或代谢产物的定性检测有助于明确诊断。

三、诊断要点

镇静、催眠药或抗焦虑药过量中毒是一种具有临床显著性的短暂性障碍，发生于镇静、催眠药或抗焦虑药使用期间或使用后不久，表现为意识、认知、感觉、知觉、情感、行为或协调性的紊乱。这些症状是由镇静、催眠药或抗焦虑药已知的药理作用所致，其严重程度与镇静、催眠药或抗焦虑药使用量及种类密切相关。症状表现可包括：嗜睡、判断受损、言语含糊、运动调节受损、步态不稳、心境改变以及记忆、注意和集中注意能力受损。眼球震颤（反复而失控的眼动）是常见体征。

四、鉴别诊断

需要与酒精、毒品等其他精神活性物质中毒、脑外伤等疾病相鉴别。

五、治疗原则与方法

1. 尽早去除中毒药物 应及时给予洗胃、活性炭吸附去除中毒药物，导泻、静脉输液促进排泄。

2. 对症和支持治疗 积极的气道支持，吸氧或者呼吸机辅助呼吸，必要时给予中枢兴奋剂；血压低者，静滴5%葡萄糖或盐水，如持续不升高，可在输液中加入适量的多巴胺或间羟胺；碱化尿液，纠正水、电解质和酸碱失衡，维持全身重要脏器的生理功能，维持生命体征的平稳。

3. 药物治疗

（1）氟马西尼是苯二氮䓬类受体竞争性拮抗剂，对BZDs具有非常弱的激动作用，能够逆转BZDs的镇静效应。BZDs过量时氟马西尼首次静脉注射剂量为0.1mg，然后将0.4mg氟马西尼加入到5%的葡萄糖水、乳酸林格液或普通生理盐水稀释后静脉滴注维持4~6小时。如果在60秒内未达到所需的清醒程度，可重复使用直至患者清醒或使用总量达2mg。如果再度出现昏睡，可以每小时静脉滴注0.1~0.4mg药物，滴注的速度应根据所要求的清醒程度进行个体化调整。

（2）纳络酮可以迅速解除BZDs中毒时的昏迷状态和呼吸抑制，具有抗休克和促苏醒作用，能显著缩短BZDs中毒患者恢复清醒的时间，促进意识恢复。

（李　冰）

第五节　可卡因使用所致障碍

可卡因是一种短半衰期、高强度的中枢兴奋剂，具有很强的精神依赖性。长期大剂量滥用可卡因可产生急性中毒、身体依赖及中枢神经兴奋剂所致精神病性障碍，停止使用后出现戒断症状。《2019 年世界毒品问题报告》表明，2018 年约有 1810 万人使用可卡因，其中北美洲（2.1%）和大洋洲（1.6%）的使用率最高。

【可卡因依赖】

一、临床表现

1. 长期、大量使用可卡因史。

2. 体格检查　长期使用可卡因者在躯体检查时多见特殊的体表特征：鼻中隔穿孔、可卡因瘢痕、克莱克角膜炎、牙齿损伤和克莱克拇指。

3. 耐受性　滥用者为维持用药后的快感，需要不断地提高使用剂量，在多次重复大量使用后可出现对可卡因的耐受性。

4. 特征性的戒断综合征　大量使用后几小时即可出现，可持续 9 ~ 14 天：易疲劳、噩梦、嗜睡、食欲增加、精神运动性阻滞和激动不安，以及情感低落，甚至自伤、自杀。

5. 滥用者对可卡因具有强烈的心理渴求，并伴有睡眠增多、情绪不稳定、易激惹、抑郁等症状，上述症状可持续 10 周左右，抑郁和快感缺失可持续 6 ~ 9 个月。

6. 长期滥用可卡因者还可出现一系列的精神症状，如幻觉、妄想、刻板行为等。

7. 长期滥用者可导致多系统出现并发症。

二、评估

在可卡因末次使用后，可通过尿液、唾液、血液和头发进行可卡因或代谢产物检测，其中尿液最为常用。

三、诊断要点

1. 具有使用可卡因的主观冲动和强烈渴望，控制使用能力受损，尽管造成伤害或负面后果仍坚持使用。

2. 可存在依赖性的生理特征，包括对可卡因的耐受性、停止或减少使用可卡因后的戒断症状、反复使用可卡因以减轻戒断症状。

3. 依赖性特征形成通常需要至少 12 个月，但如可卡因连续（每天或几乎每天）使用至少 1 个月，也可作出诊断。

四、鉴别诊断

阿片类或苯丙胺类药物依赖反应：可通过询问药物服用情况以及对患者进行血液或尿液检测进行鉴别。

五、治疗原则与方法

1. 心理治疗尤其是动机强化治疗在临床中应用广泛，应激发药物依赖者自身的改变动机，增强其主观能动性，在停药后 1 ~2 年内应加强随访、不断强化、减少复发。

2. 加强护理，对症治疗，尤其对嗜睡、行为冲动者。

3. 一般不需要特殊的药物治疗，如出现严重的戒断症状或精神症状应对症处理：可使用抗焦虑药、抗抑郁药物或多巴胺受体拮抗剂等治疗。

【可卡因急性中毒】

一、临床表现

多在使用可卡因后短时间内发生。典型的临床表现是行为障碍和精神活动的改变，如欣快、情感淡漠、过度警觉、敏感多疑、焦虑、紧张、易怒、刻板行为、判断力下降以及社会功能受损。体格检查可见：心动过速或过缓、瞳孔扩大、血压升高或降低、行为冲动、大汗或寒战、恶心呕吐、体重减轻、肌力弱，呼吸抑制、胸痛和心律失常，严重者可出现意识混乱、癫痫、肌张力障碍及昏迷。

二、评估

参见可卡因依赖。

三、诊断要点

1. 在服用可卡因期间或之后不久发生，伴随发生意识、认知、知觉、情感、行为和协调能力等的紊乱，其强度与使用剂量密切相关，症状随可卡因从体内清除而减轻。

2. 临床表现包括不协调的快感、焦虑、愤怒、注意力受损、过度警觉、精神运动焦虑、偏执、幻听、混乱和社交能力的改变。可能会出现出汗发冷、恶心呕吐、心悸和胸痛。

3. 体征可能包括心动过速、血压升高和瞳孔散大。在严重中毒的情况下，可导致癫痫发作、肌无力、运动障碍和肌张力障碍。

四、鉴别诊断

苯丙胺类药物急性中毒：苯丙胺类药物中毒初期表现为欣快感和自信，继而出现心率加快、血压上升、体温升高和瞳孔散大，还可出现精神病性症状。上述中毒症状与可卡因急性中毒相似，可通过尿苯丙胺检测等进行鉴别。

五、治疗原则与方法

1. 支持治疗和加强基础护理　水、电解质的补充，预防冲动伤人及自伤行为。

2. 毒物的及时清除　主要是去除毒物，尤其是用药后短时间内。如果是吸入，则应将药物从鼻孔移除，并使用活性炭洗胃。

3. 对症处理　可使用苯二氮䓬类药物抗癫痫；对极度兴奋躁动不合作者可给予少量的氟哌啶醇肌内注射。积极治疗其他系统的并发症。

【可卡因戒断反应】

一、临床表现

通常在反复、长时间或者高剂量使用后，停止或者骤然减少使用剂量而出现的特殊的、令人痛苦的一系列心理和生理症状。常见症状包括烦躁不安、睡眠问题、疲劳、焦虑或抑郁情绪和精神运动迟滞等。通常发生在停止或减少使用药物后 4 小时至 1 天，持续时间一般为 1 ~2 周。

二、评估

参见可卡因依赖。

三、诊断要点

1. 可卡因戒断产生的具有临床意义的症状、行为和生理特征，因严重程度和持续时间而不同，在可卡因依赖或长期、大量使用可卡因后停用或减少使用后发生。

2. 临床表现包括烦躁、易怒、疲劳、精神运动迟缓、梦魇、失眠或嗜睡、食欲增加、焦虑、精神运动兴奋或迟滞以及对可卡因的渴求。

四、鉴别诊断

阿片类戒断综合征：症状于停药 5 ~6 小时后出现，表现为强烈渴求阿片类药物，流涕流泪、肌肉疼痛或抽筋、胃肠痉挛、恶心、呕吐、腹泻、瞳孔散大、反复寒战、心动过速和睡眠不安等。实验室检查可进一步鉴别诊断。

五、治疗原则与方法

一般而言，中枢神经兴奋剂戒断症状较轻，不需要特殊药物治疗。在戒断期，患者若出现明显的抑郁焦虑时，可考虑使用抗抑郁药物。如口服 5 – 羟色胺再摄取抑制剂氟西汀 20 ~40mg/d 或帕罗西汀 20 ~40mg/d 或舍曲林 50 ~150mg/d；也可使用去甲肾上腺素和 5 – 羟色胺再摄取抑制剂，如文拉法辛 75 ~150mg/d；对于伴有失眠患者，建议使用去甲肾上腺素和特异性 5 – 羟色胺再摄取抑制剂，如米氮平 15 ~30mg/d。若使用三环类抗抑郁药，如氯米帕明（氯丙咪嗪），则从小剂量 25mg/d 起始，逐渐增加到 100 ~150mg/d。对于失眠较严重的患者可睡前口服去甲羟基安定（奥沙西泮）15 ~30mg，使用时间不宜过长。

【可卡因精神病性障碍】

一、临床表现

长期或大量使用后可能导致类似偏执型精神分裂症的症状，常见的症状包括幻听、幻视，并有被害妄想、关系妄想、言语紊乱、行为紊乱或紧张等，患者在精神症状的影响下可出现明显的兴奋激越、冲动、攻击行为。大多数患者经过治疗 10 天内症状会逐渐消失，持续时间大多不超过 1 ~6 个月，如症状持续时间超过 6 个月，应该考虑共病可能。

二、评估

1. 实验室检查 参见可卡因依赖。

2. 心理评估 主要包括精神病性症状和人格特征的评估，如艾森克人格问卷、汉密尔顿抑郁量表等。

三、诊断要点

1. 可卡因引起的精神病性障碍，在中毒或戒除可卡因期间或之后不久出现，产生如妄想、幻觉、思维混乱和行为严重紊乱等精神病性症状。

2. 症状的强度或持续时间大大超过了可卡因中毒或戒断导致的精神病样的知觉、认知或行为障碍。可卡因的使用量和持续时间必须能够产生精神病性症状。

3. 原发性精神障碍（如精神分裂症）不能很好地解释这些症状。

四、鉴别诊断

精神分裂症：临床表现涉及感知觉、思维、情感和行为等多方面的障碍和不协调。可通过询问病史及物质滥用史，进行实验室检查等进行鉴别。

五、治疗原则与方法

1. 根据患者精神病性症状的严重程度选择肌内注射或者口服给药的方式。

2. 口服给药优先考虑使用第二代抗精神病药，如利培酮、帕利哌酮、喹硫平和奥氮平等。药物治疗方案应个体化，从小剂量开始逐渐加至治疗剂量，在幻觉、妄想症状消失后可以逐渐停止使用。对于多次复发，且有明显的行为紊乱、幻觉、妄想的患者，可考虑延长抗精神病药物治疗时间。

3. 对于不合作患者，可选择肌内注射抗精神病药物，如氟哌啶醇、齐拉西酮等，必要时 24 小时内每 6 ~ 8 小时重复 1 次，出现急性肌张力障碍可注射东莨菪碱 0.3mg 对症治疗。

（时　杰）

第六节　兴奋剂（包括苯丙胺、甲基苯丙胺或甲卡西酮）所致障碍

苯丙胺类兴奋剂是对所有苯丙胺及其衍生物的统称，为中枢神经兴奋剂。自 1887 年首次采用麻黄素合成苯丙胺后，与苯丙胺相关的化合物不断出现：甲基苯丙胺，在化合物分类上属于苯丙胺衍生物，俗称冰毒，是强效的中枢神经兴奋剂；甲卡西酮，即 α - 甲基氨基苯丙酮，又称甲基卡西酮，是 Ⅰ 类精神管制药物，俗称“丧尸药”、“浴盐”。苯丙胺及其衍生物都具有很强的中枢兴奋作用，极易形成药物依赖。《2019 年世界毒品问题报告》表明，东南亚成为世界上增长最快的甲基苯丙胺市场，其甲基

苯丙胺使用的年流行率在0.5%～1.1%之间，北美洲的苯丙胺和甲基苯丙胺流行率次之，占15岁～64岁人口的2.1%。《2019年中国毒品形势报告》显示，在214.8万名现有吸毒人员中，滥用甲基苯丙胺人员有118.6万，占55.2%，冰毒仍是我国滥用人数最多的毒品。

【苯丙胺类药物急性中毒】

一、临床表现

1. 大量滥用苯丙胺类药物的病史。

2. 中毒初期表现为欣快感和自信，继之出现心率加快，血压上升、体温升高和瞳孔散大。较大剂量可以导致刻板行为、皮肤蚁走感、易激惹、好动和情绪不稳；还可出现精神病性症状，如被害妄想、幻听、幻视和幻触，因此可能存在暴力倾向、低体温和惊厥。

二、评估

1. 实验室检查 苯丙胺类药物及其代谢物在末次服用后1～4天可在尿液中检出；若长期大量使用，1周内仍可检出。血液标本在末次服用后1～3天可检出，唾液为1～4天，头发毛囊可长达90天。由于该类药物的代谢产物通过尿液消除，尿液毒理学检查比其他途径更敏感。

2. 心理评估 主要包括精神症状和人格特征的评估，如艾森克人格问卷、汉密尔顿抑郁量表等。

三、诊断要点

1. 在服用苯丙胺或其他兴奋剂期间或之后不久出现的短暂的意识、认知、知觉和行为协调方面的紊乱。

2. 临床表现的紊乱状态是由苯丙胺或其他兴奋剂的药理作用所引起的，且其强度与使用剂量密切相关。中毒症状随药物自体内清除而减轻。

3. 临床症状主要表现为焦虑、愤怒、注意力受损、高度警觉、躁动不安、偏执性观念、短暂的幻听、短暂的意识模糊和社交能力的改变。同时伴有出汗、发冷、恶心、呕吐和心悸。

4. 体征包括心动过速、血压升高、瞳孔散大、运动障碍和肌张力降低以及皮肤溃疡。在严重中毒的情况下，可导致癫痫发作。

四、鉴别诊断

可卡因急性中毒：多在使用可卡因后短时间内发生。典型的临床表现是行为障碍和精神活动的改变：如欣快或情感淡漠、过度警觉、敏感多疑、焦虑、紧张、易怒、刻板行为、判断力下降以及社会功能受损。体格检查可见：心动过速或过缓、瞳孔散大、血压升高或降低、行为冲动、大汗或寒战、恶心呕吐、体重减轻、肌力弱，呼吸抑制、胸痛和心律失常，严重者可出现意识混乱、癫痫、肌张力障碍及昏迷。实验室检查可见：尿可卡因检测阳性。

五、治疗原则与方法

1. 一般方法 主要是去除毒物，尤其是用药后不久。如果是吸入，则应将药物从鼻孔移除，并使用活性炭洗胃。

2. 控制兴奋 有效的控制兴奋，可以减少患者的其他合并症状，可给予约束或低剂量抗精神病药物，如氟哌啶醇。抗精神病药物可能会使高热严重，延长惊厥持续时间，最好仅用于治疗具有精神症状者。

3. 对症处理 高热的患者，应该用冰袋或凉的毛毯盖身，给予苯二氮䓬类药物以镇定，惊厥的患者应静脉缓慢给予地西泮。治疗高血压危象的经典方法是使用β受体阻滞剂，1分钟时间内静推普萘洛尔1mg，后每1分钟~5分钟重复，至总量6mg。硝普钠也是有效的降压药物。房性心律失常可以使用普萘洛尔和维拉帕米，室性心律失常可以使用利多卡因。使用时应注意利多卡因可延长惊厥持续的时间，还可加重可卡因对心脏的抑制作用，心得安对室性心律失常也有一定作用。

【苯丙胺类兴奋剂所致精神障碍】

一、临床表现

1. 苯丙胺类兴奋剂所致精神障碍，可在长期用药中逐渐出现，也可在一次大量使用后发生。

2. 临床典型表现：

（1）感知觉障碍 患者在意识清晰的状态下出现错觉或幻觉。错觉和幻觉使滥用者感到恐怖，幻听内容常为侮辱性言语，可能是一个或多个熟悉或陌生的声音。

（2）思维障碍 最初表现为敏感、多疑，逐渐发展为偏执观念、被害妄想或夸大妄想，并伴有相应的情感反应。在妄想支配下可能出现冲动甚至自伤或伤人等暴力行为。

3. 长期滥用苯丙胺类药物者，停用后可能出现抑郁相关症状，如睡眠异常、情绪低、兴趣下降和活动减少等。

4. 精神症状的严重程度与使用次数及使用剂量相关，一般初次使用或用量很小者症状表现较轻，可体验到欣快感或焦虑不安、自信心和自我意识增强、警觉性增高、精力旺盛、饥饿感及疲劳感减轻、并可出现判断力受损。行为上表现为活动增多、话多、易激惹和坐立不安。药量继续增加时，可出现严重的焦虑情绪、情感反应不协调、思维联想松散、逻辑性差，并出现幻觉、偏执观念或妄想。语速增快，言语含混不清或持续言语。行为上表现为刻板动作和自发动作，少数人可出现冲动、伤人或自伤。静脉注射方式滥用者上述症状出现的更快、更严重。

二、评估

参见苯丙胺类药物急性中毒。

三、诊断要点

1. 兴奋剂导致的精神障碍，以精神病性症状（如妄想、幻觉、思维混乱和行为严重混乱）为特征，这些症状在兴奋剂中毒或戒断期间或之后不久出现。

2. 症状的强度或持续时间超过了兴奋剂中毒或兴奋剂戒断导致的精神病样的知觉、认知或行为障碍。

3. 兴奋剂使用的数量和时间必须能够产生精神病性症状。

4. 症状不能用原发性精神障碍（如精神分裂症）解释。

四、鉴别诊断

精神分裂症是一组病因未明的重性精神病，临床表现涉及感知觉、思维、情感和行为等多方面的障碍以及精神活动的不协调。可通过询问病史及物质滥用史，进行实验室检查等进行鉴别。

五、治疗原则与方法

1. 精神障碍的药物治疗　将患者置于安静的环境，减少环境刺激，给予充分安慰、支持，减轻因幻觉、妄想所导致的紧张不安和行为紊乱，减少因症状支配引发的冲动、伤人及自伤自杀的风险，部分患者症状可自愈。

严重者可用抗精神病药物：如经典抗精神病药物中的氟哌啶醇，新型抗精神病药物目前也有研究证明对苯丙胺类药物所致精神障碍有效，如利培酮、奥氮平等。

2. 对于出现抑郁症状者，抑郁症状较轻者，随停药时间延长，症状可逐渐自愈；症状严重者需使用抗抑郁剂治疗。

3. 如病人表现以躁狂相为主，兴奋冲动、话多和易激惹等，除给予抗精神病药外可以合并使用情感稳定剂。

4. 心理治疗　增加自控能力以避免复吸。通过家庭治疗建立良好的家庭支持体系。

（时　杰）

第七节　咖啡因使用所致障碍

咖啡因成瘾性较低，每日摄入咖啡因大于或等于100mg（1～2杯咖啡包含150～280mg）时，人们开始感到轻度的思维活跃，活力的增加，睡意和疲劳的减少，心率加快，血压增高和肠激惹，症状轻微一般不需要治疗。摄入过量就表现为头晕、晕厥，更严重的会造成心跳加速、心悸甚至痉挛等。咖啡因致死量是10g（70～100杯的咖啡），目前无相关病例报道。咖啡因使用所致的一系列公共卫生问题日益凸显，市场上出售的功能性饮料亦含有大量咖啡因成分，因而近些年来备受关注。

【咖啡因使用所致障碍】

1. 使用模式

（1）咖啡因单次有害性使用　单次使用咖啡因，结果对个体的躯体或精神健康造成损害。

（2）咖啡因的有害性使用模式　间断使用至少12个月，或是持续使用至少1个月，对个体的躯体或精神健康造成损害。

（3）咖啡因过量中毒　是一种具有临床显著性的短暂性障碍，发生于咖啡因使用期间或使用后不久，症状严重程度与咖啡因使用量密切相关，症状持续时间短且随着咖啡因从体内的清除而逐渐减轻。症状表现可包括：坐立不安、焦虑、兴奋、失眠、面色潮红、多尿、消化道紊乱、肌肉抽搐、精神运动性激越、出汗寒战和恶心呕吐，可出现惊恐发作。过量中毒的症状通常出现于大剂量使用咖啡因（如 >1g/d）。在极大剂量下（如 >5g/d），可出现呼吸窘迫和痫性发作，甚至致死。

2. 使用结果

（1）咖啡因戒断　发生于长期大量使用含咖啡因物质的个体减少或停止使用后。戒断症状表现可包括：头痛、乏力、嗜睡、焦虑、烦躁、含咖啡因物质心境、恶心，呕吐和注意力集中困难。

（2）咖啡因所致焦虑障碍以及睡眠 - 觉醒障碍目前也在临床中逐渐受到重视。

【咖啡因所致焦虑障碍】

咖啡因所致的焦虑障碍表现为焦虑症状（如忧虑或担心、恐惧、过度的自主神经激活的生理症状和回避行为），在咖啡因过量中毒、戒断期间或其后不久出现。症状的严重程度和持续时间实质性地超出咖啡因过量中毒或戒断的表现。咖啡因的使用量或持续时间必须能够产生焦虑症状。症状不能用某种原发性精神障碍（如焦虑及恐惧相关障碍，抑郁障碍共病焦虑特征）更好地解释；焦虑症状在咖啡因使用前已经存在；症状在完全停止使用咖啡因或戒断症状消失后一段时间仍持续存在；有其他证据提示存在伴焦虑症状的某种既有的精神障碍（如既往与咖啡因使用无关的发作），此时不能诊断咖啡因所致焦虑障碍。

（迟　勇）

第八节　致幻剂所致障碍

致幻剂是一类在不影响意识和记忆的情况下，能够改变人的知觉、思维和情感活动的化合物。致幻剂分为麦角衍生物（如麦角酸二乙基酰胺）、吲哚烷胺类（如赛洛西宾）、苯烷胺类（如麦司卡林）和其他类（如苯环己哌啶）。麦角二乙胺（LSD）是致幻剂的代表，其药物滥用主要发生在英国、美国和欧洲，我国的滥用情况尚不清楚。使用致幻剂后一般不会出现明显的依赖、戒断症状，本节仅介绍致幻剂中毒相关的诊疗。

一、临床表现

1. 躯体症状　口齿不清、步态不稳、手脚麻木、肌张力增高、出汗等；严重者出现血压增高、瞳孔散大、脉搏加快、高热和大汗等，甚至出现昏迷、抽搐或死亡。

2. 精神症状　部分患者伴有精神症状，如幻觉、错觉、感知综合障碍（如人格、现实解体）、焦虑、抑郁和偏执观念等；也可表现为高度兴奋性，在精神病性症状的支配下可发生自伤、伤人或杀人等行为。精神症状一般在 5 ~ 15 天内可以逐渐缓解并且行为可受控制，很少持续数月时间。

3. 中毒症状 严重程度和药物使用浓度相关。通常使用苯环己哌啶5mg即可出现不合作、视物模糊和水平眼震，伴随言语不清、肌紧张、痛觉过敏和癫痫等多种症状出现，使用20mg可导致惊厥、高血压、呼吸抑制、昏迷、甚至死亡。中毒状态一般持续4~6小时，事后出现遗忘。

二、评估

1. 快速筛查 致幻剂或其代谢产物通常在尿液中可残留3天，血液中残留2小时~3小时，头发中存留最多3天。尿液筛查最常用，可使用胶体金色层棉衣分析法快速检测。

2. 实验室检查 通过气相色谱-质谱联用（GC/MS）等技术对LSD等致幻剂可实现较为准确快速地定性分析。

三、诊断要点

1. 在使用致幻剂过程中或不久后出现，表现为意识、认知、感知、情感、行为或协调性方面的障碍。

2. 由致幻剂的药理作用引起，疾病严重程度与致幻剂的使用量密切相关。

3. 症状可随着致幻剂从体内清除而逐渐减轻。

四、鉴别诊断

1. 精神分裂症 致幻剂中毒后可出现幻觉、妄想等精神病性症状，应与精神分裂症鉴别。幻觉、妄想等症状的出现与致幻剂使用时间相关，物质滥用史、实验室检查等有助于鉴别。致幻剂中毒一般病程较短，症状缓解较快。

2. 其他药物急性中毒 致幻剂中毒需与其他药物急性中毒鉴别。依据药物滥用史、中毒的临床表现、实验室检查结果等可鉴别。

五、治疗原则与方法

1. 对症处理 对中毒者进行必要的评估，应及早发现并处理的并发症是喉头痉挛。建议合并使用苯二氮䓬类药物镇静，可以减少惊厥发作。

2. 急性中毒处理 治疗原则是对症处理和加速药物的排泄。可使用氯化铵酸化尿液，并予洗胃、灌肠，同时不断抽吸呼吸道分泌物，以保持呼吸道通畅。出现高热者给予退热及支持性治疗措施，出现抽搐可给予苯二氮䓬类药物，出现呼吸抑制可给予呼吸兴奋剂。

3. 精神症状处理 出现精神症状者，应将其置于安静的环境，避免外界的刺激。对兴奋躁动严重者可给予医学保护性约束或选用氟哌啶醇等抗精病药物治疗，用药期间密切观察神志、瞳孔、睡眠及生命体征变化。

（时　杰）

第九节 尼古丁使用所致障碍

中国疾病预防控制中心于 2019 年 5 月底发布了 2018 年度的中国成人烟草调查结果，2018 年我国 15 岁及以上人群吸烟率为 26.6%，其中，男性为 50.5%，女性为 2.1%，农村为 28.9%，城市为 25.1%。烟草中生物碱尼古丁是致依赖性物质，由戒烟引起的尼古丁戒断症状是导致戒烟失败的主要原因。目前尼古丁滥用方式逐渐增多，例如水烟、电子烟的兴起，尼古丁成瘾主要是导致生理和心理上的依赖，因此增加了戒烟的难度。

吸烟成瘾者大脑奖赏中心神经乙酰胆碱亚型受体 $\alpha_4\beta_2$ 烟碱型乙酰胆碱受体的数量增多和敏感性发生了改变（被尼古丁长期占据造成受体脱敏）。烟民长期吸烟，大脑神经结构异常，多巴胺分泌功能异常，对尼古丁依赖成瘾。

一、诊断要点

1. 吸烟时间明显持续至少 12 个月。
2. 吸烟量增加。
3. 一旦停止吸烟，出现躯体不适症状与体征。如易激惹、焦虑、坐立不安、集中注意力困难、失眠、心率降低、睡眠紊乱和体重增加等表现。
4. 对吸烟有强烈的渴求。
5. 多次戒烟后复吸。

二、治疗原则与方法

1. 替代药物治疗 使用含有尼古丁成分的制剂进行替代治疗，相关产品包括尼古丁贴片、尼古丁咀嚼胶、尼古丁鼻喷、尼古丁吸入剂。

2. 尼古丁受体激动剂 酒石酸伐尼克兰片是一种高选择性 $\alpha_4\beta_2$ 尼古丁乙酰胆碱受体的部分激动剂，具有激动剂和拮抗剂双重活性。可缓解对尼古丁的渴望与戒断症状，并可阻断尼古丁与受体的结合，减少伏隔核释放多巴胺，从而降低吸烟的奖赏效应。

3. 其他药物 安非他酮缓释片治疗。

4. 非药物治疗包含 针刺疗法、厌恶性吸烟疗法、催眠疗法和心理行为干预。

（迟 勇）

第十节 挥发性吸入剂使用所致障碍

人类滥用吸入剂以达到欣快作用已有很长的历史，数百年前，人们已开始吸入燃烧的香料及药草。现在人们使用的吸入剂主要有：麻醉气体及有机碳氢化合物，麻醉气体主要为笑气、醚类及三氯甲烷（氯仿），挥发性碳氢化合物主要为蒸馏石油、煤油、苯及相关化学物品的化合物，而有机溶剂则普遍存在于常见的家用产品，如油漆、油污清除剂、指甲油去除剂、润滑油、油漆稀释剂、强力胶及打字修正液等。

一、临床表现

1. 挥发性物质经由肺部被人体吸收后，可快速进入中枢神经系统而抑制躯体功能，如心跳及呼吸，作用时间通常是几分钟，但依吸入物质及剂量的不同，作用时间可能长达一个小时。

2. 临床表现多为兴奋、控制力下降、不安、不协调、混乱和失去定向感，而在持续大量使用后会产生谵妄及昏迷，甚至意识丧失，这些症状往往是可逆的，在停止使用后消失。

3. 长期滥用吸入剂会产生身体和心理依赖及耐受性，戒断症状包括幻觉、冷颤、腹肌痉挛及妄想等。

二、评估

1. 尿液筛查 当长期滥用挥发性吸入剂时，尿液毒理学检查可检测到主要尿代谢产物（分别为苯酚和马尿酸），可作为治疗的参考依据。

2. 实验室检查 对于患有急性吸入性中毒或怀疑吸入剂使用的患者进行实验室检查，包括全血细胞计数，电解质、磷、钙等水平的测定，酸碱评估，肝和肾功能以及心肌酶测定。

三、诊断要点

1. 近期大量吸入有机溶剂的病史。

2. 出现明显的行为和心理活动的改变，如攻击性行为、易激惹、情感活动淡漠、判断能力下降和社会功能受损。

3. 出现躯体症状，如头晕、眼球震颤、运动不协调、发音含混、步态不稳、嗜睡、反应迟钝、精神运动性迟滞、震颤、全身酸痛、乏力、视物模糊、欣快和昏迷。

4. 排除其他原因所致上述症状。

四、鉴别诊断

1. 精神分裂症 精神分裂症是一组病因未明的重性精神病，临床表现涉及感知觉、思维、情感和行为等多方面的障碍以及精神活动的不协调。通过询问病史及物质滥用史，进行实验室检查可进行鉴别。

2. 酒精中毒 急性酒精中毒后也会出现步履蹒跚、动作笨拙等运动不协调症状，同时伴有语无伦次、言语不清，严重时会出现抽搐、休克甚至昏迷。上述症状与挥发性吸入剂相关临床表现较为相似，可根据饮酒史、呼出气及呕吐物带有明显的酒味、醉酒后的表现进行鉴别，对诊断困难的可进行乙醇定性检查。

五、治疗原则与方法

1. 将中毒者尽快转至空气流通的地方，加强护理。

2. 针对出现的不同状况对症处理，抗惊厥、补充水和电解质。

（时　杰）

第十一节　MDMA 相关物质（包括 MDA）所致障碍

MDMA 相关物质是指含有致幻型苯丙胺类兴奋剂成分的多种剂型的总称，主要以 MDMA（3，4－亚甲基二氧甲基苯丙胺）、MDA（4，5－亚甲基二氧基苯丙胺）为有效成分，具有中枢兴奋和致幻作用。使用 MDMA 后会跟随音乐不由自主的剧烈摆动头部，又称为“摇头丸”。MDMA 相关物质具有较强的滥用潜力，长期服用易产生依赖。《2019 年世界毒品问题报告》表明，全球范围内“摇头丸”使用率为 0.26%～1.67%。我国自 1994 年开始报道此类物质的滥用，滥用地点主要集中在娱乐场所。2017 年“摇头丸”滥用占比为 0.7%。

【MDMA 相关物质（包括 MDA）依赖】

一、临床表现

1. 反复使用后，必须增加使用剂量才能获得相同的效果。
2. 具有强烈的心理依赖性，当处于某些特定的场合会出现明显的渴求、使用冲动。
3. 减少或停止使用后可出现戒断症状，主观症状如疲倦、食欲减退、注意力不能集中、焦虑、烦躁和失眠等，客观体征表现为血压下降、心律失常、抽搐、谵妄等，再次使用此类物质可缓解。
4. 行为上表现为使用后随着音乐不断摆动头部、扭动四肢，并且无疲劳感，也可有不自主的磨牙动作、性乱行为。
5. 长期使用 MDMA 相关物质还将导致认知功能损害。

二、评估

1. 快速筛查　MDMA 相关物质可在尿液中残留 3～4 天，在血液中残留 1～2 天，在头发中残留最多 90 天。尿液筛查最常用。

2. 实验室检查　筛查呈阳性结果的使用者需进行实验室检验分析。气相色谱法最常用，检测精确度最高；薄层色谱分析法适合简易毒品实验室中的定性、半定量分析；红外光谱分析法适用于高纯度摇头丸的分析鉴别。

三、诊断要点

1. 无法控制对 MDMA 相关物质的使用。
2. 使用 MDMA 相关物质优先于生活中的其他事项。
3. 尽管了解使用 MDMA 相关物质会带来明显的问题，但仍在继续使用。
4. 通常伴随着使用 MDMA 相关物质的主观冲动或渴求。
5. 出现依赖相关的生理特征，包括对 MDMA 相关物质的耐受性，停用或减少使用后出现戒断症状，反复使用 MDMA 相关物质或药理作用相似的物质以预防或缓解戒断症状。
6. 以上症状至少持续 12 个月，或者连续每天使用 MDMA 相关物质至少 1 个月即可诊断。

四、鉴别诊断

1. 心境障碍 使用后可出现情感高涨、兴奋、思维敏捷等状态，戒断后可出现精神不振、失眠、纳差等症状，应与心境障碍鉴别。可通过询问物质滥用史，进行实验室检查鉴别，并且成瘾者的心境改变与物质使用相关。

2. 焦虑障碍 停止或减少使用后可伴有紧张、焦虑、烦躁不安等表现，应与焦虑障碍鉴别，根据物质滥用史和实验室检查可进行鉴别。

五、治疗原则与方法

目前尚无治疗 MDMA 相关物质依赖的有效药物，多为对症支持治疗，同时可结合动机强化治疗、认知行为疗法以及家庭治疗等心理社会干预，矫正成瘾者心理行为问题，预防复发。

【MDMA 相关物质（包括 MDA）中毒】

一、临床表现

1. 轻度中毒者表现为欣快、话多、头痛、恶心、四肢麻木、出汗、心动过速、血压和体温升高等。

2. 中重度中毒者在短时间内表现出较强的兴奋症状，如焦虑不安、烦躁、警觉性提高和性欲亢进，可伴随出现幻觉、妄想及暴力倾向；随着疾病进展出现高热、肌张力障碍、癫痫发作、横纹肌溶解、意识障碍、弥漫性血管内凝血、肝功能衰竭、脑水肿、昏迷甚至死亡。

二、评估

参见 MDMA 相关物质（包括 MDA）依赖。

三、诊断要点

1. 使用 MDMA 相关物质过程中或不久后出现意识、认知、感知、情感、行为或协调性方面的障碍。

2. 由 MDMA 相关物质药理作用引起，疾病严重程度与使用剂量密切相关。

3. 症状可随着 MDMA 相关物质从体内清除而逐渐减轻。

四、鉴别诊断

1. 心境障碍 MDMA 相关物质中毒后可出现欣快、兴奋感，应与心境障碍鉴别。可通过询问物质滥用史、实验室检查进行鉴别。

2. 其他药物急性中毒 MDMA 相关物质中毒需与其他药物急性中毒鉴别。鉴别可依据药物滥用史、中毒的临床表现、实验室检查等。

五、治疗原则与方法

1. 一般治疗 将患者置于安静的环境，严密监测生命体征，维持呼吸、循环稳定，补充体液，必要时吸氧。

2. 减少吸收、加速排泄 口服活性炭洗胃、催吐，减少毒物吸收；酸化尿液，加快物质排泄。

3. 控制兴奋 对于兴奋躁动明显者可给予约束或低剂量的抗精神病药物治疗，如氟哌啶醇。用药期间密切观察神志、瞳孔、睡眠及生命体征变化。

4. 并发症的处理 高热患者可采取物理降温；当患者出现惊厥和谵妄时，可给予苯二氮䓬类药物；控制高血压可使用拉贝洛尔或酚妥拉明，也可直接使用血管扩张药（如硝普钠）；出现意识障碍的患者，可使用纳洛酮、醒脑静促进意识恢复，减少并发症发生。

【MDMA 相关物质（包括 MDA）所致精神病性障碍】

一、临床表现

1. 长期或大量使用 MDMA 相关物质，可导致出现幻听、幻视，紧张，敏感多疑，存在被害妄想、关系妄想，言语、行为紊乱等。

2. 可出现自杀倾向、惊恐发作等其他精神障碍，患者在精神症状的影响下可出现明显的兴奋激越、冲动、自伤或攻击他人等暴力行为。

二、评估

参见 MDMA 相关物质（包括 MDA）依赖。

三、诊断要点

1. 在 MDMA 相关物质中毒期间或之后不久出现的精神病性症状，如妄想、幻觉和言行紊乱等。

2. 症状的强度或持续时间超过了与 MDMA 相关物质中毒有关的精神病样感知、认知或行为障碍。

3. 使用量和使用持续时间必须足以引发精神病性症状。

4. 用精神分裂症、伴有精神病性症状的心境障碍等原发性精神障碍无法更好地解释这些精神病性症状。

四、鉴别诊断

1. 精神分裂症 MDMA 相关物质所致精神病性障碍应与精神分裂症鉴别。幻觉、妄想等症状的出现与物质使用时间相关，物质滥用史、实验室检查等有助于鉴别。MDMA 相关物质所致精神病性障碍一般病程较短，症状缓解较快。

2. 其他药物所致精神障碍 MDMA 相关物质所致精神病性障碍者经常为多种药物滥用，进行鉴别时还应注意滥用药物的种类与精神症状的关系以及实验室检查结果等。

五、治疗原则与方法

1. 将患者置于安静环境，避免外界刺激，给予充分安慰和支持，减少因幻觉、妄想等精神病性症状引发的危险行为。

2. 根据症状的严重程度以及护理的合作程度进行评估，可选择肌内注射或口服给药，口服给药优先考虑使用第二代抗精神病药，幻觉、妄想症状消失后可以逐渐停止使用。对于不合作患者，可选择肌注氟哌啶醇、齐拉西酮等抗精神病药物。

3. 出现焦虑症状时，建议使用苯二氮䓬类药物治疗，若存在严重的抑郁症状，可使用5－羟色胺再摄取抑制剂治疗。

（时　杰）

第十二节　分离性药物（包括氯胺酮或苯环利定）使用所致障碍

分离性药物又指分离性麻醉剂，具有致幻作用和依赖性，作为一类合成毒品在全球范围内流行，在世界许多国家中被广泛滥用，代表物质主要包括氯胺酮、苯环利定（PCP）及乙环利定等。分离性药物使用障碍是由于使用氯胺酮和PCP等分离性药物而导致各种精神障碍的统称，包括有害使用方式、依赖、中毒、戒断、精神病性障碍和情绪障碍等。2019年，我国氯胺酮滥用人数为4.9万人，占现有吸毒人员的2.3%。

【分离性药物（包括氯胺酮或PCP）依赖】

一、临床表现

1. 长期吸食后，滥用者耐受性增加。

2. 停药后出现焦虑、抑郁、烦躁不安、疲乏、皮肤蚁走感和失眠等戒断症状，且其高峰期和持续时间与分离性药物的滥用情况相关。

3. 滥用者存在不同程度的心理渴求，无法控制分离性药物使用频度、剂量，出现强迫性觅药行为。

4. 长期使用会造成认知功能损害，主要表现为记忆力和理解力下降、注意力不集中和抽象思维减退等。

二、评估

1. 快速筛查　以尿液作为样本，可使用相应分离性药物（如氯胺酮）检测试剂盒进行快速检测。在服用氯胺酮2～4小时后即可被检出，一般在末次吸食氯胺酮后的48～72小时内仍可被检出。

2. 实验室检查　以血液、尿液为样本，可使用色谱法对血液或尿液中的分离性药物进行检测。血、尿液中氯胺酮和去甲氯胺酮的检出阈值分别是6ng/ml，4ng/ml。

3. 影像学检查　分离性药物滥用者脑白质和灰质会出现一定程度的损害，需要时可进行头部CT、MRI等检查。鉴于分离性药物对泌尿系统的损害，可进行肾脏和膀胱的影像学检查。

4. 心理评估　主要包括成瘾行为与心理渴求、精神症状、人格特征及认知功能的评估。

5. 其他评估　滥用分离性药物后，会产生较强烈的性冲动，容易引起不当性行为，使性传播疾病感染率大大增加，因此，应常规进行梅毒、HIV 等检测。

三、诊断要点

1. 对使用分离性药物的控制能力受损。
2. 相对于其他活动，使用分离性药物成为生活中优先事项。
3. 尽管了解药物使用会带来明显的问题，但仍在继续使用。
4. 通常伴随着药物使用出现主观冲动或渴求。
5. 可能出现与依赖相关的生理特征，包括对分离性药物的耐受性，停止或减少使用药物后出现戒断症状，反复使用分离性药物或药理作用相似的物质以预防或缓解戒断症状。
6. 以上症状至少持续 12 个月，或者连续每天使用分离性药物至少 1 个月即可诊断。

四、鉴别诊断

1. 心境障碍 分离性药物滥用者可出现情感高涨、易激惹、兴奋和冲动等类躁狂状态，亦可出现情感低落、精神不振、对事物不感兴趣、少语及动作迟缓等抑郁状态，故应与心境障碍鉴别。通过询问物质滥用史、进行实验室检查等可鉴别。

2. 焦虑障碍 分离性药物（包括氯胺酮或 PCP）滥用者可伴有紧张、担心、烦躁不安等焦虑状态的表现，应与焦虑障碍鉴别。根据物质滥用史、实验室检查等可鉴别。

五、治疗原则与方法

目前尚无治疗分离性药物依赖的有效药物，多以心理行为治疗为主，包括动机强化治疗、认知治疗、预防复吸、行为治疗、团体治疗和家庭治疗。伴有焦虑抑郁情绪者可进行药物对症治疗。对分离性药物戒断症状的治疗主要是对症治疗，如镇静催眠类药物、抗焦虑药或抗抑郁药等，同时辅以支持疗法、补充水和电解质和加强营养等。

【分离性药物（包括氯胺酮或 PCP）中毒】

一、临床表现

过量、误食和误用分离性药物均可能导致急性中毒，是在服用过程中或不久后很快发生的短暂性疾病。多与酒精同时出现，严重时可导致昏迷甚至死亡。分离性药物急性中毒症状主要表现为交感神经样中毒综合征，包括以下几个方面。

1. 意识障碍 中毒者会出现谵妄，主要表现为意识不清、定向障碍、幻觉和妄想等，严重时甚至出现昏迷。

2. 躯体症状 表现为眼球震颤（重复性的、不受控制的眼球运动）、瞳孔散大、对疼痛刺激反应降低、血压上升、心动过速、多汗和体温升高等。严重时可出现抽搐、高热、呼吸抑制，甚至死亡。

3. 精神症状 表现为紧张、焦虑和烦躁不安等。

4. 行为症状 中毒者出现兴奋、多话、说话含糊不清、判断力受损、易冲动和具有攻击性。

二、评估

参见分离性药物（包括氯胺酮或 PCP）依赖。

三、诊断要点

1. 在使用分离性药物的过程中或不久后出现，表现为意识、认知、知觉、情感、行为或协调性方面的障碍。
2. 由分离性药物的药理作用引起，中毒程度与药物的使用量密切相关。
3. 疾病有一定的时间限制，可随着分离性药物从体内清除而逐渐减弱。
4. 具有上述临床症状和体征。

四、鉴别诊断

其他药物急性中毒：鉴别主要依据过量用药史、中毒临床表现和实验室检查结果等。

五、治疗原则与方法

对分离性药物中毒（如氯胺酮中毒）无特异性的解毒剂，处理原则与措施同其他药物中毒相同。如出现呼吸、心跳骤停，应遵循 A－B－C 抢救原则给予必要的呼吸、循环支持，并及时转送到有条件的医院进行抢救；如出现急性谵妄状态，必要时予以保护性约束，保护患者的安全。兴奋躁动者可给予氟哌啶醇肌内注射每次 2.5～10mg，必要时可以重复，每日 2～3 次，总剂量不宜超过 20mg。需特别注意躯体及生命体征情况，尽量避免或减少并发症发生。

【分离性药物（包括氯胺酮或 PCP）所致精神病性障碍】

一、临床表现

长期滥用分离性药物可导致精神病性障碍，其临床表现与精神分裂症相似。

1. 滥用者会出现阳性或阴性症状、认知损害、思维障碍、紧张、易激惹和行为紊乱等，其中以生动、鲜明的视听幻觉、关系妄想、被害妄想、攻击和自伤行为等尤为突出。
2. 少数患者可能出现淡漠、退缩、意志减退和感知综合障碍等症状。
3. 分离性药物所致精神病性症状一般在末次使用 4～6 周后消失，也可能持续超过 6 周，反复使用可导致复发与迁延。

二、评估

1. 快速筛查和实验室检查 参见分离性药物（包括氯胺酮或 PCP）依赖。

2. 心理评估 主要包括精神症状、人格特征及认知功能的评估。

三、诊断要点

1. 在分离性药物中毒期间或之后不久出现的精神病性症状，如妄想、幻觉、思维混乱、严重的行为紊乱等。

2. 症状的强度或持续时间超过了与分离性药物中毒有关的精神病样感知、认知或行为障碍。

3. 使用量和使用持续时间必须足以引发精神病性症状。

4. 用原发性精神障碍（如精神分裂症，伴有精神病性症状的心境障碍），不能很好地解释这些症状。

四、鉴别诊断

1. 精神分裂症 幻觉、妄想和情感淡漠等精神病性症状的出现与分离性药物的使用在时间上密切相关，实验室检查结果等也有助于鉴别。此外，分离性药物所致精神病性障碍一般病程较短，症状缓解较快。

2. 其他药物所致精神障碍 分离性药物所致精神障碍者往往存在多药滥用，常同时滥用其他药物或无规律交替使用。鉴别时应注意了解具体滥用物质与精神症状的关系和药物的实验室检查结果等。

五、治疗原则与方法

1. 一般支持治疗 将患者置于安静环境，避免外界刺激，给予充分安慰和支持，减少因幻觉、妄想等精神病性症状所导致的行为紊乱。

2. 精神病性症状 出现幻觉、妄想等精神病性症状时，推荐口服非典型抗精神病药物，如利培酮（1～6mg/d）、奥氮平（5～15mg/d）、喹硫平（100～600mg/d）等，也可口服氟哌啶醇（2～10mg/d），注意缓慢增加剂量。待症状消失后可逐渐减少剂量，视病情确定是否予以维持治疗。

3. 抑郁、焦虑症状 出现抑郁症状时，建议使用选择性5－羟色胺再摄取抑制剂等新型抗抑郁药物。出现焦虑症状可使用苯二氮䓬类药物，但应注意防止此类药物滥用；若症状持续存在也可选用丁螺环酮（15～30mg/d）、坦度螺酮（20～60mg/d）或选择性5－羟色胺再摄取抑制剂等药物治疗。

（时　杰）

第十三节　赌博障碍

赌博是指以赢钱为目的，参与由机会决定结局的游戏或类似游戏的活动。广义的赌博还包括商业投资、股票买卖、福利彩票、赛马、军事、外交策略的选择过程。少数参与赌博的人会产生与赌博相关的问题，世界范围内病理性赌博和赌博障碍的发病率为0.12%～5.8%，严重者符合成瘾性疾病标准，即为赌博障碍。赌博障碍以强烈的心理渴求、反复发作的赌博行为以及引起严重的社会功能损害为特点，常见的不良后果包括伴有频度较高的自杀观念、失业、家庭婚姻危机、违法犯罪行为等等。导致赌博障碍的原因较多，包括遗传易感性、神经认知、神经化学以及社会心理因素等。

一、临床表现

赌博障碍主要特点是持续或反复发作的赌博行为，引起有临床意义的损害和痛苦。表现为：

（1）需要加大赌注去赌博以实现期待的兴奋。

（2）试图减少或停止赌博时，出现坐立不安或易激惹。

（3）多次努力去控制、减少或停止赌博，但都失败。

（4）沉湎于赌博（如持续地重温过去的赌博经历、预测赌博结果或计划下一次赌博、想尽办法获得金钱去赌博）。

（5）感到痛苦（如无助、内疚、焦虑、抑郁）时经常赌博。

（6）赌输后，想赢回来，而再去赌博。

（7）撒谎以掩盖参与赌博的程度。

（8）因赌博而使重要的人际关系、工作、受教育或发展事业的机会受到损害或丧失。

（9）依靠他人提供钱财来解决由于赌博引起的严重经济困难。

二、诊断要点

ICD－11 诊断标准中将“赌博障碍”归为“成瘾行为所致障碍”，具体诊断标准如下。

（1）控制赌博行为的能力受损（如对起始、频率、强度、持续时间、终止及环境适宜性等方面失去控制）。

（2）相对于其它生活兴趣及日常活动，赌博行为的优先程度不断提高。

（3）尽管赌博导致了不良后果，但仍继续甚至增加赌博行为。

（4）这种行为模式必须足够严重，对个人、家庭、社交、学业、职业或其它重要功能领域造成显著损害。赌博行为模式可以是持续性的、发作性的、或反复性的。

（5）持续至少 12 个月，如果在满足上述所有诊断要点的基础上症状十分严重，则持续时间的需求可适当放宽。

三、鉴别诊断

1. 双相情感障碍　双相情感障碍躁狂状态的患者可能存在过度赌博行为，鉴别要点是双相情感障碍躁狂状态以躁狂综合征为原发症状，在此基础上伴有鲁莽赌博行为，躁狂综合征好转后，赌博行为会随之减少甚至消失。而赌博障碍者无明显的情感高涨及低落的体验，在赌博“输”、“赢”的影响下，情绪会有短暂的波动，但不会有持续两周以上的情感低落或持续数日的情感高涨。若患者同时符合双相情感障碍的诊断标准和赌博障碍的诊断标准，需考虑共病诊断。

2. 有害性赌博或打赌　指个体的赌博或打赌行为对工作及生活造成一定的不良影响，但尚未达到成瘾性疾病的诊断标准。而赌博障碍需符合成瘾性疾病的诊断标准，具有失控、耐受性增加及戒断反应等特征。

四、治疗原则与方法

赌博障碍被归类为成瘾性疾病，并与个人、社会、职业或其它重要功能领域的重大困扰和损害相关，因此治疗涉及广泛，治疗方法包括药物治疗、心理治疗等。目前，以心理治疗为一线治疗方法。尽管至今尚无正式批准治疗赌博障碍的药物，但研究表明部分用于治疗物质成瘾的药物对赌博障碍同样具有治疗作用。心理与药物的联合治疗，往往效果更佳。

1. 心理治疗

（1）认知行为治疗　赌博障碍者通常持有特定的歪曲认知，如坚信自己可以通过技能、能力或个人知识来控制结果；认为自己能够预测结局；将赌赢归因于自身能力，赌输则归因于外界因素的影响等等。通过治疗，达到认识、调整或替代原有的歪曲认知，进而减少赌博行为。

（2）婚姻家庭治疗　赌博障碍者的家庭通常表现为情感疏离，家人之间的人际交往原则和角色定位趋于混乱。家人之间冲突明显，且沟通不畅。这种家庭状况与其部分歪曲认知关系密切。家庭治疗将集中于促进归属感、有效沟通、明确关系规则、加强角色职能管理。研究显示家庭治疗是预防复发的有效方法。

（3）戒赌者匿名互助会　戒赌者匿名互助会是以戒酒者互助会为模板，由戒赌者自发形成的自助组织，在活动中，戒赌者能感受到来自团体的支持，缓解戒赌过程中的孤独感，成员之间相互交流，可以达到互相支持、互相帮助的作用，在助人的过程中得以自助，形成一种良性的互助传递模式。

2. 药物治疗　迄今为止，国内外均无针对赌博障碍的药物上市，以下推荐的药物均为各项临床研究中发现对赌博障碍有效的药物。

（1）阿片受体拮抗剂　阿片受体拮抗剂可以作用于中脑边缘多巴胺奖赏环路，减少多巴胺的释放，降低成瘾行为的冲动性（如纳洛酮、纳美芬）。

（2）谷氨酸能药物　谷氨酸可能激活多种类型谷氨酸受体，参与学习记忆。谷氨酸能药物对于减少冲动症状、改善认知有一定效果（如托吡酯、金刚烷胺、美金刚、N－乙酰半胱氨酸等）。目前，谷氨酸能药物联合心理治疗的研究发现，可有效控制赌博障碍者的病情。

（3）情感稳定剂　双相情感障碍与成瘾性疾病显示出相似的行为、冲动和奖励敏化机制。赌博障碍的治疗中，情感稳定剂对行为失控、情绪波动、判断力差等有改善作用，常用的情感稳定剂有丙戊酸盐、锂盐等。

目前，关于赌博障碍的药物随机对照试验研究相对缺乏，同时赌博性疾病与其它精神疾病共病率高，因此需要进一步的研究来验证赌博障碍及共病患者的治疗方法。现有的研究提示，与单一药物治疗相比，药物治疗与心理治疗相结合效果更佳。

第十四节　游戏障碍

网络成瘾概念最早由美国著名精神病学研究专家 Ivan Goldberg 在 1994 年提出，1996 年美国匹兹堡大学心理学教授 Young 研究证实了网络成瘾现象的存在，他认为网络成瘾与病理性赌博的状态最相似，故将它定义为一种没有成瘾物质作用下的冲动控制障碍。网络成瘾主要包括网络色情成瘾、网络关系成瘾、网络强迫行为、信息收集成瘾和网络游戏成瘾 5 种类型，其中，网络游戏成瘾是网络成瘾最常见的类型。

近年来网络游戏呈现蔓延之势。由于网络游戏成瘾者存在明确的生理、心理和行为症状以及显著的社会功能损害，2013 年 DSM－5 将“网络游戏障碍（IGD）”作为一种需要进一步研究的临床现象纳入附录中。2019 年 5 月，世界卫生大会审议通过 ICD－11。其中，将“游戏障碍”作为新增疾病，纳入“成瘾行为所致障碍”疾病单元中。

根据 ICD－11 定义，游戏障碍是指一种持续或反复地使用电子或视频游戏的行为模式，表现为游戏行为失控，游戏成为生活中优先行为，不顾不良后果继续游戏行为，并持续较长时间。目前国内外尚缺乏根据 ICD－11 标准而开展的大样本流行病学调查数据。中国多项相关调查研究显示，游戏相关问题患病率为 3.5%～17%。综合既往相关研究结果，游戏障碍患病率平均约为 5%，且保持相对稳定。

一、临床表现

游戏障碍是反复或持续的游戏行为（电子游戏或视频游戏），包括线上游戏障碍（基于互联网进行）和线下游戏障碍（单机游戏），可表现为：

（1）控制游戏行为的能力受损（如对游戏行为的发生、频率、强度、持续时间、终止时间等失去控制）。

（2）游戏行为在生活中的优先程度不断增加，超出其他的兴趣或日常活动。

（3）尽管游戏行为造成负面后果，但仍持续或不断升级。

游戏障碍可导致躯体问题、精神行为问题及社会功能损害。躯体问题包括睡眠不足、昼夜节律紊乱、营养不良、胃溃疡、癫痫发作等，严重者可因久坐形成下肢静脉栓塞，甚至引发肺栓塞而猝死；精神行为问题包括易怒、焦虑、攻击言行、抑郁、负罪感等；社会功能损害包括拒绝上学和社交活动，家庭冲突增多，重要关系丧失，学业成就、职业绩效受损等。

二、评估

游戏障碍者可能具有高冲动性、高神经质、内向等性格特点。外在表现为可能具有攻击性和暴力的问题，沉溺于网络虚拟世界，对现实环境表现淡漠、社会隔离等。另外，低自尊、低自我效能感、低生活满意度、感知压力较大、抑郁焦虑等问题也非常突出。所以，早期识别、诊断、干预对游戏障碍的预防治疗至关重要。针对游戏障碍者可能出现的躯体和精神行为方面的损害，应对疑似患者进行全面系统评估。

评估内容包括：

（1）是否有游戏障碍及其严重程度。

（2）是否有躯体健康问题或精神健康问题。

（3）学业、职业、人际关系、家庭关系、生活质量等社会功能情况及相关背景信息。

（4）游戏障碍合并其他精神行为障碍情况。

（5）影响治疗及康复的保护因素和危险因素（如患者治疗依从性、自我效能感、家庭及社会支持情况、社会经济水平等）。

（6）对预后的判断等。

尽管目前已开发出的多种问卷和量表对于筛查或评估过度游戏行为、了解游戏障碍的典型特征等具有一定的参考作用，但这些工具也存在诸多局限性。因此，世界卫生组织正在组织各国专家及合作机构针对游戏障碍开发普适性较高、标准清晰统一、易用性较好的筛查评估工具，以帮助医务人员及早识别游戏障碍的患病风险，减少漏诊、误诊或过度诊断，促进疑似患者及高风险个体及早转介到专业机构进一步诊断评估。

三、诊断要点

1. 症状学标准

（1）对游戏的控制力受损（如开始，频率，强度，持续时间，结束）。

（2）游戏的优先级别逐渐增加，某种程度上游戏优先于其他生活兴趣和日常活动。

（3）尽管出现了负面影响，但仍在继续或升级游戏行为。需要存在上述特征才能符合诊断的症状学标准。

2. 严重程度标准 这种行为模式足以导致个人、家庭、社会、教育、职业或其他重要职能领域的严重损害。

3. 病程标准 这种游戏行为模式可以是连续的或周期发作的。一般情况下，上述游戏行为和其他特征应显著持续至少 12 个月，才能诊断。但是如果满足所有诊断要求，并且症状严重，持续时间可短于 12 个月。

四、鉴别诊断

1. 危害性游戏行为 游戏障碍患者的核心特征，花费大量时间和精力玩游戏，忽略现实生活，造成社会隔离；丧失自我行为的控制，让游戏完全支配了生活。而危害性游戏则指游戏行为带来损害风险，可能需要干预或观察的一种状态，尚未造成对现实环境明显的淡漠与社会隔离。

2. 其他精神障碍 如焦虑障碍、抑郁障碍、双相情感障碍、人格障碍等，过度游戏行为可能出现在上述疾病发作时期，只有当过度游戏行为模式符合游戏障碍诊断要点，并且在不存在上述疾病精神症状的情况下，才考虑诊断游戏障碍；如果同时存在游戏障碍与其他精神障碍，应考虑游戏障碍共病其他精神障碍的诊断。

3. 赌博障碍 游戏障碍通常不涉及金钱赌博，但需要注意的是目前许多网络游戏也具有赌博形式（扑克、麻将等）或赌博成分（概率性的抽奖）。

4. 物质使用障碍 游戏行为常常与物质使用（特别酒精）共存，如果同时满足两种障碍的诊断标准，可以考虑共病诊断。

五、治疗原则

总体上来说，除遵循物质使用及成瘾行为障碍的一般治疗原则外，需结合游戏障碍的高发人群、疾病特征等进行预防与干预，坚持预防为主，进行基于证据、符合伦理的个体化的综合干预措施。

1. 健康教育和指导

（1）对公众广泛宣传游戏障碍相关知识，对于儿童青少年等高危人群重点开展心理健康知识和应对技能的科普宣传工作，提高儿童青少年、家长与学校早期识别游戏障碍的能力。

（2）改善家庭关系与亲子沟通能力，关爱儿童青少年心理需求。

（3）在综合医院精神（心理）科和精神专科医院开展针对性培训，使医护人员有能力正确识别、诊断、治疗游戏障碍。

（4）做好联络、会诊和专科咨询工作，帮助非精神科医生早期发现并及时转介游戏障碍患者。

2. 治疗与康复

（1）治疗措施　近年有不少关于游戏障碍治疗及干预的研究或临床实践提示，将社会心理干预、药物治疗、处理共病等结合的综合治疗有利于改善游戏障碍患者预后，主要措施包括：①社会心理干预：目前很多临床实践及研究证据提示，认知行为治疗、动机激励访谈、家庭治疗，以及自我发现训练营等社会心理干预对减少游戏障碍者的失控性游戏行为及促进长期康复有效；②药物治疗：目前没有针对游戏障碍具有临床适应症的药物，但游戏障碍患者可能存在精神、躯体等健康问题以及共病，需要药物对症治疗；③物理治疗：目前有少量研究对游戏障碍患者进行重复经颅磁刺激等干预，以增强大脑控制功能或降低玩游戏的冲动，但目前仍缺乏大样本一致性研究。

（2）康复措施　与其他疾病治疗类似，游戏障碍经过治疗、病情趋于稳定的患者，应继续接受巩固性的心理治疗，必要情况下按时按量服药，防止疾病复发。做好定期随访工作，使患者能够接受及时的、有针对性的医疗指导和服务。动员家庭成员支持和参与患者的康复活动，指导家庭成员为患者制定生活计划，努力解决患者的心理健康问题和日常生活中的实际困难。需要强调的是，游戏障碍是慢性复发性疾病，游戏障碍干预起始阶段、干预过程中及疾病康复期都需要对游戏障碍症状及严重程度进行评估。

参考文献

[1] American Psychiatric Association. Diagnostic and Statistical Manual of Mental Disorders[M],5th ed. Arlington:American Psychiatric Association,2013.

[2] 胡建．中国物质使用障碍防治指南[M]．北京:中华医学电子音像出版社,2015. 8.

[3] 郝伟．酒精相关障碍的诊断与治疗指南[M]．北京:人民卫生出版社,2014.

[4] 陆林．沈渔邨精神病学[M]．6 版．北京:人民卫生出版社,2017.

[5] Gandhi K D,Mansukhani M P,Karpyak V M,et al. The Impact of Varenicline on Alcohol Consumption in Subjects With Alcohol Use Disorders:Systematic Review and Meta – Analyses[J]. J Clin Psychiatry,2020,81(2).

[6] Palpacuer C,Duprez R,Huneau A,et al. Pharmacologically controlled drinking in the treatment of alcohol dependence or alcohol use disorders:a systematic review with direct and network meta – analyses onnalmefene,naltrexone,acamprosate,baclofen and topiramate[J]. Addiction,2018,113(2):220 – 237.

[7] Principles of Drug Addiction Treatment:A Research – Based Guide:National Institute on Drug

Abuse;National Institutes of Health;U. S. Department of Health and Human Services[M]. 3rd ed. Publications Revised,2018.

[8] Victor I,Laura J. Fochtmann et al. APA Practice Guideline for the Pharmacological Treatment of Patients With Alcohol Use Disorder[S/OL]. (2018 - 01). www. appi. org.

[9] 国家禁毒委员会. 2019 年中国毒品形势报告[R/OL]. (2020 - 06 - 25)[2020 - 07 - 04]. http://www. nncc626. com/2020 - 06/24/c_1210675813. htm.

[10] Gillespie NA,Aggen SH,Neale MC,et al. Associations between personality disorders and cannabis use and cannabis use disorder:a population - based twin study[J]. Addiction,2018,113:1488.

[11] Blanco C,Hasin DS,Wall MM,et al. Cannabis use and risk of psychiatric disorders:prospective evidence from a US national longitudinal study[J]. JAMA Psychiatry,2016,73:388.

[12] Fujita M,Ide S,Ikeda K. Opioid and Nondopamine reward circuitry and state - dependent mechanisms[J]. Annals of the New York Academy of Sciences,2019:1451(1).

[13] Chen T,Zhao M. Meeting the challenges ofopioid dependence in China:experience of opioid agonist treatment[J]. Current Opinion in Psychiatry,2019,9:32.

[14] Dominika,Lipowska,James,et al. Treating Opioid Dependence:Pain Medicine Physiology of Tolerance and Addiction[J]. Clinical Obstetrics & Gynecology,2019.

[15] Payne RA,Joshi KG. Helping patients through abenzodiazepine taper[J]. Current psychiatry,2019,18(3):9 - 10.

[16] SOYKA M. Treatment of Benzodiazepine Dependence[J]. N Engl J Med,2017,376(12):1147 - 1157.

[17] 刘铁桥,赵敏. 苯二氮䓬类药物临床使用专家共识[M]. 人民卫生出版社,2016.

[18] Ashton CH. Benzodiazepine Equivalence Table[EB/OL]. (2020 - 07 - 06). https://www. benzo. org. uk/bzequiv. htm.

[19] Allison Schmitz. Benzodiazepine use,misuse,and abuse:A review,Ment Health Clin[J/OL]. 2016,6(3):120 - 126. DOI:10. 9740/mhc. 2016. 05. 120.

[20] David S. Kroll et al Benzodiazepines are Prescribed More Frequently to Patients Already at Risk for Benzodiazepine - Related Adverse Events in Primary Care[J]. Journal of General Internal Medicine,2016,31:1027 - 1034.

[21] United Nations Office on Drugs and Crime. World Drug Report 2019[R/OL]. (2019 - 06 - 19)[2020 - 07 - 04]. https://wdr. unodc. org/wdr2019/.

[22] Rodda S,Booth N,Mckean J,et al. Mechanisms for the reduction of caffeine consumption:What,how and why[J]. Drug and Alcohol Dependence,2020,212:108024 -.

[23] Andreas,Heinz,Laura S,et al. Addiction theory matters - Why there is no dependence on caffeine or antidepressant medication[J]. Addiction biology,2019.

[24] Jain S,Srivastava A S,Verma R P,et al. Caffeine addiction:Need for awareness and research and regulatory measures[J]. Asian Journal of Psychiatry,2017:S187620181630538X.

[25] Araújo AM,Carvalho F,Bastos ML,et al. The hallucinogenic world oftryptamines:an updated review[J]. Arch Toxicol,2015,89(8):1151 - 73.

[26] 李孝明,胡蝶,崔官宝,张效初. 心身疗法在尼古丁成瘾治疗中的应用进展[J]. 中国药物依赖性杂志[J],Chinese Journal of Drug Dependence,2017,04:270 - 273.

[27] Addicott M A,Sweitzer M,Mcclernon F J. The Effects of Nicotine and Tobacco Use on Brain Reward Function:Interaction With Nicotine Dependence Severity[J]. Nicotine & Tobacco Research Official Journal of the Society for Research on Nicotine & Tobacco,2018.

[28] Stockings EA. Treating Nicotine Dependence in Psychiatric Hospitals[J]. Neuroscience of Nicotine, 2019:483 – 491.

[29] Miller, Norman S. The Pharmacology of Inhalants and Volatile Solvents. 1991;10. 1007/978 – 1 – 4612 – 3044 – 1(Chapter15):185 – 197.

[30] Yau YH, Potenza MN. Gambling disorder and other behavioral addictions: recognition and treatment [J]. Harv Rev Psychiatry, 2015, 23(2):134 – 146.

[31] Karlsson A, Håkansson A. Gambling disorder, increased mortality, suicidality and associated comorbidity: A longitudinal nationwide register study[J]. J Behav Addict, 2018, 7(4):1091 – 1099.

[32] Ioannidis K, Hook R, Wickham K, Grant JE, Chamberlain SR. Impulsivity in Gambling Disorder and problem gambling: a meta – analysis[J]. Neuropsychopharmacology, 2019, 44(8):1354 – 1361.

[33] Victorri – Vigneau C, Spiers A, Caillet P, et al. Opioid Antagonists for Pharmacological Treatment of Gambling Disorder: Are they Relevant[J]. Curr Neuropharmacol, 2018, 16(10):1418 – 1432.

[34] Goslar M, Leibetseder M, Muench HM, Hofmann SG, Laireiter AR. Pharmacological Treatments for Disordered Gambling: A Meta – analysis[J]. J Gambl Stud, 2019, 35(2):415 – 445.

[35] Coriale G, Ceccanti M, De Filippis S, Falletta Caravasso C, De Persis S. Gambling Disorder: epidemiology, diagnosis, interpretative models and intervention[J]. Riv Psichiatr, 2015, 50(5):216 – 27.

[36] Kraus SW, Etuk R, Potenza MN. Current pharmacotherapy for gambling disorder: a systematic review [J]. Expert Opinion On Pharmacother, 2020, 21(3):287 – 296.

[37] Epidemiology of Internet behaviors and addiction among adolescents in six Asian countries[J]. Cyberpsychology, Behavior and Social Networking, 2014, 17:720 – 728.

[38] Darvesh N, Radhakrishnan A, Lachance C C, et al. Exploring the prevalence of gaming disorder and Internet gaming disorder: a rapid scoping review[J]. Syst Rev, 2020, 9(1):68.

[39] American Psychiatric Association. Diagnostic and Statistical Manual of Mental Disorders[M]. Arlington: American Psychiatric Association, 2013.

[40] Bener A, Griffiths MD, Baysoy NG, et al. Internet Addiction and the Psychometric Properties of the Nine – item Internet Disorder Scale – Short Form: An Application of Rasch Analysis[J]. Addict Health, 2019, 11(4):234 – 242.

[41] Xiang YT, Jin Y, Zhang L, et al. An Overview of the Expert Consensus on the Prevention and Treatment of Gaming Disorder in China[J]. 2019 Edition. Neurosci Bull, 2020, 36(7):825 – 828.

[42] Treatment with the self – discovery camp(SDiC) improves internet gaming disorder[J]. Addictive Behaviors, 2017, 64:357 – 362.

[43] Brain stimulation to treat Internet addiction: A commentary[J]. Addictive Behaviors, 2015.

第十二章　冲动控制障碍

冲动控制障碍（ICDs）是一类精神障碍，表现为反复难以抵抗冲动、驱动力或渴望去完成某种奖励性行为（至少能带来短时的奖励），尽管这种行为可能带来长时间的有害后果（既包括对个体的、也包括为他人带来的有害后果），或因这种行为模式引起明显的痛苦，或导致个人、家庭、社交、学业、职业或其他重要领域功能的显著损害。冲动控制障碍包括纵火、偷窃、性行为或情绪的暴发。需要说明的是，这些行为特征也可见于其他精神障碍，当这些症状发展到直接出现、经常出现并开始影响个人的正常功能时，才归类于ICDs。

第一节　纵火狂

纵火狂又称为病理性纵火、纵火癖。纵火狂表现为反复强烈的纵火冲动，导致多种对财物或其他物体纵火的行为或纵火的尝试。纵火狂缺乏可理解的动机（例如为金钱利益、复仇、为某种目的蓄意破坏、表达政治诉求和为引起他人注意或认可）。个体在纵火前有一种逐渐强烈的紧张感或情感唤起，并且存在对火焰或相关刺激的持续迷恋或先占观念（包括观看火焰、房屋的火灾、迷恋消防设备等）。纵火狂在纵火期间或纵火后、观看纵火的后果时、或参与纵火的善后工作时，有一种愉悦感、兴奋感、放松感或满足感。这种行为不能用智力缺陷、另一种精神行为障碍或物质过量中毒来解释。

纵火狂的人群终生患病率约为1.13%。需要说明的是，纵火行为只是纵火狂的部分表现，仅凭这一点难以进行诊断。

一、临床表现

目前尚没有充足信息来确定纵火狂的典型起病年龄。纵火狂可以发生在青少年时期，也可以发生在其他任何年龄。纵火狂的本质特征是各种蓄意、有目的的纵火。主要表现有：①有多次深思熟虑的、有针对性的纵火行为，且计划纵火的原因并不是因为社会或政治目的，而是为了满足强烈的个人欲望；②体验着火，无论设置纵火场景还是只是目击燃烧，都有助于个人避免或减少通常在这之前的紧张感；③纵火狂通常非常迷恋目击燃烧和其后果，并感到愉快、满足或解脱。

二、评估

1. 检查　脑电图（EEG）、头颅CT或MRI。
2. 人格测验如明尼苏达多相个性调查表（MMPI）和艾森克人格问卷（EPQ）。

三、诊断要点

必须同时符合1～6项标准。

1. 不止一次故意并有目的的纵火。

2. 行动前感到紧张或情感唤起。

3. 对火及其具体场景（如工具、工具的使用和结果）感到迷恋、感兴趣、好奇或有吸引力。

4. 纵火或目击燃烧或参与善后时感到愉快、满足或解脱。

5. 纵火不是为了金钱利益，不是为了表达社会政治诉求、隐瞒犯罪活动、宣泄愤怒或复仇和改善自己的生活状况，也不是对妄想或幻觉的反应，或判断力受损（如重度神经认知障碍、智力障碍或智力发育障碍和物质中毒）的结果。

6. 纵火不能用品行障碍、躁狂发作或反社会型人格障碍来更好地解释。

四、鉴别诊断

1. 故意纵火的其他原因 在诊断为纵火狂之前，除外纵火的其他原因非常重要。可以从以下几个方面鉴别。

（1）纵火的次数 纵火狂患者纵火行为反复发生，较短时间内（数月至1年）可有多次纵火，多者甚至达数十次；而有意纵火者大多只有1次，极少有超过5次者。

（2）纵火的目的 纵火狂患者无明显外在目的，其纵火行为源于一种不可控制的内在冲动，即便有准备与计划也是仓促和简单的，而有意纵火者毫无例外都有明确的外在目的，如报复、毁灭罪证、获利或出于某种政治目的等。

（3）纵火相关的心理反应 纵火狂患者在纵火前有一种内在的逐渐加重的紧张感，最终难以控制而发生纵火行为，在纵火完成后面对燃烧场面的紧张感随即得以缓解或消失，甚至还可体验到一种强烈的轻松感和心理满足；有意纵火者纵火之前也会感到紧张，这种紧张是对行为一旦败露的担心与恐惧。这种紧张感并不会因面对燃烧的火焰而消失，纵火后即便有快感也是与其外在目的得以实现有关。

（4）纵火间歇期 纵火狂患者多好反复思考与想象纵火行为及其周围情景，对有关火焰、燃烧等图片和影视作品具有浓厚的兴趣；有意纵火者则无此特征。

2. 其他精神障碍 在其他精神障碍影响下也可能会发生纵火行为。

（1）脑器质性精神障碍 患者由于对行为的控制能力和对行为后果的判断能力受损而纵火。对此类患者病史资料、神经系统阳性体征和精神检查所见智能、记忆及人格方面的明显改变，以及实验室和辅助检查的阳性发现有助于鉴别诊断。

（2）精神分裂症 患者可在幻觉、妄想的支配下纵火，进行详细的精神检查有助于发现纵火行为背后的精神病性症状，进行鉴别。

（3）双相障碍 患者可因情绪激动、易激惹、行为轻率而纵火，也可因情绪低落、悲观、绝望而纵火自伤和自杀，进行详细的精神检查有助于发现纵火行为背后的精神病性症状，进行鉴别。

五、治疗原则与方法

对纵火狂的治疗比较困难，因为他们常常不愿意为自己的行为负责，否认自己的行为。因此与患者、患者家属建立治疗联盟，取得患方的认同与合作，强调患方共同参与治疗，变被动为主动，有助于提高治疗的依从性，增强治疗效果。心理治疗尤其是行为治疗、认知治疗对纵火狂的治疗有一定的效果，也有研究强调预防对纵火狂治疗的正面作用。另外，对纵火狂采取封闭式管理是开展其他一些积极治疗措施的基础和保障。

1. 心理治疗 认知行为治疗可能对此类患者有效，在建立稳固治疗联盟的基础上，找出患者的困扰，引导患者学会调整功能不良的认知和行为，从而发现转变后的好处，就可以逐步引导患者学会放弃此不良行为。

2. 封闭管理 纵火狂患者的纵火行为反复发生，缺乏预见性，具有很大的随意性，应争取实施监控或封闭管理作为开展其他一些积极治疗措施的基础。

3. 预防教育 G. A. Franklin 等强调预防对纵火狂的正面作用。1999 年，他们发起了创伤极限预防项目（TBOPP），所有纵火犯人或放火者需接受 1 天的教育，该项目交互式内容主要涉及纵火行为对医疗、经济、法律和社会的影响。参加该项目的人与对照组的纵火复犯率分别是 1% 和 36%。

4. 药物治疗 目前临床使用药物中均没有治疗纵火狂的适应证。而在临床治疗中需要关注纵火狂共病焦虑、抑郁或其他精神障碍，因此精神科药物更多的是用来治疗共病的问题。可尝试使用 SSRIs，也有个案报道草酸艾司西酞普兰诱发纵火行为。

（卞清涛）

第二节 偷窃狂

偷窃狂又称为病理性偷窃、偷窃癖。是指病人有难以控制的偷窃动机和浓厚兴趣，并有偷窃行动前的紧张感和行动后的轻松感。偷窃的目的不在于获得经济利益。早在十九世纪初期，这种病症就开始引起西方精神病学专家的注意。Quinol 于 1838 年首次把这种不可控的偷窃行为命名为“偷窃癖”。

流行病学初步的证据表明偷窃狂的终身患病率接近 0.6%，但这个数据可能偏低。在被拘留的商场偷窃者中大约 4% ~24% 为偷窃狂。偷窃的羞耻性和尴尬特点使大多数人不主动报告自己的偷窃症状。目前，也没有偷窃狂的全球性的流行病学统计资料，但是来源于不同临床样本的研究数据表明偷窃狂的患病率还是比较高的。美国一项对 204 例成年的各种精神疾病住院患者的研究表明，有 16 例（7.8%）症状符合偷窃狂的诊断。在偷窃狂中，女性多于男性，比例为 3∶1。

一、临床表现

偷窃狂起病的年龄不同，但该障碍通常从青春期起始，很少从成年晚期开始。关于偷窃狂的病程，几乎没有系统的研究信息，但是有三个典型的病程特征已被描述：散发、伴短暂发作、长期缓解，阵发、伴长期偷窃和一段时期的缓解，以及慢性、伴一定程度的波动。盗窃狂的基本特征是不为现实需要而盗窃，主要表现有：①反复难以控制强烈的偷盗冲动，偷盗缺乏可理解的动机（如为金钱利益或为非个人利益而偷盗）；②与纵火狂相似，个体在盗窃之前感到紧张焦虑，而为了平复这些感受，他们通过盗窃得以释放；③这些物品可能在没有现实需要的情况下或未考虑的情况下被偷走。

个体盗窃的欲望之强令其难以抵抗，而盗窃物品的价值与欲望相比也黯然失色；④在这种障碍中，偷窃东西是为了控制焦虑，而且很多时候他们坦言自己并不知道为什么偷窃这些东西。

二、评估

（1）检查　脑电图（EEG）、头颅 CT 或 MRI。

（2）调查问卷　人格测验如明尼苏达多相个性调查表（MMPI）和艾森克人格问卷（EPQ）。

三、诊断要点

1. 反复的难以控制强烈的偷盗冲动。偷盗缺乏可理解的动机（如为金钱利益或为非个人利益而偷盗）。

2. 个体对在偷盗前有一种逐渐强烈的紧张感或情感唤起。

3. 个体在偷盗期间或偷盗后，有一种愉悦感、兴奋感、放松感或满足感。

4. 这种行为不能用智力缺陷、另一种精神行为障碍或物质过量中毒更好地解释。（必须同时符合 1 ~4 项标准）

四、鉴别诊断

1. 脑外伤或其它器质性脑病所致的人格障碍、行为障碍和其它种类的智能损害　当发生经常性偷窃行为时，首先要排除器质性疾病引起的不自控行为以及判断力下降导致的偷窃行为，可通过头颅 CT、MRI 以及询问病史予以鉴别。

2. 慢性精神分裂症伴发的偷窃行为　病理性偷窃行为是一种冲动控制障碍，这类患者思维无明显的障碍，有自知力，知情意是协调统一的，尽管其偷窃冲动无法而克制，但是有清晰的意识，并且不伴有幻觉妄想等精神分裂症状，两者可以通过精神分裂症的典型症状予以鉴别。

3. 双相障碍伴有偷窃行为　偷窃狂与双相障碍两者之间很相似，都发病于青少年期或者成年早期，而且躁狂发作时自我控制能力下降，此时发生的偷窃行为，其不计后果与随机性的特征，与偷窃狂有很大相似性。但是，双相障碍有明确的躁狂发作、抑郁发作病史，随着双相障碍的好转，偷窃行为基本消失，而偷窃狂的偷窃行为则持续存在。

4. 一般偷窃　应将偷窃狂与一般的偷窃行为或商店行窃相鉴别。一般偷窃（无论是事先策划的还是冲动性的）是主观故意的，被物品的有用性或金钱价值所驱动。一些个体，特别是青少年，可能也会大胆偷窃，作为一种叛逆行为或是一种仪式，除非偷窃狂的其他特征也存在，否则不能给予该诊断。

5. 反社会型人格障碍与品行障碍　反社会型人格障碍除偷窃行为外通常还伴有其他特定的反社会行为模式，通过评估反社会行为模式，可以将反社会型人格障碍、品行障碍与偷窃狂相鉴别。

五、治疗原则与方法

目前对于偷窃狂的治疗，尚无特效的方法。心理治疗、意向转移疗法和加强管理协同进行，可获得一定的疗效。另外也有研究表明药物治疗有一定的效果。

1. 心理治疗 目前尚没有心理治疗偷窃狂对照研究。精神分析治疗在改善偷窃狂症状上肯定有作用，但这种改善通常是在药物的辅助下产生的。结合暴露与反应预防能够有效治疗部分偷窃狂患者，系统脱敏治疗、意向转移疗法、艺术绘画疗法也有一定的效果。认知行为治疗在帮助患者转变功能不良性认知和行为方面可能会产生明显效果。

2. 药物治疗 目前，美国 FDA 尚未批准任何用于治疗偷窃狂的药物，所以在开始药物治疗前须告知患者现有治疗只是经验性的非适应证性用药。目前研究的药物有三环类抗抑郁药、SSRIs、心境稳定剂和阿片拮抗剂。有些个案报道，氟西汀、氟伏沙明和帕罗西汀有效或无效，亦有研究提示 SSRIs 可能诱发偷窃的冲动。在联合用药方面氟西汀合并锂盐、丙戊酸盐和托吡酯可能对治疗有效。一项开放性试验中阿片拮抗剂纳曲酮通过减少偷窃带来的“兴奋”，从而可以明显减少偷窃的冲动和行为，提示纳曲酮对治疗偷窃狂可能有效。

（卞清涛）

第三节　强迫性性行为障碍

强迫性性行为障碍又称为性成瘾、性亢进、性沉溺症、性强迫症。强迫性性行为障碍指个体出现强烈的、被迫的连续或周期性的性冲动行为，如果这些性冲动得不到满足，就会产生焦虑不安的痛苦感觉。目前 ICD－11 精神疾病部分中将强迫性行为障碍归类为冲动控制障碍。

强迫性性行为障碍的人群患病率尚不清楚。既往有研究强迫性性行为障碍的发生率在 1%～6%，最近的研究表明其发生率更高，目前在国外一项有关大学生的强迫性性行为障碍的发生率为 10.12%，而社区人群的发生率为 7.81%。且男性患者的比例要远远大于女性患者。男女比例为 2～3：1。

一、临床表现

强迫性性行为障碍的平均起病年龄约为 18.7 岁，一般为持续病程，大多数人从发病到首次接受治疗需要 10 多年的时间，大多数患者直到 37 岁以后才接受治疗。强迫性性行为障碍的主要表现有：持续无法控制的强烈的反复的性冲动或（和）想法，导致反复的性行为；频繁的性行为对性功能有明显损害；这种不受控制的性行为模式导致参与多重、非愉快的性活动，包括过度的色情消费、强迫性手淫、滥交、过度从事有偿的性服务，或强迫性的在稳定关系内的性交，这些行为引起严重的心理困扰和个人日常生活方面的问题。患者以男性多见，在强迫性性行为障碍患者中，男性患者可占到 80%。

二、评估

1. 一般体检及神经系统检查，性激素、甲状腺激素、血常规、血生化等常规化验。
2. 精神科常规检查、性瘾筛选测试等。

三、诊断要点

1. 反复的性活动成为个体生活的中心，导致对健康、自我照顾、其他兴趣活动、责任的忽视。

2. 试图显著减少重复的性行为，但大量努力是徒劳的。

3. 尽管出现不良后果、或从性行为中仅得到很少的（或没有）满足感，仍进行反复的性行为，且这种难以控制强烈的性冲动或渴望的模式持续了相当长的一段时间（6个月或更多），并导致明显的痛苦或显著的个人、家庭、社交、学业、职业或其他重要领域功能的显著损害。

4. 如果痛苦完全与性冲动、性渴望或性行为引起的道德评判或不赞成相关，则不满足诊断需求。

（必须同时符合 1 ~4 项标准）

四、鉴别诊断

1. 性偏好障碍性偏好障碍临床上包括多种多样表现形式，如露阴癖、恋物癖、异性装癖、性施虐、受虐癖等。性偏好障碍的共同特征是持续而强烈且异常的性唤起模式，患者性兴奋的唤起、性对象的选择，以及性行为方式等出现反复持久的异常表现；例如患者仅仅以不寻常的露阴方式和性想象来满足性的需求。而强迫性性行为障碍患者的性对象的选择一般是正常的，主要表现为难以控制强烈而反复的性冲动或渴望，导致反复的性行为，因此其性唤起的模式可有助于鉴别。

2. 双相障碍双相障碍患者在躁狂发作时也常表现为性欲亢进，性行为增多，但是双相障碍患者有明确的躁狂发作的病史，间歇性病程，随着躁狂症状的缓解，性行为的模式也会恢复正常。

3. 导致性欲亢进的器质性疾病　人类性行为和性功能的保持与下丘脑垂体性腺轴的正常运转密切相关，只要其中某一环节出现障碍，就可以导致性机能障碍。若大脑或下丘脑中枢出现病变，或对性激素敏感，增强了下丘脑的性欲中枢的活动，垂体前叶促性腺激素或雄激素分泌过多（如部分垂体腺瘤，睾丸间质细胞瘤或增生），都会导致性欲亢进。某些颅内肿瘤、甲状腺功能亢进可以引起成年人性欲亢进，性活动增多。因此在诊断强迫性性行为障碍时，首先要排除导致性欲亢进的器质性疾病。

4. 药物所致的性欲亢进　雄激素过度使用，酒精、可卡因、安非他命或幻觉剂、某些麻醉剂（特别是异丙酚），以及多巴胺能激动剂也会导致继发性性欲亢进，因此在诊断强迫性性行为障碍时，要详细需要是否有物质滥用病史。

五、治疗原则

目前对于强迫性性行为障碍的治疗，可采用心理治疗、药物治疗的方式，在开始治疗前，与患者、家属建立治疗联盟，取得患方的认同与合作，强调患方共同参与治疗，变被动为主动，有助于提高治疗的依从性，增强治疗效果。

1. 心理治疗 对于强迫性性行为障碍的治疗，可以采用个体或团体心理治疗。其中结合动机访谈的认知行为疗法可以用来帮助患者了解其性行为成瘾产生的相关因素、制定对性行为进行管理与控制的认知与行为策略。在家庭治疗和婚姻治疗中通过交流、角色扮演、建立联盟等方法来解决家庭内部冲突、夫妻适应困难，同时治疗并发的其他生理疾病。也可以尝试通过成瘾模型来治疗强迫性性行为障碍。

2. 药物治疗 通过药物治疗可减少性冲动、改善冲动控制或情绪管理。药物治疗主要使用SSRIs类药物和抗雄激素两类药物。在为期12周的双盲研究中，表明西酞普兰（每日20~60mg）与安慰剂相比，能够显著降低性欲、手淫的频率、色情物品的使用。氟西汀对于治疗过度性行为及共病焦虑-抑郁情绪有效。另一项为期12周的开放性试验表明，经过每日20~40mg的氟西汀治疗后，能够减少性行为的发生，减轻焦虑抑郁情绪；奈法唑酮对性冲动也有一定的缓解作用；抗雄激素治疗可以显著减轻症状；另外也有建议SSRIs类药物和抗雄激素联合治疗难治性患者。抗癫痫药在已减少性冲动方面也有一定的疗效。阿片拮抗剂纳洛酮已被证实治疗性成瘾障碍可能有效，纳洛酮会减少性高潮的快感体验，可能有助于减少成瘾行为，但会影响正常的性行为。

3. 日常护理 做好日常护理，舒缓心情，选择健康生活方式减压，逐步减少性伴侣的数目，延长间歇时间，对于网络性爱痴迷者，同时戒除网瘾，对强迫性行为的治疗可能会大有裨益。另外在饮食方面要注意营养均衡，少吃刺激性食物，酒精、浓茶、咖啡等应尽量避免。

（卞清涛）

第四节　间歇性暴怒障碍

间歇性暴怒障碍又称为间歇性暴发障碍。表现为反复而短暂的暴怒发作，发作的特点是：言语或躯体性的攻击、或毁坏物品，显示出个体难以控制攻击的冲动。

在美国，间歇性暴怒障碍年患病率约为2.7%。在中国调查结果显示，间歇性暴发性障碍的加权终生患病率、加权12个月患病率和加权30天患病率分别为3.32%、2.39%和1.34%。在国外有研究表明，间歇性暴怒障碍的终身患病率为4%~6.2%。间歇性暴怒障碍患者中，并没有明显的性别差异。与老年个体（50岁以上）相比，间歇性暴怒障碍在年轻个体（35~40岁及以下）中更普遍，且在具有高中或高中以下教育背景的个体中更常见。

一、临床表现

间歇性暴怒障碍多在儿童晚期或青春期起病，40岁后首次起病很罕见。间歇性暴怒障碍的病程通常是持续性的，有些个体的病程也可以是阵发性的，伴有反复的冲动性攻击发作。间歇性暴怒障碍的主要表现为反复而短暂的暴怒发作。主要特征有：冲动性的（或基于愤怒的）攻击性暴发，通常迅速起病，很少或没有前驱期；暴发时间持续通常少于30分钟，并且多是作为对亲密伴侣微小挑衅的反应而出现。间歇性暴怒障碍的个体通常在更严重的破坏性攻击发作之间，存在较严重的语言攻击和（或）非损害性的、非破坏性的或非躯体损伤性的躯体攻击；反复暴发过程中所表达出的攻击程度明显与被挑衅或任何诱发的心理社会应激源的强度不成比例。

二、评估

（1）检查　脑电图（EEG）、头颅 CT 或 MRI。

（2）调查问卷　人格测验如明尼苏达多相个性调查表（MMPI）和艾森克人格问卷（EPQ）。

三、诊断要点

1. 反复而短暂的暴怒发作，发作的特点是：言语或躯体性的攻击、或毁坏物品，显示出个体难以控制的攻击冲动。

2. 暴怒发作的强烈程度或攻击性的严重程度明显过激，与受到的挑衅及心理社会应激源的强度明显不成比例。

3. 症状不能用另一种精神、行为或神经发育障碍更好地解释。

4. 症状不是慢性的愤怒、激惹性中的一部分（如对立违抗障碍中的慢性愤怒与激惹性）。

5. 这种行为模式足够严重，导致显著的个人、家庭、社交、学业、职业或其他重要领域功能的显著损害。

（必须同时符合 1～5 项标准）

四、鉴别诊断

1. 破坏性心境失调障碍　相对于间歇性暴怒障碍，破坏性心境失调障碍在冲动性攻击暴发之间特征性地表现为在一天中的大部分时间、几乎每一天都有持续性负性心境状态（即易激惹、愤怒），只有当反复的、有问题的、冲动性攻击暴发起病于 10 岁之前，才能给予破坏性心境失调障碍的诊断，首次起病在 18 岁以后，不应诊断为破坏性心境失调障碍。因此从症状时间和起病年龄上可提供鉴别。

2. 反社会型人格障碍或边缘型人格障碍　反社会型人格障碍或边缘型人格障碍的个体通常表现出反复的、有问题的冲动性攻击暴发。然而，反社会型人格障碍或边缘型人格障碍的个体的冲动性攻击水平低于有间歇性暴怒障碍的个体，可为鉴别提供帮助。

3. 物质中毒或物质戒断　当冲动性攻击暴发几乎总是与物质（如酒精、苯环己哌啶、可卡因、巴比妥类药物等）中毒或戒断相关时，不应诊断为间歇性暴怒障碍。

4. 品行障碍、对立违抗障碍　品行障碍的个体会表现出冲动性攻击暴发，但诊断标准中描述的攻击形式是主动性的、掠夺性的。对立违抗障碍中的攻击通常特征性地表现为发脾气，并与权威人士进行口头争辩。间歇性暴怒障碍中的冲动性攻击暴发则是对一系列较宽泛的挑衅的反应，包括言语攻击、躯体攻击或破坏财物，因此二者的不同表现可以为鉴别提供帮助。

五、治疗原则

关于间歇性暴怒障碍治疗的研究很少，主要是针对冲动攻击行为的治疗。

1. 药物治疗 已经有很多药物用于治疗冲动性攻击行为，如抗抑郁药、苯二氮䓬类、心境稳定剂和抗精神病药。目前，关于攻击行为的药理学研究已经选择将 SSRIs 和心境稳定剂作为一线治疗；现有研究表明氟西汀对治疗冲动性攻击行为有效；心境稳定剂，碳酸锂、丙戊酸钠、卡马西平、托吡酯及苯妥英钠对攻击行为的治疗也有一定的疗效，可以明显减少患者的愤怒和敌意；抗精神病药，氟哌啶醇、奥氮平对部分病例也有一定的效果，但在治疗中要注意药物的副作用。另外一些研究，β 受体阻滞剂普萘洛尔及 α_2受体激动剂可乐定也有部分治疗作用。

2. 心理治疗 针对于间歇性暴怒障碍的心理治疗，在一些研究中发现许多形式的基于家庭的、基于学校的行为疗法有效；同时可以聚焦于对愤怒症状的治疗；认知行为治疗对于愤怒情绪和攻击行为的管理有明显的效果，也可以单用或联合使用放松训练；此外正念认知治疗、辩证行为治疗以及接受与承诺治疗对于此类患者也会有一定的效果，如辩证行为治疗能改善愤怒和冲动性。然而上述各种心理治疗需要有足够的耐心，坚持长期治疗方能取得效果。

（卞清涛）

参考文献

[1] Robert E. Hales, Stuart C. Yudofsky, Glen O. Gabbard. 精神病学教科书[M]. 人民卫生出版社,2010.

[2] Arbanas G. Diagnostic and Statistical Manual of Mental Disorders[J]. Codas,2015,25.

[3] 国际疾病分类第十一次修订本(ICD－11)中文版[S/OL]. 2018. http://www. medsci. cn/.

[4] Franklin G A, Pucci P S, Arbabi S, et al. Decreased Juvenile Arson and Firesetting Recidivism after Implementation of a Multidisciplinary Prevention Program[J]. Journal of Trauma,2002,53(2):264－266.

[5] Radwan K, Coccaro EF. Comorbidity of disruptive behavior disorders and intermittent explosive disorder[J]. Child Adolesc Psychiatry Ment Health,2020,14(24):1－10.

[6] 宋恩明,苏本忠,姚子英. 47 例间歇性冲动控制障碍相关因素的分析与治疗[J]. 中国民康医学,2002,014(003):165－166.

[7] 段卫东,杨洪,金冬,等. 深圳市间歇性暴发性障碍的流行病学调查[J]. 中国心理卫生杂志,2010,024(012):936－941.

[8] Coccaro EF. Intermittent explosive disorder. [J]. Current Psychiatry Reports,2000,2(1):67－71.

[9] 陆林. 沈渔邨精神病学[M]. 6 版. 北京:人民卫生出版社,2018.

[10] Malandain L, Blanc J－V, Ferreri F, et al. Pharmacotherapy of Sexual Addiction[J]. Current Psychiatry Reports,2020,22(6):1－8.

[11] Pereira DCS, Coutinho ESF, Corassa RB, et al. Prevalence and psychiatric comorbidities of intermittent explosive disorders in Metropolitan São Paulo, Brazil [J]. Social Psychiatry and Psychiatric Epidemiology,2020.

[12] Ballester－Arnal R, Castro－Calvo J, Gimenez－Garcia C, et al. Psychiatric comorbidity in compulsive sexual behavior disorder(CSBD)[J]. Addict Behav,2020,107:1－26.

[13] Savard J, Öberg KG, Chatzittofis A, et al. Naltrexone in Compulsive Sexual Behavior Disorder: A Feasibility Study of Twenty Men[J]. The Journal of Sexual Medicine,2020:1－9

[14] Castro－Calvo J, Gil－Llario MD, Gimenez－Garcia C, et al. Occurrence and clinical characteristics

of Compulsive Sexual Behavior Disorder(CSBD):A cluster analysis in two independent community samples [J]. J Behav Addict,2020:1 – 23.

[15] 张志辉,苏榆,王曦. 病理性偷窃研究分析[J]. 科协论坛月刊,2012(06):103 – 104.

[16] America Psychiatric Association. Diagnostic and Statistical Manual of Mental Disorders(DSM – 5) [M]. 5th Edition. Washington:American Psychiatric Publishing,2013.

[17] Leone JM. Drawing invisible wound:War comics and the treatment of trauma[J]. J Med Humanit, 2018,39(3):243 – 261.

第十三章　破坏性行为及障碍

第一节　对立违抗性障碍

对立违抗性障碍（ODD）是儿童期常见的心理行为障碍，主要表现为与年龄、发育水平不相符合的，持续至少6个月的对立、不服从、挑衅或报复的行为模式，常有持续的愤怒、易激惹的情绪，伴严重的脾气暴发、任性固执、吵闹争辩、挑衅违抗的行为，导致个人、家庭、社交、学业、职业或其他重要领域的功能显著受损。患病率在1%～11%之间，平均患病率约为3.3%，不同年龄及性别的儿童患病率有差异，男孩多于女孩，比例约为1.4：1。

一、临床表现

ODD的基本特征是频繁且持续的愤怒、易激惹心境和争辩、对抗的行为以及报复的行为模式，症状持续至少6个月。ODD的症状最初仅在一个场景下出现，通常是在家庭内，然而严重者症状可在多种场景下出现。这种行为模式的严重程度足以导致个人在家庭、社交、学业等重要领域的功能显著受损。

1. 对立违抗性行为与愤怒、敌意的情绪以及报复行为　在童年早期就经常会被其主要抚养人抱怨难带、不好安抚，特别容易出现不听话、烦躁不安、脾气大等行为。学龄前期的儿童往往在稍不如意时就出现强烈的愤怒情绪和不服从管理的行为。学龄期的儿童则常频繁地表现出故意、被动和令人厌烦的行为以表达对父母、兄弟姐妹及老师的反抗和挑衅，并常对他人怀恨在心，会过分强调客观理由，经常为了逃避批评和惩罚而把因自己的错误而造成的不良后果归咎于别人（即不承认错误），甚至责备他人。ODD的青少年难以服从管理，常对抗或者拒绝服从学校、家庭的要求或规定，对成人不尊重，对同伴充满敌意，常会与人发生言语及行为上的冲突，对别人记恨在心，甚至有报复行为。

2. 学业及社会功能受损　当对立违抗性行为出现在家庭内的时候，会严重干扰正常的家庭生活秩序，给家长带来痛苦。而当对立违抗性行为出现在学校时，会和老师对抗，找借口不做作业、遗漏作业或晚交作业，最终影响学业。同时由于患者常烦扰、怨恨和敌视他人，造成他们与家长、老师交流困难，与同伴相处困难，最终表现为社会适应功能明显受损。

3. 共患疾病　ODD的患者常常共患其他的精神心理疾患，如ADHD、焦虑障碍、抑郁障碍及品行障碍，也常共患物质滥用及学习障碍。

二、评估

需要详细评估ODD的症状严重程度、共患疾病以及社会功能受损的情况，具体可使用 SNAP－Ⅳ量表（26 条）进行评定。

三、诊断要点

1. 持续存在至少 6 个月的愤怒、易激惹的心境，好争论、违抗的行为，或者报复的行为模式。

2. 这些行为出现的频率和强度与个体的发展水平不一致。小于 5 岁的儿童，要求这些行为在大部分时间都出现；5 岁及以上的儿童这些行为至少每周出现一次。

3. 这些行为对周围环境造成干扰，给自己或他人带来痛苦，或者对其自身的社交、学业等社会功能领域带来负面影响。

诊断 ODD 时要明确排除物质依赖、破坏性心境失调障碍、抑郁或双相情感障碍等精神疾病的诊断，且明确这些行为不是由于同时存在上述精神疾病所致。

四、鉴别诊断

1. 品行障碍 较 ODD 的症状更加严重，常存在对人及动物的攻击、破坏财物以及偷窃或欺骗的行为。

2. ADHD ADHD 常共患 ODD，ADHD 常存在明显的注意力集中困难，尤其在需要持续注意力的情景下，容易出现注意力分散的症状。

3. 抑郁障碍及双相情感障碍 亦常存在易激惹的情绪，但需要排除对立、违抗性行为发生在抑郁障碍及双相情感障碍的发作期。

4. 破坏性心境失调障碍 ODD 与破坏性心境失调障碍都存在持续的负性情绪及易激惹的症状，但是后者的此类症状会更加严重。如果患者同时符合破坏性心境失调障碍及 ODD 的诊断标准，则诊断破坏性心境失调障碍，而不诊断 ODD。

5. 间歇性暴怒障碍 具有严重的攻击行为，可与 ODD 鉴别。

五、治疗原则与方法

针对 ODD 开展早期发现以及早期干预工作可以防止不良行为发展为更加严重的问题。一般说来 ODD 发病越早，预后越差，发展为品行障碍的可能性越大。

1. 非药物干预 心理干预是改善 ODD 症状的有效方法。家长培训是有效减少儿童破坏性行为的一种方法，重点包括：增加家长的正向性行为和减少过度严厉的家庭管理方法。对家长和孩子的行为同时进行培训的疗效要优于单独对家长的行为进行培训，包括多元系统干预、合作性问题解决干预等方法。辩证行为治疗也可用于 ODD 的治疗。

2. 药物治疗 目前尚无药物可以直接改善 ODD 症状。常用于治疗 ODD 共患疾病，如 ADHD 的药物，可在减少注意缺陷、多动－冲动症状的同时减少对立违抗性症状。

（曹庆久）

第二节　品行障碍

品行障碍（CD）指儿童、青少年期出现的反复、持续侵犯他人基本权益、不遵守相应年龄主要的社会规范、规则或法律，对人或动物进行攻击，破坏财物、欺骗或偷窃，严重违反规则的行为模式。此种行为模式持久存在（至少 12 个月），严重影响儿童青少年自身的学习和社会功能。约有 2% ~8% 的儿童青少年患有 CD，男孩多见，男女性别比例为（4 ~10）：1。

一、临床表现

品行障碍的临床表现主要包括对人或动物进行攻击、破坏财物、欺骗或偷窃以及严重违反规则。

攻击性行为主要表现为对他人的人身或财产的攻击。男性患者多表现为躯体性攻击，女性则以语言性攻击为多。例如，挑起或参与斗殴，采用打骂、折磨、骚扰及长期威胁等手段欺负他人；虐待弱小、残疾人或动物；强迫他人与自己发生性关系等；故意纵火，企图造成严重的损害；故意破坏他人或公共财物；经常说谎以获得好处或规避责任；偷窃物品，或者曾破门闯入他人的房屋、建筑或者汽车；严重违反社会规则，在 13 岁之前经常逃学、夜不归宿、擅自离家出走或加入社会上的犯罪团伙，从事犯罪活动等。

这些症状往往引起患者在社交、学业或职业等重要领域的功能显著受损方面。

根据起病年龄的早晚（10 岁之前或之后），CD 可分为儿童期起病型和青少年期起病型；根据症状的多少以及造成损害的严重程度又分为不同的类型。

CD 常共患 ADHD、心境障碍、焦虑障碍和神经发育障碍等。儿童期起病型、伴受限的亲社会情感、共患 ADHD 及物质滥用的患者，症状往往持续存在，预后更差。

二、诊断要点

1. 存在以反复、持续侵犯他人基本权益或不遵守相应年龄主要的社会规范为特征的行为模式，例如对人或动物进行攻击、破坏财物、欺骗或偷窃等。

2. 这种行为模式的严重程度足以对个人、家庭、社会、学业或其他重要领域的功能造成重大损害。

3. 这种行为模式必须至少持续存在 12 个月。诊断 CD 时要注意单纯的反社会行为或犯罪行为并不是诊断的依据。

三、鉴别诊断

1. ADHD　ADHD 起病较 CD 早，表现为注意缺陷、多动 – 冲动行为，因为多动 – 冲动的影响，会出现违纪、违规的行为，但是程度较轻，与 CD 的持续、反复、故意严重违规明显不同，但 ADHD 与 CD 的共患率较高。

2. 心境障碍　躁狂或者抑郁发作期间都可能会出现攻击及对抗行为，因此与 CD 容易混淆，但是心境障碍的病程为发作性，攻击及对抗行为呈非持久的模式，且伴有明显的情感高涨或低落体验，经过药物治疗后，攻击及对抗行为可随情绪症状的改善而消失，故可鉴别。

3. 间歇性暴怒障碍 CD和间歇性暴怒障碍均会表现出攻击行为，但是间歇性暴怒障碍的攻击行为带有冲动性，缺乏目的性（如不是为了获得钱财），间歇性暴怒障碍患者也不会持续出现违反社会规范的行为。

四、治疗原则与方法

1. 心理行为干预 心理行为干预是治疗CD的主要方法。有效的心理行为干预需要建立由家庭、学校和社区共同参与的整合式的干预方案，同时需要解决环境中的一些不利因素。有证据表明多元系统干预、学校－家庭联合追踪干预等对CD的干预有效。经典的行为治疗、认知治疗、家庭治疗以及正念训练等均可以用于治疗CD。

父母管理训练通过直接培训父母，改善亲子沟通方式，教孩子建立规则、与孩子协商，并在孩子出现攻击行为之前进行识别并迅速做出反应，以及对孩子的亲社会行为进行奖励等，是最有效的干预方法，可有效地改善孩子的攻击行为。

认知行为治疗通过改善患者的社会认知，增强其解决问题的技巧和能力，改善人际关系，锻炼生活技能，增强与同学、老师的沟通能力等方式改善症状。

2. 药物治疗 尚无针对CD进行治疗的特殊药物，临床上多是针对其共患疾病进行治疗，如共患ADHD时使用中枢兴奋剂。目前很少有设计良好的关于药物治疗品行障碍（主要针对攻击行为）的随机对照研究，非典型抗精神病药物治疗有效的证据相对最多，如与安慰剂相比，利培酮对青少年攻击行为的疗效更好，丙戊酸钠或锂盐可能是第二或第三线的用药选择，抗抑郁剂、中枢兴奋剂及其他药物（如可乐定）可能有效。

（曹庆久）

参考文献

[1] America Psychiatric Association. Diagnostic and Statistical Manual of Mental Disorders(DSM－5)[M]. 5th ed. Washington: American Psychiatric Publishing, 2013.

[2] Anita Thapar. Rutter's Child and Adolescent Psychiatry[M]. 6th ed. Wiley Blackwell. 2015.

第十四章　人格障碍

第一节　人格障碍总论

人格障碍是个体人格特征明显偏离正常为核心表现的一组精神疾病，表现为独特的内心体验和行为模式，并不可避免地导致与他人的人际关系不良，特别是与他人难以建立稳定的密切或亲密关系。人格障碍通常在儿童期就可以逐渐显现，最晚在少年期或成年早期形成典型表现，在成年后稳定而长期存在，甚至可持续终身。

与人格障碍的起病过程相反，成年后，在罹患严重脑部疾病包括精神疾病、累及大脑受损害的其他器官系统疾病，或遭受严重精神创伤后，也可能出现人格特征偏离正常的明显改变，这种情况称为人格改变。

人格障碍的诊断，从临床操作性的角度来看，十分复杂且存在较大困难，因此该精神障碍在一般人群中的流行病学数据难以获得，而在服刑人员、其他精神疾病患者等特殊人群中，报告的疾病检出率相当高，低则 20% 左右，高的可以超过 50%。综合各类人群的流行病学数据进行分析，若严格按照人格障碍诊断标准，一般人群中人格障碍的终生患病率不低于 3%。可见，人格障碍是一种常见精神疾病。

一、临床表现

人格障碍临床表现可谓复杂多样，症状常呈现不典型、易变、多变的特点，这给临床医生对该病及时识别、准确诊断造成不小困难。人格障碍患者本人就诊，常见的主诉是焦虑、抑郁情绪、持续的睡眠紊乱或其他慢性躯体不适，很少因自觉有性格或人格问题而就诊。

若出现以下特点的主诉和临床表现，应特别警惕考虑其是否符合人格障碍诊断，对其内心体验和行为模式特点的评估宜作为进一步评估的重点。

1. 少年晚期（相当于高中阶段）或成年早期（大学期间至 25 岁左右）以焦虑、抑郁或情绪不稳定，睡眠紊乱或多变的躯体不适等就诊。

2. 少年期行为异常，常见的是厌学行为或“个性突出”不合群的行为，如作息饮食不规律、与家人缺乏合理的互动、与年龄不相称的夜间不归等，此外，违法性质的行为如偷窃、扰乱公共秩序、攻击性行为也不少见，但往往被家长或社会归为品质道德问题而很少因此就医或寻求专业咨询。

3. 就业初期，自觉有抑郁焦虑等情绪及睡眠紊乱，但症状的严重程度与职业活动特别是人际关系压力密切相关。

4. 少部分患者以自觉性格问题而就诊咨询。

5. 一起生活的家人因患者某些固定模式的情感表达或行为模式感到苦恼而就诊咨询。

人格障碍患者独特的内心体验和行为模式，一方面导致本人不同程度的痛苦体验，另一方面影响其家庭生活、学业学习和职业活动，给他人带来负担。人际关系不良是最直接的体现，常表现为频繁与周围人发生冲突或矛盾，也可以是对社会交往近于绝对性的回避或冷漠；较轻的人格障碍患者，完全可以与他人建立一般的交流或合作关系，但无论在工作场合还是日常生活中，都几乎不能与任何人建立以真诚信任为基础的稳定而持久的密切关系。人际关系不良既可以说是人格障碍的基本表现，也可以看作是其主要结果。因此，人际关系状况评估，在人格障碍诊断中有不能忽略的重要意义。

二、评估

对于人格障碍的诊断性评估，在系统规范的病史采集、精神检查、实验室及辅助检查中，应特别重视以下内容的评估。

病史中个人成长经历、家庭环境（如主要抚养人性格特点及其与患者之间的关系，其他近亲属和较频繁接触人员如办公室同事与患者间的相处状况）、近亲属精神疾病家族史、精神活性物质使用史和可能累及大脑功能的严重疾病史。

精神检查过程中，临床医生特别注意展现关心关注、真诚真实、认真负责的态度，一方面需耐心倾听、恰当互动，同时留意观察患者言语、情绪、眼神接触的特点，既要澄清其主诉的情绪、躯体症状、行为、人际关系等症状本身的性质和程度，也要注意评估其对这些症状的解读和应付方式，从而体会、总结来访者思维活动的特点，特别是逻辑性和归因方式等方面，着重体会患者对他人的信任态度。

实验室及辅助检查方面，除对于基本生理指标和大脑、内分泌系统等重要器官的功能状态的检查外，人格及人格障碍问卷或量表测评，如明尼苏达多相个性调查表（MMPI），卡特尔 16 项人格问卷（16PF）、艾森克个性问卷（EPQ）等，有助于对人格特点的具体评估，但注意避免简单地将测评结果作为诊断的主要依据。

三、诊断要点

个体的内心体验和行为模式，明显偏离其成长、生活所处的社会文化环境预期，持久存在并且顽固而广泛，具体体现在：认知活动，如解读自我、他人及事件的方式与众不同；情感活动，如情绪反应的界限、强度、变化性和适当性存在问题；人际交往的特点及人际关系，特别是常人一般生活中的基本人际关系不良；冲动控制障碍。

这种持久模式导致个体出现明显痛苦，或者影响工作及生活，或其他重要的社会功能明显受损。

四、鉴别诊断

人格障碍需要与临床实践中常见的各种精神疾病进行鉴别，如焦虑恐惧症、抑郁症、双相情感障碍、精神分裂症谱系障碍、躯体形式障碍和慢性失眠等。对症状核心特点和各类疾病诊断要点的准确理解和把握是实现清晰鉴别、准确诊断的基础。不同于其他临床专业，精神症状的准确判别在精神疾病诊治中格外重要。从病史、精神检查中提炼出患者存在言语、情绪和行为活动偏离正常，且持久顽固的特点，并与其精神痛苦或社会功能不良明确相关，是诊断人格障碍的基础。在人格障碍诊断标准基础上，若某一方面的症状表现同时满足其他疾病诊断的标准，可以并列诊断；如果不符合但有临床意义，可以在人格障碍诊断基础上标注其突出的症状特点。

五、治疗原则与方法

人格障碍是公认存在巨大的治疗难度的精神障碍之一。人格障碍独特的思维模式、情感活动和行为模式，很难在较短时间内通过治疗达到明显改善，且更多的患者拒绝就医、拒绝接受治疗。但大量研究结果显示，积极治疗可以减轻患者的痛苦，改善患者社会功能，提高社会适应能力。另外，减轻其身边他人的苦恼，也应作为治疗的内容，这也可以理解为一种“间接”治疗措施。

应采用心理治疗、药物治疗以及必要的社会管理措施综合治疗，根据患者具体病情制定个体化的治疗策略，目标是改善不良的社会适应行为，解除或减轻某些症状导致的痛苦体验，而不是试图改变患者的整个人格特征。治疗过程中，要特别重视发现、肯定、鼓励患者各方面的“优点、优势、长处”，同时对不良行为进行“矫治”，“肯定、鼓励”的作用常常强于“矫治”，应作为治疗一个重点方向。

少年期和成年早期人格仍具有可塑性，是治疗的一个关键时期，应尽可能抓住。对这个年龄段以情绪紊乱、行为问题或某些躯体症状就诊的患者，诊治过程中应始终着重于早期识别人格障碍。对符合或不能排除人格障碍诊断的患者，可以就人际边界意识、意见表达方式等人际交流的基本问题，向患者本人和家人进行人格障碍相关知识的健康宣教，以“实现成年后自食其力地生存”为目标的职业规划原则等问题进行有针对性的讨论指导，可能会产生较好的疗效。

对有治疗意愿、依从性较好的患者，将帮助其体会自身在人际互动中容易导致人际冲突的思维模式，理解自己的情绪并学习情绪管理，作为治疗的基础内容。

对治疗依从性差，或者家人代诊咨询的病人，帮助其家属理解患者，建立与之交流中的“底线”“界限”原则，有助于患者保持基本人际交流的能力，降低未来发生“人际隔离”的风险，同时也有助于减轻家人痛苦，降低发生严重冲突的风险。

针对存在妄想色彩的偏执症状，高幅度的情绪波动、严重的焦虑抑郁症状，睡眠昼夜节律紊乱等突出症状，药物治疗很可能有明显获益。

（张卫华）

第二节　人格障碍的分型及诊断要点

ICD－10 将 8 种类型的“特异性人格障碍”作为人格障碍分类的重点内容，DSM－5 也维持对人格障碍进行分型的传统。但临床实践中，人格障碍亚型诊断可操作性不强，这是由于人格及人格障碍本身的复杂性与多样性，使实现精确的、排他的描述和分类有相当的困难。如果仔细对比 ICD－10 和 DSM－5 对同一类型人格障碍诊断标准的描述，会发现存在明显的不同，这也可以作为人格障碍本身及描述复杂性的体现。实际上，同一个病人常符合多个类型人格障碍的诊断标准。最新发布的 ICD－11 人格障碍诊断分类，取消了具体亚型分类的处理，而以患者人格特点中偏离正常条目的数量和社会功能保留的程度来把人格障碍分为轻、中、重三个等级，以标明“突出的人格特征或模式”的方式，来显示诊断人格障碍个体的具体临床表现特点。对人格障碍的分类和诊断标准进行这样的处理后，临床可操作性更强一些。

本节重点介绍 DSM－5 的亚型分类，能帮助读者更为具体地理解人格障碍表现的复杂性；结合实践反复理解这些亚型诊断标准，有助于提炼“突出的人格特征或模式”的具体表现特点，提高临床实践中人格障碍诊断的可操作性。

一、A 组人格障碍

A 组人格障碍包括偏执型、分裂样和分裂型三种类型，这些人格障碍患者的基本表现是行为模式的奇特或古怪。

【偏执型人格障碍】

偏执型人格障碍是对他人普遍不信任和猜疑，总是倾向于将他人的动机解释为恶意的普遍心理行为模式。

（一）诊断要点

以下 7 条症状至少满足 4 条。

1. 在缺乏足够依据的前提下猜疑他人在剥削、伤害或欺骗自己。
2. 怀疑朋友、同事等对自己是否忠诚或信任的先占观念。
3. 总是犹豫不敢信任他人，无根据地害怕他人用自己提供的信息来恶意对付自己。
4. 将善意的言论或事件解读为隐含贬低或威胁的意义。
5. 持久地心怀怨恨，不能原谅他人的侮辱、伤害或轻视。
6. 经常性地感到自己的人格或名誉受到打击，与事实不符，并迅速做出愤怒的情绪反应或反击行为。
7. 对配偶或性伴侣的忠贞反复表示怀疑，尽管没有事实依据。

（二）治疗原则与方法

偏执型人格障碍在临床实践中并非罕见，但常常是在患者因情绪不稳定或焦虑问题就诊时被识别出来。这类患者很少主动求治，这可能与他们其对他人普遍猜疑有关，医师和治疗师也难免成为其猜疑的对象。在诊治过程中，医师应保持开放、真诚和尊重的态度，不断给予支持，耐心倾听，建立友好治疗关系后再就病情给予治疗意见并耐心解释。对偏执型人格障碍患者一般应避免进行小组疗法，因为他们可能会对治疗过程中他人的言谈和所处的情境产生误解。抗精神病药物治疗可能对改善患者的猜疑和偏执有效，但困难在于这类患者对药物治疗依从性通常欠佳。

【分裂样人格障碍】

分裂样人格障碍的基本特征是脱离社交关系，情感表达受限。

（一）诊断要点

以下 7 条症状至少满足 4 条。

1. 既不渴望也不享受亲近的人际关系，包括亲情。
2. 几乎总是选择独自活动。

3. 对与他人发生性行为的兴趣很低或没有。

4. 很少或几乎没有活动能让其感到有乐趣

5. 除了近亲属外，缺少亲密的朋友或知己。

6. 对他人的赞扬或批判都表现出无动于衷。

7. 情感冷漠、疏离或平淡。

（二）**治疗原则与方法**

对有改变动机的患者，简单的认知行为技术可能有益，如循序渐进分层次设立一些社交活动任务进行逐步暴露。

【分裂型人格障碍】

分裂型人格障碍的基本特征是对亲密关系感到强烈的不适，建立亲密关系的能力受损，且认知扭曲、行为古怪。

（一）**诊断要点**

以下 9 条症状至少满足 5 条。

1. 牵连观念但达不到关系妄想的程度。

2. 影响行为的古怪信念或魔幻思维，与其所处的文化背景或常模不一致，如迷信，相信心灵感应、“第六感” 等；儿童少年可表现为怪异的幻想或先占观念。

3. 不寻常的知觉体验，包括躯体上的。

4. 古怪的思维和言语。

5. 猜疑或偏执观念。

6. 不恰当的或受限制的情感表达。

7. 古怪的、反常的行为或仪表。

8. 近亲属之外缺少亲密的朋友或知己。

9. 过度的社交焦虑，不随着熟悉程度的加深而减弱，不是源自对自己的负面评价，恐惧有偏执性质。

（二）**治疗原则与方法**

心理治疗应关注患者来访时所要求解决的问题，如古怪的思维内容或猜疑、社交焦虑，制订具体治疗方案。一般不适合进行治疗，社交技能训练可能有效。抗精神病药物治疗对缓解强烈焦虑情绪、偏执和不寻常的知觉体验可能有效。

二、B 组人格障碍

B 组人格障碍包括反社会型、边缘型、表演型和自恋型四种类型，这些人格障碍的患者通常表现为戏剧化、情绪化和不稳定。

【反社会型人格障碍】

此型人格障碍者的基本表现为一种漠视或侵犯他人权利的普遍的心理行为模式。

（一）**诊断要点**

以下 7 条症状至少满足 3 条。

1. 不能遵守法律法规及社会规范，多次做出违法违规的行动。

2. 欺诈，为个人利益或乐趣多次说谎或诈骗。

3. 冲动或鲁莽。

4. 易激惹和攻击性，反复发生斗殴或攻击行为。

5. 不顾他人或自身的安全的鲁莽行为。

6. 缺乏责任感，如经常旷工，对长辈儿女不予以照顾及抚养。

7. 缺乏内疚感，如做出伤害、虐待和偷窃行为后满不在乎或合理化认知。

另外，要诊断本型人格障碍需满足年龄应大于或等于 18 岁，且有证据表明品行障碍出现于 15 岁之前。

（二）**治疗原则与方法**

针对反社会人格障碍患者的冲动攻击行为及过激的情绪表达，一些药物治疗可能有效，如锂盐、卡马西平、丙戊酸盐及抗精神病药物。对部分能够配合的患者，认知 - 行为治疗、婚姻和家庭治疗是常选择的有效治疗方法。

【边缘型人格障碍】

边缘型人格障碍基本表现为一种人际关系、自我形象和情感的不稳定及明显冲动性为特征的普遍心理行为模式。

（一）**诊断要点**

以下 9 条症状至少满足 5 条。

1. 极力避免现实的或想象中的被抛弃。

2. 人际关系不稳定或过于紧张，以在极端的理想化和贬低之间交替变动为特征。

3. 身份识别紊乱，自我形象或自我体验持续不稳定。

4. 至少存在以下中的 2 项冲动性行为，如消费、性行为、物质滥用、鲁莽驾驶或暴食。

5. 反复发生自杀行为、自杀姿态或威胁，或自残行为。

6. 情感不稳定，如发作性的强烈烦躁，易激惹或焦虑，通常持续数小时，很少超过数天。

7. 长期感到空虚。

8. 不恰当的暴怒或缺乏对愤怒的控制。

9. 短暂的与应激相关的偏执观念或明显的游离症状。

（二）**治疗原则与方法**

边缘型人格障碍的临床症状表现丰富多变、常不典型，临床实践中对于心理治疗中的哪种技术可以作为首选方案，并没有形成统一的意见。相对于选择具体心理治疗流派或技术，精神科医师及心理治疗师对患者病情特点的准确系统分析、对心理治疗总体原则的深刻理解和灵活运用，可能更为重要。辨证行为治疗是认知 - 行为治疗的一种特殊方法，不论是个体治疗还是小组疗法的方式，均对改善边缘型人格障碍的故意自伤行为、易激惹等有效。

对边缘型人格障碍的患者可以更积极地采用药物治疗方案，可以对症选择抗精神病药物、情感稳定剂、抗抑郁药，进行单一或联合治疗。

【表演型人格障碍】

表演型人格障碍的基本特征是过度的情绪化和寻求关注。

（一）**诊断要点**

以下 8 条症状至少满足 5 条。

1. 如自己不能成为他人注意的中心时即感到不舒服。
2. 与他人交往时常常带有不恰当的性诱惑或挑逗行为。
3. 情绪表达肤浅而易变。
4. 总是利用身体外表吸引他人对自己注意。
5. 言语风格过度印象性及缺乏细节。
6. 过分情感化，自我戏剧化，舞台化，过分夸张。
7. 暗示性高。
8. 想当然认为与他人关系是亲密的但实际上不是。

（二）**治疗原则与方法**

精神分析疗法是表演型人格障碍治疗的传统方法，针对患者偏离正常的思维可以选用支持性心理治疗、认知－行为疗法。更加推荐小组疗法，因为成员之间的互动会更有助于患者认识自己行为的不恰当。

【自恋型人格障碍】

自恋型人格障碍的基本特征是臆想或行为上自我尊大、要求赞美和缺乏共情能力。

（一）**诊断要点**

以下 9 条症状至少满足 5 条。

1. 具有夸大的自我重要性意念，如夸大成就和才能，缺乏相应成绩却盼望被认为是优胜者。
2. 无限成功、权力、才华、美丽或理想爱情的先占观念。
3. 认为自己是特殊的或独特的，只能与其他特殊的或地位高的人或机构交往。
4. 要求过度的赞美。
5. 有某种赋有权力的头衔感，即不合理地期望受到特殊优待或他人的顺从。
6. 在人际交往中剥削他人，即利用他人实现自己的目标。
7. 缺乏共情，不愿意去理解或认同他人的感受和需求。
8. 常常妒忌他人或者认为他人妒忌自己。
9. 表现出傲慢的态度或行为。

（二）**治疗原则与方法**

适用于自恋型人格障碍的治疗方法，到目前尚没有形成共识。与这类患者合作共事，存在很大难度，他们脱离现实的期望可能会使他们最终贬低治疗师，因此突然中止治疗。

三、C 组人格障碍

C 组人格障碍包括回避型、依赖型和强迫型三种类型，这组人格障碍的患者通常在人际交往中表现出焦虑或恐惧。

【回避型人格障碍】

回避型人格障碍的基本特征是对与人交往有广泛的压抑、不恰当感及对负面评价过度敏感。

（一）**诊断要点**

以下7条症状至少满足4条。

1. 因为害怕批评、否定而回避涉及人际接触较多的职业活动。
2. 不愿意与人打交道，除非确定会被喜欢。
3. 在亲密关系中，因为害羞或怕被嘲笑而表现拘谨。
4. 存在先占观念，认为社交场合会被批评或被拒绝。
5. 持续的能力不足感导致面临新的人际关系时受抑制。
6. 认为自己在社交方面笨拙、缺乏个人吸引力或低人一等。
7. 害怕受窘而不情愿冒险去参与任何新的活动。

（二）**治疗原则与方法**

在回避型人格障碍治疗中，小组疗法治疗可能有助于患者战胜社交焦虑和建立人际信任，自信心和社交技能训练、认知－行为治疗都是可以选择的有效治疗方法。苯二氮䓬类药物对改善或消除回避行为可能有效，但应短期使用或者按需使用；选择性5－羟色胺抑制剂可用于治疗社交恐惧，对本型人格障碍可能有效。

【依赖型人格障碍】

依赖型人格障碍的基本特征是对被关心关怀的过度需要而表现为对他人的黏附行为和分离恐惧。

（一）**诊断要点**

以下8条症状至少满足5条。

1. 日常生活中，没有他人强烈建议或过度保证就难以做出决定。
2. 在大多数生活领域需要他人为自己承担责任。
3. 害怕失去支持或赞同而难以表达不同意见。
4. 难以独立启动项目或开始一些事情。
5. 为得到他人的培养或支持过度付出，甚至甘愿做某些令人不愉快的事情。
6. 过于害怕不能自我照顾，独处时有不适或无助感。
7. 一段密切人际关系一结束就迫切寻求新的关系作为支持和照顾的来源。
8. 害怕只剩自己一人而只能自我照顾的先占观念。

（二）**治疗原则与方法**

对依赖型人格障碍的治疗方案尚未形成基本的共识。认知－行为治疗、自信心和社交技能训练、婚姻治疗对部分患者都可能有效。

【强迫型人格障碍】

强迫型人格障碍的患者表现为对次序、完美的先占观念，对心理活动和人际关系过度控制，造成灵活可变性、开放性和效率受损。

（一）**诊断要点**

以下8条症状至少满足4条。

1. 过于关注于细节、规则、编号和次序等以致于忽略事情的要点。
2. 过分完美主义。

3. 过度投入工作或追求效率，以致于缺乏娱乐，缺少社交友谊往来。

4. 对道德、伦理或价值过度在意、小心谨慎和缺乏灵活性。

5. 不愿意丢弃用坏的或无价值（包括情感纪念价值）的物品。

6. 不愿将任务委托给他人或者与他人合作，除非他人能精确地按照自己的方式行事。

7. 消费上对自己和他人都是吝啬的，而将存钱作为应付未来灾难的有效措施。

8. 行事僵化和固执。

（二）**治疗原则与方法**

强迫型人格障碍的治疗难度相对较大。精神分析治疗和认知行为治疗是可以选用的有效治疗方法。选择性 5-羟色胺再摄取抑制剂可能对部分患者有效。

（张卫华）

参考文献

[1] 范肖东,汪向东,于欣,等,译. 世界卫生组织. ICD-10 精神与行为障碍分类临床描述与诊断要点[M]. 北京:人民卫生出版社,1993:38-58.

[2] American Psychiatric Association. Diagnostic and Statistical Manual of Mental Disorders[M]. 4th ed. Washington, DC: American Psychiatric Association, 1994.

[3] 美国精神医学学会. 精神障碍诊断与统计手册[M]. 5 版. 张道龙等,译. 北京:北京大学出版社,2015. 7.

[4] Andreasen NC and Black DW. Introductory textbook of psychiatry[M]. 3rd ed. Arlington: American Psychiatric Publishing, 2001.

[5] 医学名词审定委员会精神医学名词审定分委员会. 精神医学名词[M]. 北京:科学出版社,2019.

第十五章　性心理障碍

性心理障碍在ICD－11和DSM－5中对ICD－10和DSM－4的相关内容做了较大的修改。

ICD－11仅保留了性唤起障碍的几种常见病症，如：暴露障碍、窥视障碍、恋童障碍、强迫性性施虐障碍和摩擦障碍等；移除了恋物癖、异装癖、受虐癖和性身份障碍等类型。

ICD－11在1990年ICD－10“自我和谐同性恋去病理化”基础上彻底删除了性取向相关疾病分类，将“同性恋”从疾病分类中全部移除。

DSM－5将“性身份障碍”从性欲倒错障碍中分离出去，另外单列为一类，更名为“性别烦躁”。

性心理障碍的特征是持续而强烈的异常性唤起模式，表现为关于性的想法、性幻想、性冲动或行为。性唤起模式涉及他人，而涉及的对象由于年龄或身份状态，其意志被违背或无同意的能力，或异常的性唤起模式为个体带来了明显的痛苦。性心理障碍也包括性唤起模式仅涉及单独或同一个体的，但仍带来明显的痛苦的行为（这种痛苦不仅仅是异常性唤起模式被他人拒绝或担心遭到他人拒绝而引起的），或有造成伤害的显著风险（甚至可能致命）的行为。

第一节　暴露障碍

暴露障碍又叫“露阴癖”或“露阴症”，ICD－11编码为6D30，DSM－5编码为302.4，是性欲倒错障碍的病症之一。

暴露障碍是一种持续的、目的明确而强烈的性唤起模式，表现为反复多次在公共场所，向不知情的他人暴露自己的生殖器。患者持续存在这样的性冲动、性幻想或性行为。患病率不详，几乎只见于男性。

暴露障碍的生物学病因未明，可能存在着中枢神经系统的某些异常。弗洛伊德的观点认为：暴露障碍是患者性心理发展停滞或幼儿化的结果。患者性格多内向，不善于与成年女性进行恋爱等情感交流。部分患者在童年阶段曾经受到过成年女性的性猥亵、性诱惑，成年后自以为女性会喜欢他这样的露阴行为。成年人在应激状态下，也可以退行到幼年，出现露阴行为。

一、临床表现

患者露阴之前有逐渐增强的焦虑紧张体验。患者露阴行为发生的时间多在傍晚，并与对方保持安全距离，以便逃脱。当患者暴露出自己的生殖器让对方感到震惊、恐惧、羞怯或被对方耻笑辱骂时，患者就会兴奋，情景越惊险紧张就会越感到刺激，性的满足感也越强烈。有的患者继以手淫、射精，一般无进一步的性侵犯行为。大部分暴露障碍患者性功能低下或缺乏正常性功能，有的明确表示对性交不感兴趣。

露阴行为的受害者一般为16岁以上的妇女，暴露障碍通常由女性受害者报案而发现，因为女性害怕在对方露阴行为之后遭强奸，其实强奸并不多见。有些年纪大的妇女对暴露障碍患者的露阴行为表现出冷淡、无动于衷，这令暴露障碍患者大为扫兴。如果老年人首次出现露阴行为，应考虑脑器质性病变，如：老年痴呆、癫痫等；精神发育不全的患者如出现露阴行为，不能诊断为暴露障碍。

二、诊断标准

1. 病程至少6个月。

2. 年龄已满18岁（DSM－5有此要求；ICD－11中并无年龄限制）。

3. 患者将其性冲动实施在未征得同意的对象身上，通过暴露自己的生殖器从而激起个体反复的、强烈的性唤起，表现为性幻想、性冲动或性行为。

4. 引起具有临床意义的痛苦，或导致社交、职业或其他重要功能方面的损害。

需排除如老年痴呆，癫痫、精神发育不全等脑器质性精神障碍；排除精神活性物质依赖所致精神障碍；排除可以用其他如精神分裂症、双相障碍解释的精神障碍。同时需要排除在各方已同意基础上的暴露行为。在一些文化中，在公共场所的裸露是被社会认可的，不构成暴露障碍的诊断。

（丛　中）

第二节　窥视障碍

窥视障碍又称“窥阴癖”、“窥阴症”，ICD－11编码为6D31，DSM－5编码为302.82，是性欲倒错障碍的常见的病症之一。

窥视障碍是一种持续的、目的明确而强烈的性唤起模式，表现为在他人不知情的情况下窥视其裸体（例如窥视他人更衣或进行性行为），以获得性的刺激。患者持续存在窥视的性幻想、冲动或行为，或者明显因此感到痛苦。患病率不详，多见于男性。

一、临床表现

患者在未征得他人同意或在他人完全不知情的情况下，反复多次地以窥视他人性活动、亲昵行为或异性裸体作为自己获得性兴奋的偏爱方式。患者会因高度恐惧紧张的窥视带来极度的性兴奋，所以他们对此有强烈追求，甚至冒着被别人发现或被抓捕的风险窥视。窥视中可伴有自慰，或事后通过回忆进行自慰。窥视使患者在获得生理满足的同时，也获得心理上的极大满足，拥有一种能获得、洞悉他人隐秘的成功感和优越感。窥视时他们往往非常小心，以防被窥视的女性发现，所以，大部分患者不是被受害人报告，而是被过路人发现。

窥视者往往通过厕所、浴室、卧室的窗户孔隙进行这些活动。有的长时间潜伏于厕所等肮脏地方，虽有蚊虫叮咬、臭气熏天，但患者控制不住冲动，依然铤而走险。有的借助于手机、反光镜或望远镜等工具偷窥，有的预先安装好摄像镜头，但他们并不企图与被窥视者性交，除了窥视行为本身外，一般不会有进一步的攻击和伤害行为。他们并非胆大妄为之徒，大多反倒不愿与异性交往，有的甚至害怕异性、害怕性交，在异性恋的性活动上并不积极充分，与性伴侣的活动难以获得成功，甚至有着明显的性功能障碍或生理缺陷。

二、诊断标准

1. 病程超过 6 个月；
2. 年龄已满 18 岁；
3. 在他人不知情的情况下，具有持续的、目的明确而强烈的窥视他人裸体的性幻想、性冲动或性行为；
4. 引起具有临床意义的痛苦，或导致社交、职业或其他重要功能方面的损害。

诊断需要排除如老年痴呆，癫痫和精神发育不全等脑器质性精神障碍；排除精神活性物质依赖所致精神障碍；排除可以用其他如精神分裂症、双相障碍解释的精神障碍。同时需要排除：13 岁以下青少年偷看异性上厕所或相互抚摸、暴露生殖器等性游戏；偶然的机会（并非预谋）看到异性的裸体，或仅仅一两次的偷看异性洗澡、上厕所；看色情网站、色情电影、色情表演和色情画册，同时伴有性兴奋，或常将其作为增强性兴奋的手段。

（丛　中）

第三节　恋童障碍

恋童障碍又称“恋童癖”、“恋童症”，ICD－11 编码为6D32，DSM－5 编码302.2，是性欲倒错障碍的病症之一。

恋童障碍是一种持续的、目的明确而强烈的性唤起模式，表现为持续存在的关于性的想法、幻想、冲动或行为指向青春期前的儿童，个体必须有实际的行为或在无法实施时会感到明显的痛苦。对于青春期前后年龄近似的儿童之间的各种性行为，不能做出恋童障碍的诊断。

“恋童”一词来源于希腊语 παιδοφιλια，即 pais 小孩和 philia 情谊的组合，在英语中 pedosexuality 与 pedophilia 可以作为同义词，但从后缀上可以看出，前者具有更多性行为的意味，pedosexuality 应该是一个精神医学术语，表示一种无力接受对等关爱的性心理。现实却是患者本人很少主动选择精神科就诊，往往构成文化冲突或涉嫌犯罪后，由舆论或司法首先介入，然后再请精神科参与，法律准则可能与精神科诊断标准并不一致，这是对司法精神病学和临床精神病学的挑战。

恋童障碍发病机制不详，可能与先天脑发育障碍及后天的心理社会因素均有关系。有研究发现，恋童障碍患者大脑白质发育不良，使患者对某些刺激信号做出的生理反应与常人不同：一般人看到弱小者应该产生怜悯欲和保护欲，而他们则产生了霸凌欲和性欲；相反，面对同龄人释放的性信号，他们或是不敏感，或是反应过度（感到紧张、恐惧和焦虑），而不是生殖器的觉醒。另有研究发现，恋童障碍可能在 13 岁之前头部受过伤。目前被学界广泛接受的观点是，即恋童障碍是一种因大脑发育的偏常导致的特殊“性取向”，和性别不一致同属于“特殊发育问题”，与后者不同在于，恋童障碍涉及未成年人的基本权益，如不给予医学干预，有违人道主义原则。

许多患者个性内向、羞怯、自卑，害怕与成年人发生性接触，只能从弱小的孩子身上找到安全与自尊；部分患者青春期的性冲动被压抑，成年后依旧留恋儿时的“恋情”，从而对儿童产生性幻想；或是患者人格没有获得发展，下意识把自己幻想成未成年者，仅对儿童表示关注，把儿童幻化成恋人。患者常常使用非性交方式满足性欲望，比如窥视，抚摸舔舐性器官，在受害儿童双腿间摩擦等，这些行为特征恰恰暴露了心理的幼稚。

一、临床表现

临床上可将恋童障碍分为原发型和继发型，继发型即临床需要鉴别诊断的部分。

1. 原发型 原发型又称经典型，此型最多见，主要由大脑特殊发育所致，如无特殊干预，其恋童的性取向可以维持终生。一般起病隐袭，常起病于青春期至成年早期，绝大多数为男性，迷恋的对象可以是男孩、女孩或者男女均有。他们对成年人不感兴趣，只愿与儿童交往，并且只有在与儿童交往时才觉得舒心。患者是受害儿童认识的，可能是家庭成员、继父母或有权威的人（如教师、教练），先是用各种手段，或是获得孩子的信赖，或是恫吓威逼，进而才发生性行为。大多数情况下窥视或抚弄等猥亵似乎比生殖器接触更为普遍。

2. 继发型 继发型患者比较少见，但都有明确的心理、社会诱因或生物学病因，实施者往往没有情感的投入，只有释放和泄欲的本能。

（1）冲动型 这类人常合并某种人格障碍，在压力下容易失控，采取不成熟的心理防御，其中包括不成熟的性表达，即对随机遇到的儿童进行性侵犯，常常伴有插入式的性行为，所攻击的对象可不分男童、女童，同时还可伴有酗酒、吸毒、飙车、打砸等行为失控现象。事后可能有部分心因性遗忘，或因同时酗酒、吸毒所致的短暂意识障碍。针对此类人，精神科医生在做出诊断与鉴别诊断时应谨慎，可参考 DSM－5 的相关诊断标准。

（2）施虐型 这类人有性施虐的基本特征（请参考相关章节），其性唤起的主要方式是对儿童的性器官施虐，同时伴或不伴有自我性受虐，即要求受侵儿童以同样的施虐于他。根据科恩等人的研究，他们往往用各种残忍的手段来蹂躏儿童的某些器官，还强迫儿童满足他们的各种下流要求，借以发泄畸形的快感。

（3）器质型 一些慢性酒精中毒、癫痫和痴呆等器质性脑病患者，可以表现出对年幼儿童的性骚扰。

（4）精神病理型 青春型精神分裂症或躁狂发作伴有性欲亢进时，患者可表现出经常性或一过性的恋童行为。

（5）代偿型 有些因残废、年老等生理缺陷，无法从成人处获得性满足，故对易控制的儿童进行性的骚扰。

二、诊断标准

1. 病程超过6个月。

2. 年龄至少16岁，且比涉及的儿童至少年长5岁。

3. 通过与青春期前的单个或多个儿童（通常年龄≤13岁）的性活动从而激起个体反复的、强烈的性唤起，表现为性幻想、性冲动或性行为。

4. 引起具有临床意义的痛苦，或导致社交、职业或其他重要功能方面的损害。

诊断需要排除前述各种继发型性恋童障碍表现，以及排除可以用其他如精神分裂症、双相障碍解释的精神障碍。

（邱晓兰）

第四节 摩擦障碍

摩擦障碍又称“摩擦癖”、“摩擦症”，ICD－11编码为6D34，DSM－5编码为302.89，是性欲倒错障碍的病症之一。

摩擦障碍是一种持续的、目的明确而强烈的性唤起模式，表现为使用生殖器或身体某些部位对不知情的、非自愿对象的身体，特别是性敏感部位进行摩擦，从而满足自己的性欲望、性想象和性幻想，个体必须有实际的行为，在无法实施时会感到明显的痛苦。

对性器官进行摩擦是两性间交配的最基本的动作，如果在知情同意的前提下与配偶在私密或相对私密的空间内进行非常正常。而摩擦障碍患者却总是以不确定的陌生人为对象，在其不知情、非自愿情况下于公共场合内摩擦，并成为性欲满足的偏好方式，则是一种退化，属于精神障碍。

摩擦障碍常常起病于成年早期，发作频率不一，有些人一个月数次，有些人数月一次，患病率不详，基本为男性，近年偶见于女性，要谨慎排除色情交易或智力障碍等。

摩擦障碍的生物学病因并不清楚，其临床表现与强迫性障碍很类似，认为与性相关的摩擦动作是患者强迫思维和（或）行为的一种习惯性表达，故推测其生物学发病机制与强迫性障碍一致。

患者中智力水平偏低、缺乏资源（包括经济资源、社会资源）、早年与父母关系紧张、低自尊和未婚独居者居多，考虑与脑发育不良、原生家庭没有给予足够的安全和接纳感，学校教育缺失和社会化不足有关。他们到性发育之后，没有学会使用安全有效的方式释放性张力，加之环境的诱惑（比如色情网络），便会使原本就弱化的自制力失效，在性冲动到来时，做出了本能的性交样行为。还有一些患者，并非生活在社会底层，也不是资源匮乏的人，甚至可以是模范公民，有着体面身份和有稳定的恋爱、婚姻和家庭关系，但普遍具有焦虑、刻板、追求完美及患得患失等性格特点，在面临重大选择、决定或挫折时，预期的焦虑会诱发摩擦行为。此时的摩擦行为对患者而言有着特别的意义：一种犹如去“冒险”，以此验证自己并不是一个没有主见或没有抗压能力的弱者；另一种犹如去“自贬”，用一件最丢人的丑事，来展示自己有多垃圾。

一、临床表现

摩擦障碍患者在实施摩擦之前会有强烈且不断增强的焦虑和紧张，明知充满风险、涉嫌犯罪，并曾经为此付出过沉重的代价，但依旧不能控制要去实施。为了达成目的和逃脱惩罚，患者会做一些掩饰，比如用棒球帽、口罩等遮盖面部，穿肥大衣服、戴头套和化装成女性等；选择的对象多为年轻并相貌姣好的女性，往往在对方昏昏欲睡时；场地多选择拥挤而且不容易抓获的地方，如商场、电影院、地铁等。当被摩擦的对象有反应时，患者通常会终止，并且装出一副若无其事的样子；如果对方默然避开或默许，常常又会继续。患者大多数情况下是隔衣进行接触摩擦，这点与暴露障碍不同；摩擦的部位多为生殖器区，也有以手或臂肘及其他部位作为主要摩擦部位的；受害者被触摸摩擦的部位多为手臂、乳房、臀部、会阴部及腿部等地方。不少患者在行为中有性高潮出现，即射精，大部分患者将精液射在自己裤子内，也有个别人将精液排泄在受害者衣服上。

二、诊断标准

1. 病程超过 6 个月。

2. 年龄已满 18 岁（ICD－11 及 DSM－5 中并无年龄限制）。

3. 通过触碰或摩擦未征得同意的人，从而激起个体产生强烈的性唤起，表现为性幻想、性冲动或性行为。

4. 引起具有临床意义的痛苦，或导致社交、职业或其他重要功能方面的损害。

诊断需要排除如老年痴呆，癫痫、精神发育不全等脑器质性精神障碍；排除精神活性物质依赖所致精神障碍；排除可以用其他如精神分裂症、双相障碍解释的精神障碍。同时需要排除在一个或多个人的同意下发生的自愿触摸或摩擦。

（邱晓兰）

第五节　治疗原则

本章涉及的四种性心理障碍：暴露障碍、窥视障碍、恋童障碍和摩擦障碍均属于性唤起障碍，亦称“性欲倒错障碍”，是人类性活动四期中的第一期：性唤起期出现了障碍，即患者的性唤起方式或唤起对象明显“与众不同”，且反复持久地存在。而之后的兴奋期、平台期和消退期生理过程与常人无二。这种“与众不同”的性唤起偏好，有违社会风俗并对他人造成了侵犯，且通过医学手段可以被控制缓解，所以依旧被收入 ICD－11、DSM－5 的疾病分类或诊断标准中。

因性唤起障碍的病因不明，目前临床治疗原则是综合治疗、对症处理，尽量避免后天的环境诱因。

一、药物治疗

1. 抗强迫药物 性唤起障碍的临床表现与强迫性障碍类似，故推荐使用对强迫症治疗有效的药物，首选选择性5－羟色胺再摄取抑制剂（SSRIs），在充分知情和安全的前提下，一般需要达到说明书治疗的最高剂量甚至有所突破，如：氟西汀60～80mg/d，氟伏沙明200～300mg/d，舍曲林200～300mg/d；帕罗西汀因其有明显的抗胆碱和降低性欲的不良反应，可以作为第一推荐，减少性的冲动，提高射精阈值，剂量40～60mg/d。氯米帕明可以作为二线选择或与SSRIs联合应用，治疗难治性病例，使用时注意其心血管方面的不良反应。

2. 抗精神病药物 在单用抗强迫症药物效果不佳时，可联合使用某些抗精神病药物，优先选用有明显升高泌乳素不良反应的，如利培酮、氨磺必利和舒必利等，小到中等剂量。

3. 性激素 激素治疗起到一种“化学阉割”样作用，在西方被作为社区管制的辅助手段，患者为了避免坐牢会同意使用，对屡教不改危害极大的患者，则被强制使用。在我国没有明确的法律规定，此处仅做介绍，必要时酌情慎用。

（1）醋酸甲羟孕酮　醋酸环丙孕酮是睾酮受体阻断剂，降低睾酮产生，从而降低性欲，在欧洲运用广泛。醋酸甲羟孕酮常用剂量为200mg肌内注射，每周2～3次，共2周；接下来是200mg，每周1～2次，共4周；然后是200mg，每2～4周1次。男性患者应监测血清睾酮水平，使其维持在女性正常生理范围内（<62ng/dl）。治疗通常是长程的，因为停止治疗后的几周或几个月，不正常的性幻想往往会再次出现。需要监测肝功能、血压、骨密度和血常规。

（2）促性腺激素释放激素（GnRH）激动剂　降低垂体生产促黄体生成素（LH）和促卵泡激素（FSH），并因此减少睾酮产生，降低性欲。肌内注射频率（在1～6个月的间隔）较甲羟孕酮低，但成本通常要高得多。

（3）雄激素拮抗剂　主要用于女性恋童障碍，疗效尚不明确。

二、心理治疗

（1）认知治疗　对性心理障碍患者，通过改变和提高认知，帮助病人理解其病态的性行为会给他人造成心理伤害，也会给自己带来法律上的麻烦，个人负有全部法律责任，使患者能够愿意自觉理性克制其异常的性行为。

（2）厌恶疗法　对性心理障碍患者，通过线索诱导，令其想象出露阴、窥阴、摩擦等场景和过程，产生性兴奋，同时受到电击或听到巨响，将美好的享受与痛苦体验结合，逐渐降低其性冲动。对症状较轻或自制力较强的患者，可以通过用皮筋弹手腕的疼痛刺激来转移性兴奋，达到控制冲动的目的。

（3）认识领悟疗法　对露阴障碍患者，国内钟友彬所创建的认识领悟疗法，具有较好效果。患者在童年阶段多曾经受到过成年女性的性诱惑或性猥亵，因此，他以为女人都是喜欢男人暴露性器官的。治疗师帮助患者认识到，露阴行为属于儿童幼稚的性心理和性行为方式，当患者领悟到自己已经是成年人后，便会主动放弃。

（4）精神分析治疗　让患者认识到性唤起障碍的行为属于性心理发展停滞或退行

的表现，并存在某种程度的人格发育不良，以此为契机和线索，深入探讨患者儿童阶段的心理创伤，揭露其人格发展中缺少自信、性心理发展中不够成熟，存在没有处理好的阉割焦虑，然后帮助患者处理好童年创伤，完善人格，促进性心理向成熟阶段发展。

（邱晓兰　丛　中）

参考文献

[1] 陆林．沈渔邨精神病学[M].6 版．北京:人民卫生出版社,2018.

第十六章　做作障碍

做作障碍是一种罕见的精神疾病。患者常以欺骗的方式歪曲、加重甚至故意制造自己或他人（常见于儿童）的躯体或精神症状。患者欺骗的目的不是基于某种显而易见的获益，而是为了谋求病人或病人照料者的身份。多为间歇性病程，也有单次发作或慢性迁延性病程。1951 年，英国精神科医生 Richard Asher 首先将这类症状群命名为“孟乔森综合征”。此后，也有命名为慢性做作性疾病、住院癖、流动住院者、多次外科手术癖嗜者、病理谎言综合征等。患者常伴有人格问题，有童年丧失经历或者不良生活环境。

做作障碍往往具有隐秘性，容易被漏诊，且患者被质疑伪装时常转去他处治疗，患病率很难估计。多项回顾性研究显示，做作障碍在一般人群中的发生率约为 0.1%，临床发生率约为 1%。德国和挪威的一项回顾性研究显示，2008 年至 2016 年，住院患者中该病的发生率在 3.18/10 万～3.71/10 万人之间。

第一节　对自身的做作障碍

患者通过欺骗行为来伪造、夸大症状甚至诱发伤害，以达到住院的目的。患者喜欢模仿各种症状，也热衷于接受各种治疗。最常见的伪装症状有腹痛、关节痛、胸痛、呕吐、腹泻、低血糖和皮肤感染等，最常伪装的精神症状有抑郁、沮丧、自杀意念和行为等。一些极端案例会通过自杀和自残，从而让实际情况更加接近自己的描述。一旦伪造的证据被医生发现，患者往往会自动出院，转向别处就医。该病会给患者造成心理痛苦和身体伤害，并且因为患者欺骗的目的是获取病人身份住院，也增加了个人经济及医疗保险支出负担。

对自身的做作障碍患者常合并抑郁障碍、物质使用障碍和人格障碍（包括边缘型人格障碍）。一项针对 93 例做作障碍患者的回顾性研究发现，30% 以上的患者有精神科共病，20% 以上的患者报告有躯体虐待史或性虐待史。

一、临床表现

该病通常起病于成年早期，并在住院治疗某种躯体疾病或精神障碍之后发病。其临床表现多样，通常表现为伪装体征、歪曲症状、操纵检查结果（小便中加血）等，甚至故意服用某些药物诱发或加重症状，比如做作性低血糖、做作性腹泻等。该病常见于 30 多岁的女性，多在青春期就有自我诱导疾病的情况。患者可能合并真实的躯体疾病，通过夸大或刻意加重症状来获得关注，比如糖尿病患者故意不遵医嘱服药以操控血糖值进而误导医生。

临床中具有以下特征要警惕该疾病。

1. 反复就诊于各医疗机构。

2. 患者提供的信息往往前后不一，具有误导性，并且反对医护人员通过其他渠道了解信息。

3. 病程通常不典型或者不符合疾病演进的过程（如本应有效的抗生素在自我诱导的皮肤感染中并不起效）。

4. 患者接受了大量的诊疗措施，但收效甚微。

5. 病史、体格检查和实验室检查结果不一致。

6. 患者乐于接受或者迫切要求一些侵入性操作。

7. 发现患者人为伪造症状或检查结果的证据。

8. 患者会预测病情恶化或者计划出院前病情恶化。

9. 既往有医生考虑过做作障碍的诊断。

10. 检查结果与患者提供的信息不符。

11. 既往曾在卫生保健机构工作。

二、评估

对做作障碍的评估，主要是根据病史、体格检查及实验室检查结果判断患者的描述是否被夸大或伪造。当疑似做作障碍时，最好与精神科医生共同评估诊断。

1. 详尽的病例资料采集 包括一般躯体疾病史、精神疾病史及体格检查，来自患者家人、朋友以及其他知情人的侧面信息也可能有用。虽然实验室检查能为做作性行为的确认提供明确依据，但对于做作障碍尚无特异的客观诊断指标，所做医学检查的可靠性和真实性也须考虑。在进行诊断评估时，往往需要多学科团队的合作。

2. 做作性证据的收集 可通过住院期间的直接观察，或者通过家属报告收集患者伪装的证据。此外，有些不一致也可以提示患者存在做作性行为的线索：①症状、体格检查或实验室检查的客观发现与患者报告的病史或既往病历不符；②患者报告的诊断与客观发现不符；③患者的痛苦程度与症状主诉或疾病预后不符；④病历上的姓名与身份证号不符。

3. 病例分析 建议按时间顺序总结患者的就诊信息，内容包括就诊的时间、地点、就诊原因、症状、检查结果、诊断、治疗和康复情况等。若上述信息存在不一致、矛盾或明显闪烁其词的情况，应考虑诊断做作障碍的可能性。

三、诊断要点

1. 假装心理或躯体的体征或症状，或自我诱导损伤或疾病，与确定的欺骗有关。

2. 个体在他人面前表现出自己是有病的、功能受损或者受伤的状态。

3. 即使没有明显的继发获益，欺骗行为也是显而易见的。

4. 该行为不能用其他精神障碍来更好地解释，如妄想障碍或其他精神病性障碍。

四、鉴别诊断

1. 诈病 诈病和对自身的做作障碍都是采取欺骗行为装病。但是，诈病是出于显而易见的外部获益，比如获取钱财、避免刑事诉讼或得到休假等，而对自身的做作障碍患者的欺骗行为不能由外部获益所解释，更多出于内在动机，通常只是为了获取关注和病人身份。其次，诈病的患者会尽可能避免检查或治疗（尤其是侵入性的），但是对自身的做作障碍患者十分乐于接受各种诊断性及治疗性操作。

2. 分离转换障碍 分离转换障碍与对自身的做作障碍患者都可以出现神经病理生理学不能解释的神经系统症状。分离转换障碍患者症状的出现是无意识的，不带有欺骗性质，而对自身的做作障碍患者的症状是有意识伪装的。此外，分离转换障碍常表现为神经系统症状，而对自身的做作障碍可表现为任何器官系统的症状。

3. 躯体形式障碍 躯体形式障碍患者也会表现为对躯体症状的过度关注甚至夸大，出现反复就医、反复检查以及过度寻求医疗干预等情况。但躯体形式障碍患者并不存在伪造症状、病史等欺骗行为，患者认为自己的症状确实存在并且深受折磨。

五、治疗原则与方法

大多数患者在被面质后都会选择出院，很难接受系统治疗。因此，做作障碍的治疗关键在于让患者接受该诊断并主动参与治疗。现有的研究表明，心理治疗如认知治疗、家庭治疗及支持性治疗应作为一线治疗推荐；若共病人格障碍、抑郁障碍和焦虑障碍等精神障碍，应考虑联合药物治疗。

1. 一般治疗原则 患者常以躯体疾病就诊，必要时应提请精神科会诊以评估患者的自杀、自伤风险。有小样本的回顾性研究显示，20%的患者死于做作性行为，因此一定要对家属做好风险告知，指定专人严密监护患者。对于确实合并躯体疾病的患者，不可忽视其躯体疾病的治疗。与患者面质时应做到不评判，采用接纳的态度与其讨论做作障碍的诊断，避免让患者感觉受到羞辱而自伤或引发医疗纠纷。

2. 具体治疗原则 有文献提示，精神科药物对做作障碍本身基本无效。但对于合并焦虑障碍、抑郁障碍、精神病性障碍或人格障碍的患者，予以抗焦虑、抗抑郁或抗精神病药物治疗则可能有效。做作障碍患者通常都有人格问题、童年创伤经历等，治疗中给予适当的关注，予以支持性治疗、认知行为治疗和家庭治疗等心理治疗可能有效。

（李　娟　刘破资）

第二节　对他人的做作障碍

对他人的做作障碍又称为“代理做作障碍”。患者会描述身边的某人，通常是儿童（也有可能是动物），有各种躯体症状或者精神症状，尽管他们是健康的。当然，也有部分“被代理人”（也被称为受害者）存在慢性疾病或者残疾。患者通过欺骗行为伪造受害者的病史、症状、体征或检查结果等，以获得关注或同情。更恶劣的是，有些患者会不惜加害于人以制造症状，比如给受害者偷服药物、虐待等。对他人的做作障碍患者通常是受害者的父母或主要照料者，以母亲多见。患者的目的只是为了获得关注或同情，会从“病人的照料者”这个角色或因为照料病人获得的赞赏中获得满足。

一、临床表现

受害者以儿童多见。患者通常在受害者（通常是对患者依赖的儿童）身上假装、伪造或故意诱发生理、心理或行为上的症状、体征或损伤；如果此人已有某种障碍或疾病，患者则故意加重其现有症状或伪造、诱发其他症状。患者通常会带此人寻求治疗，或者通过假装、伪造、故意诱导的体征、症状或损伤使得此人表现为病态的、受伤的或功能受损的状态。受害者经过大量的治疗后症状仍不能改善；只有将患者与受害者分开，受害者的病情才会好转。

二、评估

对于这一类患者，我们不仅要评估患者（部分患者也可能存在对自身的做作障碍），也要评估受害者。基于受害者可能已经受到了患者的伤害，因此诊疗过程中必须兼顾他们的安全。在对受害者进行诊断评估时，一定要多方了解病史并进行详细诊查。如果只是听取患者提供的信息，可能会导致误判，从而对受害者采取不当诊疗措施，甚至造成不可逆的伤害。

三、诊断要点

1. 使他人假装心理上或躯体上的体征或症状，或者诱导其产生损伤或疾病，与确定的欺骗有关。
2. 个体使另一人（受害者）呈现为有病的、功能受损的或者受伤的状态。
3. 即使没有明显的继发获益，欺骗行为也是显而易见的。
4. 该行为不能用其他精神障碍来更好地解释，如妄想障碍或其他精神病性障碍。

注：对他人的做作障碍的诊断应给予假装、伪造或诱发另一人症状的个体，而不是表现出症状的个体。个别情况，个体会在宠物身上诱导或假装症状。

四、鉴别诊断

如果施虐者对受害者的虐待性损伤说谎，是出于避免承担责任的原因，则不应诊断为对他人的做作障碍，因为存在明显的外部获益。如果我们通过各种外部信息，确认施虐者存在广泛性说谎，且超过了自我保护的程度，则很有可能诊断为对他人的做作障碍。

此外，不能轻易忽略罕见病的可能性。某些罕见儿童疾病的诊疗过程困难重重，必须依靠父母提供的病史线索。仅在察觉到前述异常时，才考虑诊断该病的可能。

五、治疗原则与方法

治疗可以参照对自身的做作障碍。值得注意的是，在治疗患者的同时，基于患者对受害者的躯体或心理造成的伤害，也要对受害者进行相应的治疗。必要时需要与其他照料者沟通受害者的养育问题，避免持续伤害。

（李　娟　刘破资）

参考文献

[1] American Psychiatric Association. Diagnostic and Statistical Manual of Mental Disorders[M]. 5th ed. American Psychiatric Association, 2013.

[2] Bass C, Halligan P. Factitious disorders and malingering: challenges for clinical assessment and management[J]. Lancet, 2014, 383: 1422 – 1432.

[3] Yates GP, Feldman MD. Factitious disorder: a systematic review of 455 cases in the professional literature[J]. Gen Hosp Psychiatry, 2016, 41: 20 – 28.

[4] Caselli I, Poloni N, Ielmini M, et al. Epidemiology and evolution of the diagnostic classification of factitious disorders in DSM – 5[J]. Psychol Res Behav Manag, 2017, 10: 387 – 394.

第十七章　神经认知障碍

第一节　谵　妄

谵妄表现为短时间内出现注意力紊乱和意识紊乱，在一天当中多具有波动性，并常伴认知功能受损，以及语言功能、视空间能力或感知觉的损害，也可表现为睡眠周期紊乱。这些症状不能归因为某种不属于精神和行为障碍的疾病或障碍，也不能归因为物质的过量中毒、戒断反应、某种药物所引起的精神和行为障碍。其病因往往非特异，也曾称为急性脑病综合征。

谵妄的发病率从3%到42%不等，患病率从5%到44%不等。谵妄可发生于任何年龄，但多见于老年人群，尤其伴有严重躯体疾病的患者。在ICU，年龄大于65岁且伴有内科疾病或手术后的患者，谵妄发病率高达70%～87%。"脑储备"减低的人也较容易出现，尤其是既往已患痴呆的患者。多数谵妄的临床转归与病因相关，老年人、患有痴呆或躯体疾病的患者预后较差。谵妄可导致死亡率增高、住院时间延长、医疗消耗增加，也可加速认知功能受损过程等一系列危害。

一、临床表现

谵妄的临床表现具有共性，多数情况下起病较急，核心症状是注意和意识障碍基础上的广泛认知功能受损，伴有复杂多变的精神行为症状。临床类型按照精神活动水平分为：活动过度型（高活动型）、活动减少型（低活动型）和混合活动型（混合型）。

1. 注意和意识障碍　是谵妄的核心症状，患者对环境的感知清晰度下降，严重程度不一，可从轻度混浊到浅昏迷。注意的指向、集中、维持和转换困难，检查可发现患者有随境转移或无法唤起注意，数字广度测验、划销测验等测查可发现注意明显受损。

2. 认知功能损害　患者不能辨识周围环境、时间、人物甚至自我；记忆受损因谵妄程度不同有明显差异，即刻和短时记忆与注意障碍关系较为密切；可以出现包括命名性失语、言语错乱、理解力受损、书写和找词困难等语言障碍，极端病例中可出现言语不连贯。

3. 其他精神和行为症状　患者可有大量生动逼真、形象鲜明的错觉及幻觉，以视幻觉为主；妄想呈片段性、多变和不系统，被害妄想多见，可与幻觉等症状有关联；部分患者有接触性离题、病理性赘述等思维联想异常；情绪稳定性差，可有焦虑、淡漠、愤怒、烦躁不安、恐惧和激越等多种情绪反应，情绪转换没有明显关联性，不能自控；伴有紧张、兴奋及冲动等行为反应，部分谵妄患者可有震颤。部分患者感知觉及思维障碍不突出，表现为行为抑制、茫然淡漠和主动活动减少。睡眠－觉醒周期紊乱在谵妄患者中非常常见，白天打盹、夜间不眠，甚至24小时睡眠觉醒周期瓦解。

二、评估

1. 一般躯体功能评估 如血常规、血生化、电解质和心电图等，以及与谵妄病因诊断相关的辅助检查。

2. 脑电图及脑影像学检查 脑电图是诊断和鉴别谵妄的重要辅助检查手段，能够帮助鉴别谵妄与非惊厥性癫痫持续状态、局灶性认知障碍发作或其他精神异常状态。脑影像学检查可用于明确脑部结构异常和病理损害基础。

三、诊断要点

1. 急性起病，波动性病程。

2. 意识障碍，注意障碍，认知功能损害。

3. 可伴有精神运动性障碍，睡眠或睡眠－觉醒周期紊乱及其他思维、情感、行为障碍。

4. 以上表现不能用其他先前存在的、已经确立的或正在进行的神经认知障碍更好解释，也不出现在觉醒水平严重降低的背景下。

5. 病史、躯体检查或实验室检查发现的证据表明，该障碍是其他躯体疾病，物质中毒、戒断、接触毒素，或多种病因的直接生理性结果。

谵妄诊断应首先结合病史特点、躯体检查、精神检查及相关辅助检查明确谵妄综合征诊断，其次找寻可能的诱发和促发因素，形成病因学诊断。

四、鉴别诊断

1. 痴呆 谵妄有明显的认知功能损害，需要与阿尔茨海默病和其他类型的痴呆相鉴别。谵妄急性起病，波动性病程，认知功能损害多以意识障碍为基础，幻觉多鲜明生动、妄想不固定、情绪不稳定、行为紊乱或淡漠抑制，经治疗多数短期内恢复。

2. 精神分裂样精神病及伴精神病性症状的情感障碍 谵妄多伴有明显幻觉妄想、言语行为紊乱及情感紊乱，需要与精神分裂样精神病及伴精神病性症状的情感障碍相鉴别。谵妄在意识障碍基础上出现注意和认知功能损害，与既往性格特征关联不密切，具有特征性的感知觉、思维和情感紊乱表现，病程及疾病进程不同。

五、治疗原则与方法

1. 对因治疗 在支持治疗基础上，病因治疗是谵妄的根本性治疗措施。积极找寻素质性因素和诱发因素，针对这些因素采取处理措施，如电解质紊乱的纠正，感染性疾病的控制，药源性谵妄的药物减停，中毒时的解毒处理等，并防止新的诱发因素出现。如果谵妄状态与心理社会因素有关，可采取心理干预去除诱因。

2. 对症治疗 明显兴奋激越、睡眠周期紊乱或伴有精神病性症状的患者，可以短暂使用抗精神病药物，小量起始，短期应用。但要监测不良反应，如抗胆碱能作用、锥体外系不良反应，尤其是使用氟哌啶醇时要特别注意防范尖端扭转型室性心动过速等不良反应。与癫痫发作有关的谵妄，要慎用抗精神病药物，以免增加癫痫发作的风险。酒精戒断引发震颤谵妄，使用苯二氮䓬类药物是标准治疗措施。活动减低型谵妄的治疗以病因和支持治疗为主。

3. 照料和看护 尽量保持患者周围环境安全，减少环境刺激对患者的不良影响，运用定向技术，给予情感支持，减少和防范伤害行为等都有助于谵妄的恢复。在治疗谵妄的同时，要向家属解释病情及风险，与家属一起注意患者安全，防止发生意外。

4. 预防 采用跨学科团队的整体干预，采取定向指导、治疗认知功能损害、减少精神药物使用、增加活动、促进睡眠，保持营养以及水、电解质平衡，提供视觉听觉辅助等措施，控制谵妄危险因素。建立老年健康咨询，有针对性的进行健康教育，会减少伴有躯体疾病老年患者谵妄的发生，也会改善谵妄造成的功能损害。

（孙新宇）

第二节　轻度神经认知障碍

轻度认知障碍（MCI），是指表现在一个或多个认知域下降，但不影响日常生活能力，且尚未达到痴呆的诊断标准。被认为是介于正常衰老和阿尔茨海默病（AD）之间的一种过渡状态。2011 年美国国立老化研究所和阿尔茨海默病协会定义 MCI 为：表现出痴呆前期症状的认知能力连续下降的状态。而最新的 DSM－5 将该状态称为轻度神经认知障碍（MND）。

所有缓慢起病的痴呆类型在临床症状达到痴呆前，轻度病理变化均可引起 MCI，如 AD、脑小血管病、路易体病和额颞叶变性等，其中脑血管病变导致的 MCI 又称为血管源性轻度认知障碍（VaMCI）。根据 2003 年国际工作组对 MCI 诊断标准进行了修订，分为 4 个亚型，即单认知域遗忘型、多认知域遗忘型、单认知域非遗忘型和多认知域非遗忘型。

有报道各年龄段 MCI 发病率如下：60～64 岁，6.7%；65～69 岁，8.4%；70～74 岁，10.1%；75～79 岁，14.8%；80～84 岁，25.2%。随访 2 年内，65 岁以上人群累积的 MCI 发病率为 14.9%。每年有 10%～15% MCI 患者演变为 AD，有研究显示大约 30% 的 MCI 患者会在 5 年内发生 AD。中国老年人 MCI 的患病率和病因亚型研究首次报告了中国人群全国范围内 MCI 的患病率和病因亚型，MCI 在中国老年人群中患病率高达 20.8%，且农村高于城市，血管相关 MCI 是其最主要的病因亚型。

一、临床表现

认知障碍为主诉（病人主诉或熟人代述或临床医生发现），病史或有进行性认知下降的依据。一种或多种认知域障碍，通常包括记忆的客观依据（用正规量表或床头评价多种认知功能）；功能基本自理；未达到痴呆标准。

二、评估

1. 神经心理学评估（表 17－1）

（1）若患者或患者的亲密接触者有关于记忆力或认知功能受损的担忧，临床医生应当对 MCI 进行评估，不要认为这些问题与正常老化有关。

(2) 在进行医疗保险年度健康访视时，临床医生对认知障碍的评估不能仅依赖主观记忆担忧的病史报告。

(3) 对于适合筛选或评估 MCI 的患者，临床医生应使用经过验证的评估工具来评估认知障碍。对于 MCI 检测阳性的患者，临床医生应该对 MCI 诊断进行更正式的临床评估。

(4) 对于 MCI 患者，在给出痴呆的诊断之前，临床医生应当评估是否存在与认知有关的功能障碍。

(5) 对于疑似患有 MCI 的患者，缺乏必要经验的临床医生应将这些患者转诊至具有认知功能诊治经验的专家处。

(6) 对于被诊断为 MCI 的患者，临床医生应该对潜在的可改变的 MCI 危险因素进行医学评估。

(7) 若患者或家属询问是否有关于 MCI 的生物标志物，临床医生应当告知目前没有可用的生物标志物。对于有兴趣的患者，临床医生可以与其讨论生物标志物研究的相关选择和（或）将患者转诊，在可行的情况下，可将患者转至相关研究的中心或组织，如亚专科中心。

(8) 对于被诊断为 MCI 的患者，临床医师应该随时间进行连续评估，以监测认知状态的变化。

表 17-1 MCI 常用的神经心理学评估

评估认知域	评估量表
认识功能筛查	简易智力状态量表（MMSE） 蒙特利尔认知量表（MoCA）
记忆	听觉词语学习测试（AVLT）
注意-执行功能	Stroop 色词干扰测验 连线测验（TMT） 数字符号测验（DST） 言语流畅性测验（VFT）
信息加工速度	Stroop-B TMT-A
视空间能力	Rey-Osterrieth 复杂图形测验 画钟试验（CDT）
语言	波士顿命名测试（BNT） 动物流畅性测验（ANT）
日常生活能力	日常生活能力量表（ADL）
痴呆严重程度	临床痴呆量表（CDR）
精神行为	神经精神问卷（NPI）
抑郁评估	健康问卷抑郁自评量表（PHQ-9）

2. 辅助检查

（1）实验室检查

①推荐对所有首次就诊的患者进行血液学检测，如全血细胞计数、红细胞沉降率、血电解质、血糖、肝肾功能和甲状腺素水平。必要时，可进行维生素 B_{12}、梅毒血清学检测、HIV 等其他检查。

②对遗忘型 MCI 患者可进行脑脊液 Tau 蛋白和 Aβ42 的检查，以早期发现 AD 患者。

（2）影像学检查

①不推荐使用常规神经影像学方法来检测典型 MCI。

②MRI 结构影像可以显示大脑的不同病变（梗死、白质病变、脑肿瘤、脑积水、脑萎缩等），有助于 MCI 的病因诊断和监测病情的进展。对首次就诊的 MCI 患者进行头颅结构 MRI 检查。

③对经临床和结构影像检查仍不能明确病因的 MCI 患者，有条件时，可考虑行 PET 检查，以确定病因诊断。

三、诊断要点

1. 诊断要点

（1）患者或知情者报告，或有经验的临床医师发现认知的损害。

（2）存在一个或多个认知功能域损害的客观证据。

（3）复杂的工具性日常能力可以有轻微损害，但保持独立的日常生活能力。

（4）尚未达到痴呆的诊断。

2. MCI 的诊断流程

（1）依据患者的认知功能和生活能力（最好有神经心理学证实），根据 MCI 的诊断标准作出是否 MCI 的诊断。

（2）如果是 MCI，结合认知评估结果，根据损害的认知域对患者进行初步分类，如遗忘型 MCI 和非遗忘型 MCI、单一认知域损害型和多认知域损害型等，揭示出患者的认知损害特征。

（3）MCI 的起病和发展情况、认知损害特征，有或无神经系统原发疾病、精神疾病（或应激事件）或系统性疾病的病史和体征以及必要的辅助检查，作出 MCI 的病因学诊断。

（4）对于目前诊断 MCI 的患者建议至少随访 1 年，以进一步明确诊断。

四、鉴别诊断

引起 MCI 病因较多，需要完善辅助检查，进行 MCI 的病因和鉴别诊断。

五、治疗原则与方法

MCI 是一组异质性人群，其治疗原则是：识别及控制危险因素进行一级预防；根据病因进行针对性治疗或对症治疗，进行二级预防；在不能根治的情况下，尽量延缓病情，进行三级预防。

1. 识别及控制危险因素

（1）人口学因素：老龄、性别、低教育水平、低社会支持、未婚等。

（2）血管危险因素：高血压、糖尿病、高脂血症、心脏病、动脉硬化、肥胖、高同型半胱氨酸血症等。

（3）脑卒中相关因素：卒中病灶的体积、部位、脑白质病变等。

（4）遗传学因素：载脂蛋白 E（APOE4）基因、Notch3 基因突变等。

（5）系统性疾病：肝功能不全、肾功能不全、肺功能不全等。

（6）代谢性疾病：维生素缺乏等。

（7）内分泌疾病：甲状腺功能减退等。

（8）中毒：酒精中毒、毒品滥用等，这些因素可以相互交叉。

2. 对因治疗 临床应积极寻找 MCI 的病因，以期对可治的病因进行针对性治疗。应当根据 MCI 的病因进行针对性治疗，如叶酸、维生素 B_{12} 缺乏导致的 MCI 需补充叶酸和维生素 B_{12}；甲状腺功能减退导致的 MCI 应当进行激素替代治疗；脑卒中导致的 MCI 应当积极治疗脑卒中，尽量减轻认知障碍后遗症；对酒精中毒导致的 MCI 应补充 B 族维生素。对怀疑变性病导致的 MCI 目前没有对因治疗的药物，对存在预示发展成 AD 患者可以试用胆碱酯酶抑制剂等药物。

3. 对症治疗 目前为止，改善认知障碍的药物非常多，包括促智药、麦角生物碱类制剂、钙离子拮抗剂、银杏叶提取物、胆碱酯酶抑制剂和离子型谷氨酸受体拮抗剂，但截至目前，还没有 FDA 批准的治疗 MCI 认知症状的药物。对于 MCI 患者，持续 6 个月以上的运动锻炼和认知训练有助于改善认知。

（袁俊亮）

第三节 痴 呆

痴呆是一种以获得性认知功能损害为核心特征的脑病综合征，表现为认知功能持续下降，与先前的表现水平相比，存在一个或多个认知领域的损害（如记忆、注意、执行功能、语言、社交认知及判断、精神运动性的速度、视觉感知能力和视觉空间能力的损害等），可伴有精神行为和人格改变，进而影响个体的日常生活功能。

我国最新的全国流行病学调查发现，65 岁及以上人群痴呆终生患病率及 12 个月患病率分别为 5.9% 与 5.6%。12 个月患病率中男性为 5.8%，女性为 5.3%；城市人群为 4.2%，农村人群为 6.6%。阿尔茨海默病（AD）占所有类型痴呆的 50% ~70%，血管性痴呆（VaD）为 15% ~20%，路易体痴呆（DLB）为 5% ~10%，额颞叶变性（FTLD）为 5% ~10%，帕金森病痴呆（PDD）为 3.6%，其他类型的痴呆患病率缺乏准确的统计。

痴呆按是否为变性病进行分类，分为变性和非变性病痴呆，前者主要包括 AD、DLB、PDD 和 FTLD 等。后者包括 VaD、正常压力性脑积水以及其他疾病如颅脑损伤、感染、免疫、肿瘤、中毒和代谢性疾病等引起的痴呆。

引起痴呆的原因很多（表 17 -2），应尽可能全面考虑，AD 是痴呆最常见原因，其次是 VaD 或其他可能影响脑功能的躯体疾病、创伤和营养缺乏等。

表 17-2 引起痴呆的原因及特点

疾病	临床特点
脑部疾病	
不伴有锥体外系症状	
阿尔茨海默病	突出表现为记忆障碍、语言障碍、视空间障碍、抑郁、焦虑和妄想
额颞叶变性	人格改变、情感冷淡、行为脱抑制、语言障碍
皮质-纹状体-脊髓变性	肌阵挛、共济失调、脑电图周期放电
正常颅压脑积水	尿失禁、步态障碍
伴有锥体外系症状	
路易体痴呆	认知功能波动、视幻觉和帕金森病
皮质基底节变性	帕金森病、失用（包括口面部肌肉失用出现模仿言语）、皮层感觉缺失和偏侧肢体忽略综合征
亨廷顿病	舞蹈症、精神病
进行性核上性麻痹	核上性眼肌麻痹、假性球麻痹
系统疾病	
癌症	
脑肿瘤	头痛、局灶神经系统体征和视乳头水肿
脑膜肿瘤	偏侧肢体无力和感觉障碍，腱反射减低、锥体束征和头痛
感染	
艾滋病	机会感染、记忆障碍、精神运动性迟滞、共济失调、锥体束征及头颅 MRI 显示脑白质病变
神经梅毒	脑脊液 VDRL 反应阳性、精神症状、阿-罗瞳孔、中风和脊髓痨
进行性多灶性白质脑病	视觉障碍和头颅 MRI 显示白质病变
代谢障碍	
酒精中毒	明显的记忆障碍、眼球震颤和共济失调步态
甲状腺功能低减	黏液性水肿、脱发、皮肤改变、低体温、头痛、听力丧失、耳鸣、眩晕、共济失调和牵张反射延迟
维生素 B_{12} 缺乏	巨幼红细胞性贫血、血清维生素 B_{12} 水平降低、精神症状、感觉障碍和痉挛性截瘫
器官衰竭	
透析性痴呆	构音困难、肌阵挛和癫痫
获得性肝脑变性	肝硬变、食道静脉曲张、精神状态波动、构音困难、锥体束征和锥体外系体征及共济失调
肝豆状核变性	肝硬变、构音困难、锥体束征和锥体外系体征、共济失调、K-F 环和血清铜蓝蛋白降低
外伤	头痛、锥体束征和锥体外系体征
血管病	
慢性硬膜下血肿	头痛、偏瘫及头颅 CT 和 MRI 显示硬膜外异常信号
血管性痴呆	高血压、糖尿病、阶梯式进展病程、偏瘫、失语、头颅 CT 和 MRI 显示有梗塞灶
假性痴呆	
抑郁症	抑郁情绪、体重下降、快感缺乏、食欲下降、睡眠异常和自杀倾向

一、临床表现

痴呆的临床表现主要为认知功能减退（Cognition，C），精神行为症状（Behavioural and psychological symptoms of dementia，B）及日常生活能力减退（Activities of daily living，A），即 ABC 症状群。识别和评估痴呆的 ABC 症状群将有助于诊断、治疗及预后判断。

1. 认知功能减退

（1）记忆障碍　常为痴呆早期的突出症状。最初为近记忆受损，记忆保存困难和学习新知识困难。随着病程进展，远期记忆也受损。

（2）智力障碍　智力活动与思维、注意力和记忆密切相关。患者逐渐出现思维迟钝缓慢，抽象思维能力下降，不能区分事物的异同，不能进行分析归纳，无法进行复杂运算等。

（3）视空间障碍　对周围环境（时间、地点、人物）的认知能力缺失，在熟悉的环境中迷路。患者常不能临摹简单图形，也不能准确临摹立方体图。

（4）言语障碍（听、说、读、写）　早期的语言障碍表现为找词困难与流畅性下降，如用词不当、赘述，不能列出同类物品的名称等。

（5）失认与失用　失认为无感觉异常，但是不能认识或鉴别物体。失用为无理解困难、无运动障碍的情况下，患者不能准确执行有目的性的行为。

（6）社会认知受损　表现为日常行为不考虑他人感受或明显超出可接受的社交范围。

2. 精神与行为症状　包括幻觉、妄想、抑郁、类躁狂、激越、无目的漫游、徘徊、言语和躯体攻击、喊叫、随地大小便及睡眠障碍等。

3. 生活能力下降　由于认知受损造成日常生活能力明显下降，逐渐需要他人照顾。最初患者可能表现为不能独立理财、购物；渐出现无法完成已熟悉的活动如洗漱、穿衣和做饭等；严重者个人生活完全不能自理。

二、评估

痴呆的评估包括病因、病史、完整的躯体和神经系统检查（表 17 –3），针对性的辅助检查（表 17 –4）以及 ABC 症状群的评估。

表 17 –3　痴呆的临床评估

特　点	提　示
病史	
（男性）同性恋、静脉吸毒、血友病和输血	艾滋病痴呆综合征
家族史	亨廷顿病
头痛	脑肿瘤、慢性硬膜下血肿
生命体征	
体温下降	甲状腺功能减退
高血压	多发梗塞性痴呆

续表

特　　点	提　　示
低血压	甲状腺功能减退
心动过缓	甲状腺功能减退
体格检查	
脑膜刺激征	慢性脑膜炎
黄疸	获得性肝脑变性
Kayser－Fleischer 环	肝豆状核变性
颅神经	
视乳头水肿	脑肿瘤、慢性硬膜下血肿
阿罗氏瞳孔	神经梅毒
眼肌麻痹	进行性核上性麻痹
假性球麻痹	多发梗塞性痴呆、进行性核上性麻痹
体征	
震颤	路易体痴呆、获得性肝脑变性、肝豆状核变性、艾滋病痴呆综合征
扑翼样震颤	获得性肝脑变性
肌阵挛	克－雅病、艾滋病痴呆综合征
强直	路易体痴呆、皮质基底节变性、获得性肝脑变性，克－雅病、进行性核上性麻痹及肝豆状核变性
舞蹈	亨廷顿病、肝豆状核变性
其他	
步态失用	正常颅压脑积水
多发周围神经病、腱反射低下	神经梅毒、维生素 B_{12} 缺乏、艾滋病痴呆综合征

表 17－4　痴呆的辅助检查

辅助检查	用于诊断
血	
红细胞压积、平均红细胞体积、周围血涂片、维生素 B_{12} 水平	维生素 B_{12} 缺乏
甲状腺功能测试	甲状腺功能低减
肝功能测试	获得性肝脑变性、肝豆状核变性
铜蓝蛋白、铜	肝豆状核变性
梅毒血清试验	神经梅毒
HIV 抗体滴度	艾滋病痴呆综合征
脑脊液	
性病研究实验室试验（VDRL）	神经梅毒
细胞学	脑膜癌病
CT 或 MRI 扫描	脑肿瘤、慢性硬膜下血肿、多发梗塞性痴呆和正常颅压脑积水
脑电图	克－雅病

认知评估是痴呆诊疗的重要环节，简易精神状态检查（MMSE）用于痴呆的筛查，蒙特利尔认知评估量表（MoCA）可用于轻度认知功能障碍（MCI）的筛查，阿尔茨海默病评估量表－认知部分（ADAS－cog）用于轻、中度AD药物疗效评价，临床痴呆评定量表（CDR）用于痴呆严重程度的分级评定和随访。

精神行为症状的评定，推荐使用神经精神科问卷（NPI），可评定痴呆的12个精神与行为症状。

日常生活能力减退是痴呆的核心症状，日常能力包括两个方面即基本日常能力（BADL）和工具性日常生活能力（IADL）。前者指独立生活所必需的基本功能，如穿衣、吃饭和如厕等，后者包括复杂的日常或社会活动能力，如出访、工作和家务能力等，需要更多认知功能的参与。

痴呆的严重程度可根据以下标准判断：①轻度：近记忆受损，但仍能独立生活；②中度：较严重的记忆障碍，影响独立生活能力，可伴有括约肌障碍；③重度：严重的智能损害，不能自理，完全依赖他人照顾，有明显的括约肌障碍。

完成上述详细的评估就很有可能建立可信的诊断。

三、诊断要点

1. 痴呆的诊断标准

（1）在一个或多个认知领域内（复杂的注意、执行功能、学习和记忆、语言、知觉运动或社交认知），与先前表现的水平相比存在显著的认知衰退，其证据基于：①个体、知情人或临床工作者对其认知功能判断，存在显著下降的可能性；②认知功能显著损害，最好能通过标准化的神经心理测评证实，如果条件不允许，尽可能通过另一个量化的临床评估证实。

（2）认知缺陷影响了日常活动的独立性（即最低限度而言，日常生活中复杂、重要的活动需要帮助，如支付账单或管理药物）。

（3）认知缺陷不仅在谵妄的背景下发生。

（4）认知缺陷不能用其他精神障碍来更好地解释（如重性抑郁障碍和精神分裂症）。

2. AD的诊断要点 起病隐匿，记忆损害常是最初的症状。病程有以下特点：认知功能缓慢而稳定地从先前水平持续下降，随疾病的进展出现其他认知领域的损害（如执行功能、注意、语言、社交认知及判断、精神运动性的速度、视觉感知能力和视觉空间能力的损害）。AD常在疾病的初期即可伴有精神行为症状，例如抑郁心境、情感淡漠；而在疾病的晚期可伴有的精神病性症状更为严重，如情绪易激惹、精神运动性激越、意识混乱、步态或移动异常、以及癫痫发作等。基因检测的阳性结果、家族史、以及进行性的认知功能下降高度提示AD诊断的可能性。

3. FTLD诊断要点 主要影响大脑额叶及颞叶。起病隐匿，症状进行性加重。可表现为几种综合征（一些具有确定的基因基础或家族遗传性），主要包括明显的人格－行为改变（如执行功能异常、情感淡漠、社交认知的退缩、重复行为以及进食改变），或语言缺损（包括语义功能的障碍，非流利性失语、命名性失语伴重复性语言），也可以是几种损伤的组合。记忆功能、精神运动性速度、视觉感知及视觉空间能力相对完好（特别在早期）。

4. DLB 诊断要点 起病隐匿，通常注意力及执行功能损害是最初症状。认知缺损通常伴有视幻觉以及快速眼动期睡眠时的行为异常。也可出现其他类型的幻觉、抑郁症状及妄想。症状表现通常在一天的病程内变化，因此需要纵向长时程的评估，以鉴别谵妄。此疾病的另一个特征是，在认知症状出现后约 1 年内出现自发的帕金森综合征。

5. VaD 诊断要点 由脑血管疾病（缺血或出血性）所致显著的脑组织损伤。认知损伤的出现与一次或多次脑血管事件有时间上的相关性。认知的下降通常在信息加工速度、复杂性注意，以及额叶执行功能上尤为明显。必须存在病史、体格检查及神经影像学的证据，说明脑血管病足够严重，能够导致神经认知缺损。

6. 诊断思路（图 17－1）

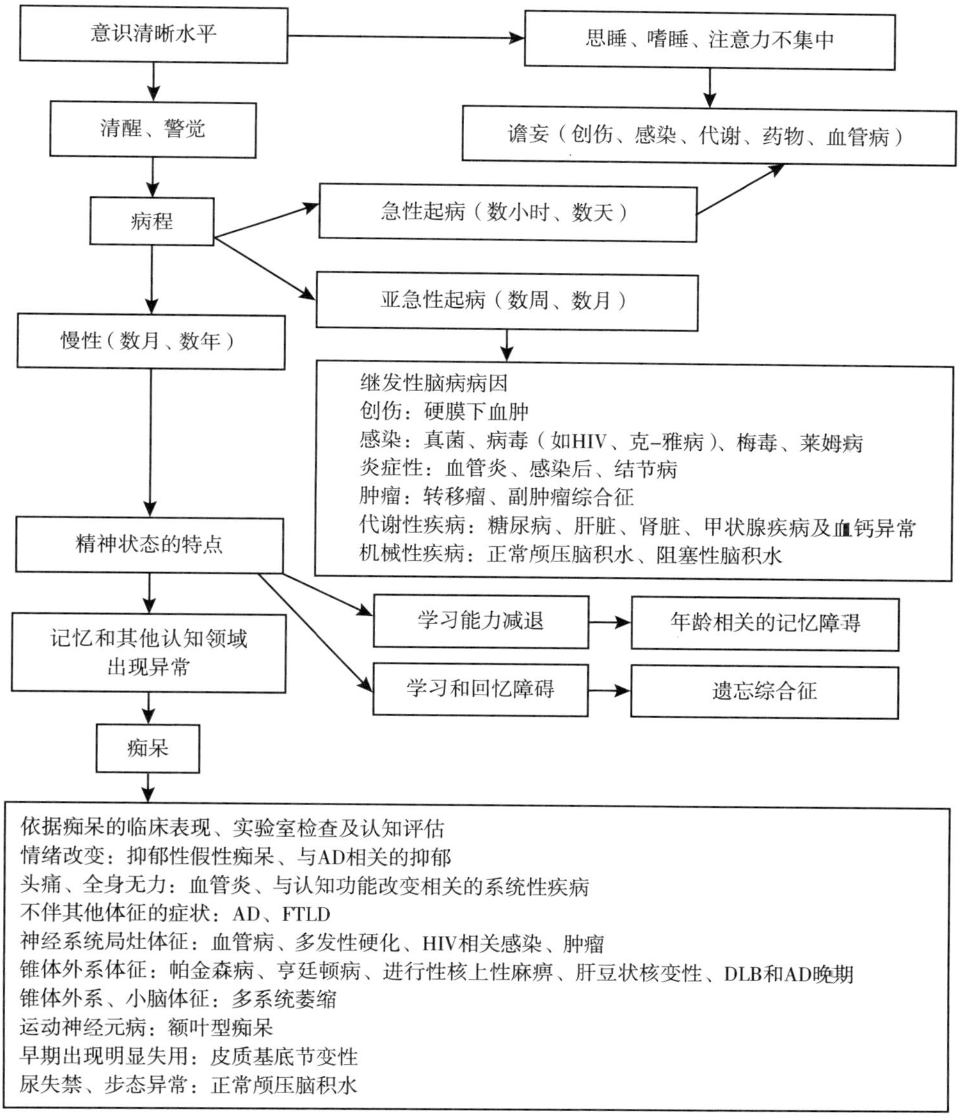

图 17－1 痴呆的诊断思路

四、治疗原则与方法

本病尚无特效治疗，多项药物临床研究均告失败，目前证实有效的治疗方法基本上都属于对症治疗。痴呆治疗原则：建立综合管理的理念，以早期干预、控制临床症状、延缓疾病进展、改善生活质量和减轻照料者负担为主。

1. 早期干预 针对痴呆的危险因素开展早期干预和预防，可降低或延缓痴呆的发病。主要包括改善生活方式、控制血管性危险因素及治疗原发病如合理膳食，戒烟、戒酒，规律体育锻炼，充足睡眠，避免听力丧失，控制体重、血压、血脂、血糖，改善抑郁情绪等，对减缓痴呆的进展具有重要意义。

2. 认知损害的治疗

（1）胆碱酯酶抑制剂（ChEIs） ChEIs 是现今治疗 AD 的一线药物，主要包括多奈哌齐、卡巴拉汀、加兰他敏等。ChEIs 对轻中度 AD 认知功能、总体印象和日常生活能力的疗效确切，可改善 DLB、PDD 认知功能；改善 VaD 的认知功能、日常生活能力。但是 ChEIs 对 FTLD 的治疗证据不足。

ChEIs 存在剂量效应关系，中重度痴呆可选用高剂量的 ChEIs 作为治疗药物，应遵循低剂量开始，滴定给药的原则，必须与患者或知情人充分地讨论治疗益处及其可能出现的不良反应。大多数患者对 ChEIs 具有较好耐受性，部分可出现腹泻、恶心、呕吐、食欲下降和眩晕等不良反应。治疗过程中应严密观察患者可能出现的不良反应，当应用某一种 ChEIs 因不良反应无法耐受时，可根据病情及出现不良反应的程度，调换其他 ChEIs 或换作贴剂治疗。

用法及注意事项：

多奈哌齐是选择性乙酰胆碱酯酶抑制剂，建议最初四周 5mg/d，可加量至 10mg/d，睡前服用，可减少胃肠道的不适，但失眠患者建议白天服用。对药物不良反应非常敏感的个体，可考虑剂量从 2.5mg/d 起始。

卡巴拉汀是乙酰胆碱酯酶和丁酰胆碱酯酶双重抑制剂，推荐起始剂量 3mg/d，可四周后增加剂量，推荐的最大剂量是 12mg/d。

加兰他敏为乙酰胆碱酯酶抑制剂并可使前烟碱受体发生变构，推荐起始剂量为 10mg/d，一周后可增加剂量 20mg/d，餐后服用。

（2）N - 甲基 - D - 天冬氨酸受体拮抗剂 美金刚是 FDA 批准的第一个用于中、重度痴呆治疗的药物。研究证实美金刚治疗中、重度 AD 可改善认知功能、日常生活能力、临床总体印象及精神症状；对改善 VaD 的认知功能和精神行为症状效果较好，但对临床总体印象提高效果不明显；能够改善 DLB 的认知功能和精神行为症状。美金刚治疗 PDD 患者疗效、安全性较好，可部分改善患者的记忆、执行功能、日常生活能力、情绪障碍和运动功能以及临床总体印象。

用法及注意事项：

美金刚：起始剂量为 5mg/d，第二周、第三周分别为 10mg/d、15mg/d，第四周可增加剂量至 20mg/d。美金刚的不良反应相对较少，通常程度较轻，包括意识模糊、头晕、头痛、镇静、跌倒和便秘。美金刚主要通过肾脏代谢，当患者肾功不良时，需考虑减少药物剂量。

（3）中药及其他治疗药物　现有治疗痴呆的中药主要为银杏叶制剂或鼠尾草提取物可能对治疗 AD 有效，但尚待进一步验证。

3. 精神行为症状的治疗

痴呆精神行为症状的治疗应贯穿全病程，即从无症状期预防直至严重行为紊乱的干预。治疗遵循个体化原则：针对“靶症状”治疗，忌盲目用药，减轻症状或减缓进程为治疗目标，进而改善患者生活质量。

抗痴呆药物：ChEIs 可改善 AD 患者的幻觉、淡漠和抑郁等症状，美金刚对中、重度 AD 患者妄想、激越和攻击行为等症状有一定治疗作用。ChEIs 可能会加重 FTLD 原有精神行为症状，美金刚可改善 FTLD 精神行为症状且安全性和耐受性良好。

抗精神病药物：推荐使用非典型抗精神病药物治疗，遵循对“靶症状”有效、缓慢滴定和最低有效剂量的治疗原则。推荐以药物初始剂量的 1/3 ~ 1/2 起始，谨慎评估下缓慢加量，症状控制后，及时减量或维持。若精神行为症状有效控制，尝试在用药 3 个月内减停药物，除非在减量过程中症状反复。

用法建议：奥氮平初始剂量 1. 25 ~ 2. 5mg/d，最大剂量 10mg/d。喹硫平初始剂量 12. 5mg/d，最大剂量 200mg/d。利培酮初始剂量 0. 25 ~ 0. 5mg/d，最大剂量 2mg/d。需根据患者对“靶症状”治疗的反应，谨慎调整药物剂量。

抗抑郁药物：治疗量宜从小剂量开始，逐渐加量。当无法确定认知损害与情绪的相关性时，可考虑使用抗抑郁药试验性治疗。应当评估痴呆患者的抑郁症状并予以积极的治疗，推荐选择性 5 - 羟色胺再摄取抑制剂为首选治疗，避免使用三环类抗抑郁药。

抗焦虑药物：痴呆患者的焦虑症状多不典型。苯二氮䓬类药物常用于治疗激越症状。由于该类药物可导致脱抑制、过度镇静、跌倒和谵妄等，因此应将该类药的使用控制在最低剂量，并避免长期使用。

4. 非药物治疗

作为药物治疗的有效补充，包括认知干预、精神行为症状的控制、日常生活能力的训练、物理疗法、运动疗法等。非药物治疗以其操作性强，患者及家属容易接受等特点，普及程度越来越高。

（潘伟刚　马　辛）

参考文献

[1] 陆林主编．沈渔邨精神病学[M].6 版,北京:人民卫生出版社,2018.

[2] WHO. International Classification of Diseases. 11th ed.

[3] American Psychiatric Association. Diagnostic and Statistical Manual of Mental Disorders[M]. 5th ed. Washington, DC: American Psychiatric Association, 2013.

[4] Esther S. O. , Tamara G. F. , Tammy T. H. , et al. Delirium in Older Persons Advances in Diagnosis and Treatment[J]. JAMA, 2017, 318(12): 1161 - 1174.

[5] Albert MS, DeKosky ST, Dickson D, et al. The diagnosis of mild cognitive impairment due to Alzheimer's disease: recommendations from the National Institute on Aging - Alzheimer's Associationworkgroups on diagnostic guidelines for Alzheimer's disease[J]. Alzheimers Dement, 2011, 7: 270 - 279.

[6] Winblad B, Palmer K, Kivipelto M, et al. Mild cognitive impairment – beyond controversies, towards a consensus: report of the International Working Group on Mild Cognitive Impairment[J]. J Intern Med, 2004, 256:240 – 246.

[7] Petersen RC, Lopez O, Armstrong MJ, et al. Practice guideline update summary: Mild cognitive impairment: Report of the Guideline Development, Dissemination, and Implementation Subcommittee of the American Academy of Neurology[J]. Neurology, 2018, 90:126 – 135.

[8] Jia J, Zhou A, Wei C, et al. The prevalence of mild cognitive impairment and its etiological subtypes in elderly Chinese[J]. Alzheimers Dement, 2014, 10:439 – 447.

[9] Langa KM, Levine DA. The diagnosis and management of mild cognitive impairment: a clinical review [J]. Jama, 2014, 312:2551 – 2561.

[10] Portet F, Ousset PJ, Visser PJ, et al. Mild cognitive impairment(MCI) in medical practice: a critical review of the concept and new diagnostic procedure. Report of the MCI Working Group of the European Consortium on Alzheimer's Disease[J]. J Neurol Neurosurg Psychiatry, 2006, 77:714 – 718.

[11] Petersen RC, Smith GE, Waring SC, et al. Mild cognitive impairment: clinical characterization and outcome[J]. Arch Neurol, 1999, 56:303 – 308.

[12] Huang Y, Wang Y, Wang H, et al. Prevalence of mental disorders in China: a cross – sectional epidemiological study[J]. Lancet Psychiatry, 2019, 6(3):211 – 224.

[13] 中国痴呆与认知障碍指南写作组,中国医师协会神经内科医师分会认知障碍疾病专业委员会. 2018 中国痴呆与认知障碍诊治指南(一):痴呆及其分类诊断标准[J]. 中华医学杂志, 2018, 98(13): 965 – 970.

[14] 马辛. 精神科诊疗常规[M]. 北京:中国医药科技出版社, 2012.

[15] 美国精神医学学会,张道龙. 精神障碍诊断与统计手册(第 5 版)[M]. 北京:北京大学出版社, 2016.

[16] 贾建平,王荫华,魏翠柏,等. 中国痴呆与认知障碍诊治指南(五):痴呆治疗[J]. 中华医学杂志, 2011, 91(14):940 – 945.

[17] 中国痴呆与认知障碍写作组,中国医师协会神经内科医师分会认知障碍疾病专业委员会. 2018 中国痴呆与认知障碍诊治指南(二):阿尔茨海默病诊治指南[J]. 中华医学杂志, 2018, 98(13): 971 – 977.

[18] 中华医学会精神医学分会老年精神医学组. 神经认知障碍精神行为症状群临床诊疗专家共识[J]. 中华精神科杂志, 2017, 50(5):335 – 339.

[19] 中国老年医学学会认知障碍分会,认知障碍患者照料及管理专家共识撰写组. 阿尔茨海默病患者日常生活能力和精神行为症状及认知功能全面管理中国专家共识(2019)[J]. 中华老年医学杂志, 2020, 39(1):1 – 8.

[20] Sperlinga R A, Beckett L A, Bennett D A, et al. Toward defining the preclinical stages of Alzheimer's disease: Recommendations from the National Institute on Aging[S].

[21] Alzheimer's Associationworkgroups on diagnostic guidelines for Alzheimer's disease[J]. Alzheimers & Dementia, 2011, 7(3):280 – 292.

第十八章 睡眠－觉醒障碍

第一节 失眠障碍

失眠障碍是指在有足够睡眠时间和良好睡眠环境的条件下，对睡眠感到不满意，以至于影响日间功能的一种疾病，它是临床上最常见的睡眠－觉醒障碍之一。流行病学调查结果显示，大约有四分之一的成年人对其睡眠不满意，其中有6%～10%的人符合失眠障碍的诊断标准，失眠障碍的发病率随着年龄的增加而逐渐升高，而且女性的发病率是男性的两倍，在我国失眠障碍的患病率约为12%。

一、临床表现

失眠障碍主要表现为入睡困难（即躺在床上难以入睡，一般是指入睡时间>30分钟）、睡眠维持困难（即夜间经常醒来，难以再次入睡）和早醒（即早晨醒来的时间远远早于期望的起床时间，且不能再入睡，一般是指提前30分钟以上），这些睡眠问题常常让患者感到痛苦不堪，甚至引发焦虑、抑郁等情绪问题，严重影响其日间功能。失眠患者的日间功能受损多表现为疲劳、易激惹、情绪低落、焦虑、记忆力减退、注意力和警觉性下降等，严重者可能导致各种事故的发生。

二、评估

1. 失眠的主观评估工具

（1）睡眠日记　一般要求失眠患者连续记录两周的睡眠日记，用于评估其睡眠习惯、睡眠质量和昼夜节律类型。

（2）匹兹堡睡眠质量指数（PSQI）　PSQI量表主要用于评估患者最近一个月的睡眠质量。得分越高表示睡眠质量越差，PSQI总分≥8分即可认为睡眠质量较差。

（3）失眠严重程度指数（ISI）　ISI量表主要用于评估患者最近一个月失眠症状的严重程度，得分越高表示失眠症状越严重。

（4）爱普沃斯嗜睡量表（ESS）　ESS主要用于评估患者的主观日间嗜睡程度，分数越高代表日间嗜睡越严重，ESS总分>10分即可认为存在临床日间过度嗜睡。

（5）抑郁、焦虑筛查量表　主要用于评估失眠患者的情绪问题，常用的量表包括抑郁自评量表和焦虑自评量表，贝克抑郁问卷和贝克焦虑问卷，以及汉密尔顿抑郁量表和汉密尔顿焦虑量表。

（6）认知功能评估工具　主要用于评估失眠患者的认知功能受损情况，常用的量表包括简明精神状态量表和蒙特利尔认知评估问卷。

2. 失眠的客观评估工具

（1）多导睡眠监测（PSG）　PSG是进行睡眠疾病诊断和睡眠医学研究常用的技

术，是用于判断清醒或睡眠的客观检查工具。失眠障碍的诊断一般不依赖此项检查，但为了确定患者是否存在其他睡眠－觉醒障碍，如睡眠呼吸障碍、周期性肢体运动障碍和快速眼动睡眠行为障碍等，可进行整夜 PSG 监测。此外，PSG 还可作为评估失眠严重程度的客观工具。

（2）体动记录仪　主要用于评估患者的习惯性睡眠情况和睡眠节律，因具有佩戴简单方便、不影响患者睡眠和在家即可完成等优点，在临床上使用较为普遍。结合睡眠日记，将有助于临床医生了解患者的睡眠习惯、确定有无睡眠节律紊乱等问题。

三、诊断要点

根据 DSM－5，失眠障碍的诊断要点如下（必须同时符合以下 4 条）。

1. 尽管有充足的睡眠机会，但仍对睡眠数量或质量不满意，存在入睡困难、睡眠维持困难或早醒。

2. 上述睡眠问题引起有临床意义的痛苦，或导致日间功能的损害。

3. 每周至少出现三晚，持续时间至少 3 个月。

4. 不能用其他睡眠－觉醒障碍、物质滥用或共存的精神障碍和躯体疾病来解释。

四、鉴别诊断

1. 其他睡眠－觉醒障碍　失眠症状可存在于其他睡眠－觉醒障碍，如睡眠呼吸暂停、睡眠节律异常和周期性肢体运动障碍等，通过系统的临床病史采集，结合睡眠日记和必要的客观评估工具（如 PSG）可有助于鉴别。

2. 短睡眠者　属正常睡眠的变异，尽管每晚睡眠时间不足 6 小时，但醒后仍能感到精神恢复并保持较好的觉醒状态。短睡眠者一般没有入睡困难和睡眠维持困难等主诉，其整体睡眠质量较好，亦不伴有日间功能受损。

3. 继发性失眠　多种精神疾病、躯体疾病或物质滥用均可出现失眠症状，通过系统的病史回顾，结合相关的量表评估以及检查化验可有助于鉴别诊断。

五、治疗原则与方法

针对失眠障碍，应遵循综合治疗的原则，包括睡眠卫生教育、心理治疗、药物治疗、物理治疗、光照疗法和运动疗法等，以达到改善患者睡眠、提高其生命质量的目的。

1. 睡眠卫生教育　失眠障碍患者常存在多种睡眠卫生问题，比如作息不规律、睡眠环境差等。应根据患者的具体情况，采取相应的措施，如养成规律的作息时间、改善睡眠环境等。

2. 心理治疗　针对患者存在的不良心理和行为因素进行心理干预，并增强患者自我控制的信心。目前可用于失眠障碍的心理治疗有认知行为治疗、正念冥想和身心介入疗法等，其中认知行为治疗是失眠障碍的首选治疗方式，包括刺激控制疗法、睡眠限制疗法、认知治疗和放松训练。

3. 药物治疗　在睡眠卫生教育和心理治疗的基础上，可酌情使用镇静催眠药，用药剂量应遵循个体化原则，小剂量起始，按需、间断、足量使用。对于入睡困难者，可选用佐匹克隆、右佐匹克隆、唑吡坦、扎来普隆等短效类镇静催眠药；对于睡眠维持困难或早醒者，可选用艾司唑仑、劳拉西泮、奥沙西泮和氯硝西泮等中效或长效苯二氮䓬类药物；对于伴有焦虑、抑郁情绪的失眠患者，可选用曲唑酮、米氮平、多塞平、氟伏沙明等具有镇静作用的抗抑郁剂。此外，诸如褪黑素受体激动剂、食欲素受体拮抗剂等新药也可酌情选用。

4. 其他治疗

（1）物理治疗　包括重复经颅磁刺激和脑电生物反馈，均可缩短失眠患者的入睡潜伏期，并提高其睡眠效率。

（2）光照疗法　主要用于入睡困难者，早晨醒后进行光照疗法可改善患者的日间功能，缩短夜间睡眠潜伏期。

（3）运动疗法　因其具有经济、简单易行和无不良反应等优点，可作为失眠障碍的有效替代、补充疗法。

（陈文浩　陆　林）

第二节　过度嗜睡障碍

日间过度嗜睡（EDS）是指在白天应该维持清醒的主要时段不能保持清醒和警觉，出现难以抑制的困倦欲睡甚至突然入睡，是许多睡眠疾病的主要临床表现。根据ICD－11定义，过度嗜睡障碍包括8种睡眠－觉醒障碍：发作性睡病、特发性嗜睡症、克莱恩－莱文综合征、医疗状况引起的嗜睡症、药物或物质引起的嗜睡症、与精神障碍有关的过度嗜睡、睡眠不足综合征、其他特指的过度嗜睡障碍和过度嗜睡障碍未特指的。

【发作性睡病】

发作性睡病以难以控制的嗜睡、发作性猝倒、睡瘫、入睡幻觉及夜间睡眠紊乱为主要临床特点。症状多开始于10～20岁，人群患病率估计在0.02%～0.18%，男女发病率相当，是一种终身性睡眠疾患。该病病因不明，一般认为是环境因素与遗传因素相互作用的结果。

一、临床表现

患者表现为突然发生的不可抗拒的睡眠发作，可出现于行走、进餐或交谈时，在外界刺激减少的情况下更易发生。睡眠持续时间多为数分钟或数十分钟，也可短至数秒，也可长达数小时。猝倒是发作性睡病的特征性表现，60%～70%的发作性睡病患者可见脱力发作甚至猝倒，常在EDS出现数月或数年后表现出来，强烈情感刺激时常见，例如：大笑、发怒时，猝倒时患者意识清晰，无记忆障碍，可完全恢复。睡眠瘫痪是发作性睡病患者从快速眼动睡眠（REM睡眠）中醒来时发生的一过性全身不能活动或不能讲话，可持续数秒至数分钟，发作频率及程度均较严重。睡眠幻觉在觉醒和睡眠转换时出现，多在入睡时发生，表现为视、触或听幻觉，也可为梦境样经历，白天困倦也可出现。夜间睡眠紊乱常表现为易醒多梦，入睡后2～3小时即醒，难以再入睡，早晨起床困难。

二、评估

1. 主观评估

（1）发作性睡病严重度量表（NSS）包含15个条目，为自评量表，用于评估白天过度嗜睡、猝倒、睡眠幻觉、睡眠麻痹和夜间睡眠中断的频率和严重程度。

（2）Ullanlinna发作性睡病量表（UNS）包含11个条目，用于评估发作性睡病相关的各种症状。量表的总分在0－44分之间，作者将界值定为14分，敏感度和特异性最佳，得分越高表示患有发作性睡病的可能性越大。

（3）情绪触发的猝倒问卷（CETQ）为5个条目的自评量表，仅包含一个筛查问题，是用于评估发作性睡病猝倒发作的简明问卷。

2. 客观评估

（1）多导睡眠图（PSG）监测是重要的检查方法，白天进行多次小睡睡眠潜伏期试验（MSLT）、夜间PSG监测睡眠。临床常先进行夜间PSG监测睡眠之后进行MSLT，约50%的发作性睡病患者夜间PSG表现为入睡后15分钟内出现异常的REM睡眠，诊断的特异性达到99%，并且还有助于发现共患的其他睡眠－觉醒障碍或鉴别诊断，并评估MSLT之前患者有充足的睡眠。MSLT诊断的诊断敏感性及特异性均为70%左右。

（2）脑脊液下丘脑分泌素≤110pg/ml或正常值的1/3可作为发作性睡病的确诊和分型标准。尤其是对伴猝倒的典型发作性睡病，其诊断敏感性和特异性均达到95%以上；不伴猝倒者只有25%的患者存在。

三、诊断要点

《睡眠障碍国际分类》第3版（ICSD－3）将发作性睡病分为1型和2型发作性睡病，即伴（1型）和不伴（2型）下丘脑分泌素降低的发作性睡病。

1. 1型发作性睡病 诊断必须同时满足下面两项标准。

（1）患者每天均出现难以抑制的嗜睡，持续时间至少3个月。

（2）具有下列1或2项表现。

①发作性猝倒和MSLT显示平均睡眠潜伏时间≤8分钟，出现两次或两次以上的入睡相关的REM睡眠（SOREMPs），睡眠起始15分钟内出现的快动眼睡眠可替代MSLT中的一次SOREMP。

②免疫法测定CSF下丘脑分泌素－1浓度≤110pg/ml，或小于以同一标准检验正常者平均值的1/3。

说明：对无猝倒者，如果符合以上两项标准，也应诊断为1型发作性睡病。需要注意1型发作性睡病可继发于其他疾病。要考虑病因诊断。引起发作性睡病的病因多见于中枢神经系统（CNS）疾病，如自身免疫性疾病、下丘脑肿瘤、脑卒中或出血和外伤等。

2. 2型发作性睡病 诊断必须同时满足以下五项标准。

（1）患者每天均出现难以抑制的嗜睡，持续时间至少3个月。

（2）MSLT显示平均睡眠潜伏时间≤8分钟，出现两次或两次以上SOREMP。睡眠起始15分钟内出现的快动眼睡眠可替代MSLT中的一次SOREMP。

（3）无猝倒。

（4）未检测 CSF 下丘脑分泌素 – 1，或测定的 CSF 下丘脑分泌素 – 1 水平 > 110pg/ml，或超过正常平均值的 1/3。

（5）嗜睡和/或 MSLT 结果不能以其他原因更好地解释，如睡眠不足、阻塞性睡眠呼吸暂停、睡眠时相延迟、药物或毒品应用。

诊断标准参见 ICSD – 3。

四、鉴别诊断

睡眠呼吸暂停低通气综合征（SAHS）：也可表现为 EDS，但程度较发作性睡病轻，无猝倒发作。应用 PSG 和 MSLT 检查可以鉴别。约 30% 以上成人发作性睡病符合 SAHS，需要注意共病的情况。

癫痫：发作会出现意识丧失，脑电图有癫痫波可以进行鉴别。猝倒发作应注意与短暂性脑缺血发作、前庭疾病、癔症等精神障碍进行鉴别。

精神分裂症：发作性睡病患者出现幻觉常误诊为精神分裂症，需要注意鉴别。

五、治疗原则

1. 一般治疗 发作性睡病患者应有规律、足够的夜间睡眠。另外，在白天应有计划的安排小睡特别是午睡来减少困倦。

2. 药物治疗 白天嗜睡：盐酸哌甲酯最早应用于临床，制剂分短效及长效缓释片两种，具有成瘾性。莫达非尼是一种觉醒促进剂，可用于发作性嗜睡病、轮班工作睡眠紊乱以及与阻塞性睡眠呼吸暂停低通气综合征相关的 EDS 治疗，作用机制可能与多巴胺再摄取有关，优点是不良反应小，偶有患者诉头痛。美国 FDA 批准上市的新药索安非托，是选择性多巴胺和去甲肾上腺素再摄取抑制剂（DNRI），可以提高中枢神经系统多巴胺和去甲肾上腺素水平，多巴胺可以直接刺激大脑促醒神经元，而去甲肾上腺素则可能通过作用于下丘脑腹外侧视前核（VLPO），关闭睡眠的驱动子达到促觉醒作用，被批准用于发作性睡病和阻塞性睡眠呼吸暂停低通气综合征 EDS 的治疗；猝倒：三环类抗抑郁药氯米帕明疗效明确，选择性 5 – 羟色胺再摄取抑制药效果弱于三环类抗抑郁药。文拉法辛在低于抗抑郁的剂量时即可发挥强的抗猝倒作用，同时还有轻微的促醒作用。已成为治疗发作性睡病的一线药物；夜间睡眠紊乱：γ – 羟丁酸钠通过兴奋 GABA – B 受体发挥作用，能够显著增加慢波睡眠及 REM 睡眠的比例，其改善夜间睡眠及猝倒的作用均较显著。

【克莱恩 – 莱文综合征】

克莱恩 – 莱文综合征（KLS）也称反复发作性过度嗜睡或周期性过度嗜睡，仅与月经周期相关的嗜睡反复发作已经归为 KLS。该病罕见，估计患病率约为每百万人群中 1 ~ 2 例。

一、临床表现

为反复发作的严重嗜睡伴认知、精神和行为异常为主要表现，发作间期功能状态正常。

二、评估

24 小时 PSG 监测可见总睡眠时间延长，在发作期前半段的夜间慢波睡眠百分比减少，后半段的 REM 睡眠百分比减少。MSLT 常出现睡眠潜伏缩短或多次 SOREMP。

三、诊断要点

需满足以下的所有标准。

1. 患者至少经历二次过度嗜睡及睡眠期的反复发作，每次持续 2 天到 5 周。
2. 通常这种反复发作每年超过一次，或至少每 18 个月一次。
3. 两次发作间期，患者的警觉性、认知功能、行为和情绪正常。
4. 发作期间患者必须至少出现以下一项症状：认知功能障碍、感知变化、饮食异常（厌食或贪食）和无节制行为（如性欲亢进）。
5. 嗜睡和相关症状不能以其他睡眠疾病、内科疾病和神经精神疾病（特别是双相障碍）及毒品或药物滥用而更好的解释。

四、鉴别诊断

1. 第三脑室肿瘤 因脑室脑脊液间断梗阻，导致头痛、呕吐、意识模糊和阵发性警觉损害，进行头部影像学检查可以鉴别。

2. 精神障碍 如抑郁、双相障碍和季节性情感障碍也有反复嗜睡发作的报告，但是病程多较长，无突然出现，突然消失的特征，而且发作间期会有症状持续。

五、治疗原则与方法

尚无特效治疗，多数患者经数年之后发作次数减少，程度减弱，甚至自行停止。发作期间，应当尽量避免打扰患者，创造舒适、安静的环境，确保患者安全。文献报告碳酸锂对 50% 的患者有效，其他促醒药物如盐酸哌甲酯、莫达非尼尽管可以减少患者的睡眠，但是并不能改善情绪和认知功能等 KLS 的主要症状。

（王雪芹）

第三节 睡眠相关呼吸障碍

睡眠相关呼吸障碍（SRBD）是以睡眠时呼吸异常为特征的最常见的睡眠障碍之一。根据呼吸异常的特征，分为阻塞性睡眠呼吸暂停低通气综合征、中枢性睡眠呼吸暂停综合征、睡眠相关的低通气障碍、睡眠相关的低氧血症和原发性鼾症及夜间呻吟等。其中，阻塞性睡眠呼吸暂停低通气综合征最为常见、危害性最大。本节将重点介绍阻塞性睡眠呼吸暂停低通气综合征、简要介绍中枢性睡眠呼吸暂停综合征。受篇幅所限，本节不再介绍其他的 SRBD。

【阻塞性睡眠呼吸暂停低通气综合征】

阻塞性睡眠呼吸暂停低通气综合征（OSAHS）是以睡眠时反复发作的上气道全部

或部分阻塞为特征的疾病，通常伴有打鼾、憋气、日间嗜睡、注意力不集中等症状。阻塞性睡眠呼吸暂停低通气综合征可导致低氧血症、高碳酸血症、胸腔内压力显著波动、交感神经活动增加以及睡眠结构紊乱等，从而导致多系统器官功能受损，增加高血压、冠心病、糖尿病和脑卒中等的患病风险。

在成年人群中，如果单纯以睡眠呼吸暂停低通气指数（AHI）≥5 次/小时为诊断标准，男性和女性的 OSAHS 患病率分别为 24% 和 9%；如果以 AHI≥5 次/小时合并日间嗜睡症状为诊断标准，则男性和女性的 OSAHS 患病率分别为 4.1% 和 2.1%。男性的 OSAHS 患病率明显高于女性；随着年龄的增长，OSAHS 的患病率也会提高；肥胖是 OSAHS 的重要致病危险因素。体重指数增长 10%，OSAHS 患病风险可增加约 4 倍；吸烟、饮酒、苯二氮䓬类药物等也会增加 OSAHS 患病风险。

一、临床表现

患者最常见主诉是：睡眠时被床伴观察到的呼吸暂停、打鼾、睡眠时窒息或喘气、白天嗜睡等。常见临床症状可分为夜间症状、日间症状和相关疾病症状。

1. 夜间症状 打鼾、胃食管反流、频繁觉醒。

2. 日间症状 白天过度嗜睡、晨起后疲劳和无恢复性睡眠、头痛、注意力不集中、抑郁。

3. 相关疾病症状 高血压、肺动脉高压、高血糖。

二、评估

1. PSG PSG 是诊断 OSAHS 的金标准。PSG 判读呼吸暂停－低通气事件的标准是：呼吸暂停－低通气持续时间最少 10 秒，而且随后出现血氧饱和度较基线水平下降 3% 以上或者出现呼吸事件相关的微觉醒。阻塞性睡眠呼吸事件的特征是：存在胸、腹呼吸努力，但口鼻气流消失或减弱。AHI 是判断 OSAHS 严重程度的重要指标。①轻度：5 次/小时≤AHI＜15 次/小时；②中度：15 次/小时≤AHI≤30 次/小时；②重度：AHI＞30 次/小时。

2. 日间嗜睡评估 对日间嗜睡严重程度的评估可以分为主观评估和客观评估。主观评估主要是使用嗜睡评估量表，常用的量表有 Epworth 嗜睡量表（ESS）和斯坦福嗜睡量表（SSS），其中 ESS 较为常用。客观评估主要是应用 PSG 对患者进行多次睡眠潜伏期试验（MSLT），即通过让患者白天进行一系列小睡来客观判断其白天嗜睡程度的一种方法。每两小时测试一次，每次小睡持续 30 分钟，一般测试 5 次，计算患者的平均睡眠潜伏期。平均睡眠潜伏期＜5 分钟为嗜睡，5～10 分钟为可疑嗜睡，＞10 分钟为正常。

3. 气道评估 气道塌陷、梗阻是 OSAHS 重要的病理生理机制，因此要对 OSAHS 患者进行气道相关评估。X 线头影测量分析是颅面形态学诊断的重要手段，主要是采用头颅定位装置定位患者头部，然后采用定距离、定投射方向的方法获取头颅正、侧位片，通过对颅面恒定的软、硬组织标志点进行位置、线距、角度、比例和面积等测量分析，从而了解患者牙颌、颅面软硬组织结构特征。前鼻镜、鼻内镜、咽腔内镜及气道 CT、MRI 等影像学检查，可帮助了解气道及周围结构的形态学，明确气道阻力增加的结构因素。

三、诊断要点

OSAHS 主要依靠 PSG 结果及临床症状进行诊断。ICSD－3 对于成年人 OSAHS 的诊断要点如下。

同时满足 A 和 B，或者满足 C：

A. 出现以下一条或多条。

①患者抱怨存在日间嗜睡、无恢复性睡眠、疲劳或失眠。

②患者由于呼吸暂停、窒息或者喘气而醒来。

③床伴或者其他人报告患者睡眠时有习惯性打鼾和（或）呼吸中断。

④患者已被诊断为高血压、情感障碍、认知障碍、冠心病、卒中、充血性心力衰竭、房颤或者 2 型糖尿病。

B. 多导睡眠监测结果提示：每小时出现 5 次及以上的明显阻塞性睡眠呼吸事件（呼吸暂停、低通气或者呼吸事件相关的微觉醒）。

C. 多导睡眠监测结果提示：每小时出现 15 次及以上的明显阻塞性睡眠呼吸事件（呼吸暂停、低通气或者呼吸事件相关的微觉醒）。

四、鉴别诊断

1. 单纯性打鼾　患者仅有打鼾表现，而多导睡眠监测未发现呼吸暂停、低通气或者呼吸事件相关的微觉醒。

2. 中枢性睡眠呼吸暂停　多导睡眠监测提示呼吸事件以中枢性呼吸事件为主。

3. 嗜睡性睡眠障碍　因为 OSAHS 常伴有日间嗜睡症状，故需与嗜睡性睡眠障碍相鉴别，如发作性睡病、特发性嗜睡等。PSG、MSLT 结果及临床表现是重要的鉴别点。

五、治疗原则与方法

OSAHS 是否需要治疗，取决于临床症状和辅助检查结果。当 AHI≥15 次/小时或者血红蛋白氧饱和度下降大于 10%，并且同时存在日间过度嗜睡或心脑血管疾病时，需要治疗。治疗方法主要包括一般性治疗、器械治疗（持续气道正压通气和口腔矫治器）和手术治疗。

1. 一般性治疗

（1）减重　肥胖是 OSAHS 的独立危险因素。通过饮食控制、体育运动等方式减轻体重，可以减轻 OSAHS 的严重程度。

（2）体位　仰卧位睡眠容易加重 OSAHS，而侧卧位睡眠可以减轻 OSAHS。推荐患者尽量采用侧卧位睡眠。

（3）其他　戒酒、戒烟、慎用镇静催眠药及其他可以引起或加重 OSAHS 的药物，并避免白天过度劳累。

2. 器械治疗

（1）持续气道正压通气（CPAP）是中重度 OSAHS 患者的首选治疗，其长期疗效已经得到证实。CPAP 给予气道持续气流，提供一定水平的正压直接打开气道，从而有效减少睡眠呼吸暂停及低通气事件，纠正缺氧及呼吸努力相关的微觉醒，改善日间嗜睡，提高认知功能和生活质量。

（2）口腔矫治器（OA）俗称止鼾器，因简便、有效、经济，现已成为成年人轻、中度 OSAHS 患者常用的非手术治疗方法。OA 主要有三种样式：软腭保持器、舌保持器和下颌前移矫治器。

3. 手术治疗 目的是扩大上气道横截面积，鼻部和咽部是通常干预的部位。常见的鼻部手术包括：鼻中隔矫正术和鼻息肉切除术。常见的咽部手术包括：腭咽成形术、扁桃体和腺样体摘除术。除此以外，还有口腔颌面外科手术治疗，如双颌前移手术等。

【中枢性睡眠呼吸暂停综合征】

中枢性睡眠呼吸暂停综合征（CSA）是以睡眠时反复出现呼吸驱动缺乏所致的通气功能障碍，表现为睡眠中出现呼吸减弱或停止，口鼻气流和胸腹运动的同时消失。

CSA 的诊断需要同时满足以下两个条件：多导睡眠监测发现每小时中枢性呼吸暂停≥5 次，并且中枢性呼吸暂停占所有呼吸暂停低通气事件的 50% 以上；不能用其他存在的睡眠障碍所解释。

传统分类方法把 CSA 分为原发性和继发性。继发性 CSA 的发生与呼吸中枢调控以及 $PaCO_2$ 水平相关，分为非高碳酸血症型和高碳酸血症型。前者见于慢性心力衰竭、高原状态等。后者则常见于镇静药物使用、神经系统病变等。ICSD－3 将 CSA 细分为 8 个亚型：陈－施呼吸、躯体疾病所致 CSA 不伴陈－施呼吸、高原周期性呼吸所致 CSA、药物或物质所致 CSA、原发型 CSA、婴儿原发型 CSA、早产儿原发型 CSA 及治疗后 CSA。

对于 CSA 的推荐治疗方案为：CPAP、夜间氧疗、伺服式通气治疗和双水平正压通气治疗。对于气道正压通气不能耐受或无效的患者，口服乙酰唑胺和茶碱可能有效。研究发现非苯二氮䓬类镇静催眠药唑吡坦可降低原发型 CSA 患者的呼吸暂停指数及微觉醒指数，其主要作用机制为稳定睡眠结构、降低中枢化学敏感性。

（孙　伟）

第四节　睡眠－觉醒昼夜节律障碍

睡眠－觉醒昼夜节律障碍是一种持续的或反复的睡眠中断，主要原因是昼夜节律系统的改变，或是内源性昼夜节律与个体的躯体环境、社交或工作时间所要求的睡眠－觉醒周期之间的不匹配。根据临床特征，昼夜节律睡眠障碍常分为以下几种类型：睡眠时相延迟型、睡眠时相提前型、不规则的睡眠－觉醒型、非 24 小时睡眠－觉醒型以及倒班工作型。本节主要介绍睡眠时相延迟型以及睡眠时相提前型。

【睡眠－觉醒时相延迟障碍】

睡眠－觉醒时相延迟障碍（DSWPD）又称为睡眠时相延迟综合征、睡眠时相延迟障碍或睡眠时相延迟型。睡眠－觉醒时相延迟障碍是在 24 小时昼夜周期中，患者的主睡眠时段出现后移（通常超过 2 小时），是一种延迟的睡眠起始和觉醒时间模式，且不能在期望的或常规可接受的较早时间入睡和觉醒，表现为显著的晚上入睡和早上觉醒均延迟。

一般人群患病率为0.17%，青少年患病率为7%~16%。在睡眠障碍门诊以失眠为主诉的患者有6.7%~16%被确诊为睡眠-觉醒时相延迟障碍。

一、临床表现

患者最常见主诉是失眠（入睡难）、晨醒困难、早晨或上午思睡。主要特征如下。

1. 难以在期望的时间入睡和觉醒，通常推迟≥2小时。典型患者在凌晨2：00~6：00之间难以入睡，在无限制的情况下，习惯的觉醒时间是白天10：00~13：00之间。

2. 每天入睡与觉醒时间基本一致。

3. 如让患者按自己的作息时间睡眠，睡眠与觉醒的时间虽然推迟，但相对稳定，可保持24小时睡眠-觉醒周期，睡眠时间及质量正常。

4. 患者早睡的努力通常失败，晨醒困难。若被早醒，可伴早晨意识混乱和明显的日间思睡增多。

二、评估

1. 睡眠日记 是用于描述或记录患者每天睡眠觉醒时相的重要方法，有助于了解患者睡眠觉醒的类型。应至少记录7天，最好14天。

2. 体动记录仪 为睡眠-觉醒时相延迟障碍诊断性评估重要的方法。体动记录仪还可以用于评估治疗效果。

3. 昼夜节律标记物测定 在睡眠-觉醒时相延迟障碍患者，微光褪黑素分泌试验及最低核心体温测定均显示相关节律推迟，但褪黑激素分泌时相延迟更为明显。

三、诊断要点

1. 睡眠-觉醒时间较期望的或所需要的睡眠-觉醒时间显著延迟。

2. 症状持续时间至少3月。

3. 自然睡眠状态下，睡眠质量和时间正常且与年龄匹配。

4. 1周至2周的睡眠日记或体动监测显示睡眠时相一贯延迟。

5. 需要排除其他原因导致睡眠-觉醒障碍，如其他类型睡眠障碍、内科和神经或精神疾病、药物或物质使用（必须同时符合1-5项标准）。

诊断标准参见ICSD-3。

四、鉴别诊断

1. 入睡困难型失眠 临床上，睡眠-觉醒时相延迟障碍患者因睡眠时相延迟，常被误诊为入睡困难型失眠。与失眠不同的是，若让睡眠-觉醒时相延迟障碍患者按其意愿去睡，则无入睡或睡眠维持障碍。部分青少年或青年作息时间推迟，无性格、社会、职业、功能受损，属正常。

2. 睡眠过度 临床上有许多类型的睡眠障碍可引起日间睡眠增多，如睡眠呼吸紊乱、失眠、睡眠相关运动障碍或内科与神经精神疾病的患者，但一般无明显的睡眠-觉醒昼夜节律的异常。PSG有助于鉴别。

五、治疗原则与方法

如果患者的睡眠模式与自身工作或社交时间一致，则不需要治疗。睡眠-觉醒时相延迟障碍患者的治疗总目标，是重新调整生物节律到理想的24小时日夜周期。预防和干预治疗方法，包括睡眠健康教育、重新规范睡眠作息时间、定时光照疗法和定时褪黑素治疗，联合应用收效更好。

1. 健康教育与行为指导 建议患者重新调整日间、傍晚或夜间的社会、家庭活动及运动时间等，按社会通常作息时间重新设定新的上床及起床时间，保证与年龄相符的睡眠时间。

2. 光疗 临床上，通常在早上7：00~9：00期间（晨醒后1~2小时）让患者接受2000~2500lx光照2小时，下午4点的时候限制光照，晚上应避免接触强光，可调暗室内光线或辅以太阳镜。该治疗需持续数天，光照治疗的效果是患者到了晚上会提前产生睡意。

【睡眠-觉醒时相提前障碍】

睡眠-觉醒时相提前障碍（ASWPD），其基本特征是患者的主要入睡时间与觉醒时间较传统或期望的作息时间持续提前至少2小时，患者主诉早醒性失眠及晚上思睡。由于长期持续的早睡早起，下午或傍晚思睡或精神萎靡，不能正常地参与学习、工作或社会活动。

睡眠-觉醒时相提前障碍在中年成人中的患病率约为1%。

一、临床表现

患者的主要睡眠时间段较期望或通常的睡眠时间提前至少2小时。由于早睡早醒，患者主诉下午晚些时候或晚上过早地睡眠增多，清晨又无意识地过早觉醒，典型的表现为晚上6：00~8：00上床，早晨2：00~5：00醒来。因此，常抱怨午后晚些时间或傍晚持续性不可抵抗的睡意和清晨失眠，严重影响夜间活动安排，日间过多思睡。如不治疗可变为慢性。患者试图清晨留在床上继续睡眠的努力却导致继发性条件性失眠。睡眠-觉醒时相提前障碍患者由于日间睡眠增多，可影响患者的认知功能、社会交往及安全性。

二、评估

1. 睡眠日记 是用于描述或记录患者每天睡眠觉醒时相的重要方法，有助于了解患者睡眠觉醒的类型。应至少记录7天，最好14天。

2. 体动记录仪 为睡眠-觉醒时相提前障碍诊断性评估重要的方法。体动记录仪还可以用于评估治疗效果。

3. 昼夜节律标记物测定 褪黑素分泌试验及最低核心体温测定检查均显示昼夜节律提前，但相对于昼夜节律的标记物，觉醒的时间可能提前更早。

三、诊断要点

必须同时符合1～5项标准。

1. 主要睡眠－觉醒时间较期望的或所需要的睡眠－觉醒时间提前。
2. 症状持续至少3个月。
3. 自然睡眠，除睡眠－觉醒时间提前外，患者睡眠质量及时间可获改善。
4. 至少1周的睡眠日记或体动监测显示睡眠时相总是稳定提前。
5. 不能用其他类型睡眠障碍、内科和神经系统或精神疾病、药物或物质使用解释。

诊断标准参见ICSD－3。

四、鉴别诊断

1. 正常睡眠 许多正常老年人习惯早睡早起，表现为“早晨型或百灵鸟型”，没有日间功能受损。

2. 时差变化睡眠障碍 为调整新时区变化所需的新睡眠节律，结果出现一种暂时性昼夜节律失调，表现为睡眠紊乱，睡眠时相提前或推迟，日间功能受损。但时差变化障碍通常是短暂的、自限的，经过调整，可与新环境周期一致。

3. 倒班工作睡眠觉醒障碍 指个体工作时间与社会常规工作时间不一致，表现为失眠过多、日间思睡，以及睡眠提前或推迟。但患者回归到正常工作时间后，症状基本消失，睡眠节律趋于正常。

五、治疗原则与方法

临床上对于睡眠－觉醒时相提前障碍的干预和治疗的主要对策是既要避免将睡眠时相提前的因素，又要采用多种方法联合干预。常用的是睡眠健康教育、调整睡眠时间及定时光照疗法的联合。

1. 健康教育和行为指导 应教育患者避免晨间接受强光照射，可午间小睡，尽量推迟夜晚上床时间，鼓励患者在强光下进行体力活动和晚间散步活动。应疏导患者可能存在的焦虑或受挫的情绪。

2. 调整睡眠时间 应告知患者重新制定休息时间表，逐步向后推移入睡和起床时间，直至恢复正常，尤其儿童可采用此方法。一旦调整到预期睡眠－觉醒时间，应保持和严格遵守。可以使用闹钟作为一个循序渐进的治疗方法，直到达到想要上床睡觉的时间。

（温　雯　孙洪强）

第五节　睡眠相关运动障碍

睡眠相关运动障碍是一组睡眠障碍，表现为在入睡过程或睡眠进程中肢体出现肌肉抽动或刻板、重复的简单运动，导致患者难以入睡或从睡眠中反复觉醒，从而影响睡眠质量。根据ICSD－3，睡眠相关运动障碍主要包括不安腿综合征、周期性肢体运动障碍、睡眠相关腿痉挛、睡眠相关磨牙、睡眠相关节律性运动障碍和良性婴儿睡眠肌阵挛等。本章节主要介绍不安腿综合征和周期性肢体运动障碍。

【不安腿综合征】

不安腿综合征（RLS）是一种由静止不动而诱发的肢体不适感，这种不适感会伴有肢体运动的冲动，并且在肢体运动后可以完全或部分缓解这种肢体不适感。

RLS 是一种常见的睡眠障碍。欧洲及北美洲大样本人口调查发现 RLS 的患病率为 5% ~10%。然而，在亚洲国家统计出的数据却很低，患病率仅为 0.8% ~2.2%。RLS 患病率随着年龄增长呈现上升趋势。女性患病风险高于男性，约是男性的 2 倍，孕期女性患病率可高达 20%。

RLS 的确切病因和发病机制尚不明确。有研究显示，RLS 具有家族聚集性，提示遗传因素在 RLS 的发病中发挥重要作用。铁缺乏、脑内阿片类及多巴胺能神经递质异常，也是 RLS 重要的病因。有些药物可以导致继发性 RLS，精神药物中的米氮平、喹硫平等容易导致 RLS。

一、临床表现

患者夜间卧床睡眠时，肢体处于静止状态一段时间后，出现难以描述的异常不适感，如酸、痒、胀、虫爬感等，同时伴有活动肢体的渴望或冲动。通过活动肢体，不适感可以暂时的完全或部分缓解。当患者再次处于静止状态时，不适感又再次出现，导致患者无法入睡或入睡后不久即因不适感而醒来。这些不适感一般在夜间明显，尤其是在前半夜明显，白天时症状减轻或消失。但有些患者在白天长时间静止时，如午睡、乘坐长途交通工具时，也会出现肢体不适的感觉。RLS 的不适感最常累及下肢，但并不限于下肢，上肢、其他关节以及胸背部也可受累。

二、评估

1. PSG　尽管 PSG 不是 RLS 的常规检查，但仍被认为是 RLS 最有意义的检查方法之一，能够为诊断提供客观证据。70% ~80% 的成人 RLS 患者整夜 PSG 出现睡眠周期性腿动（PLMS≥5 次/小时），当进行多个夜晚 PSG 监测时这个比例会高达 90%。

2. 血液检查　血常规、叶酸、维生素 B_{12}、血清铁蛋白、总铁结合度、转铁蛋白饱和度等贫血相关检查，有助于排除缺铁性贫血继发的 RLS。血尿素氮、肌酐检查，有助于排除慢性肾衰竭或尿毒症继发的 RLS。血糖和糖化血红蛋白检查，有助于排除糖尿病继发的 RLS。

3. 其他　肌电图和神经传导速度检查，有助于与各种周围神经病变或夜间腿部肌肉痉挛产生的肢体不适相鉴别。对于有家族史的患者可以进行相关基因的检测，确定其发病的基因类型。RLS 相关量表可以用于评估症状严重程度、辅助诊断等。

三、诊断要点

RLS 主要依靠患者临床表现进行诊断。PSG 结果及血液检查等可以作为诊断的参考依据。ICSD－3 对于 RLS 的诊断要点如下。

必须同时满足 1 ~3 项标准。

1. 有一种想活动腿的强烈欲望，常常伴有腿部不适或由腿部不适而导致。症状必须符合以下条件。

①这些症状在休息和不活动时出现或加重，比如躺下或坐着的时候。

②可在活动后部分或完全缓解，比如走路或伸展腿部。

③症状可仅出现在傍晚或夜间，或即使在白天出现，但与白天相比夜间症状更明显。

2. 以上这些症状要除外由药物或行为习惯所致，如腿部痉挛、不适的姿势、肌痛、静脉曲张、腿部水肿、关节炎或习惯性的腿部拍动等。

3. 以上症状引起担心、情绪低落、睡眠障碍，以及导致身心、社交、职业、学习、行为或其他重要领域的功能障碍。

四、鉴别诊断

1. 静坐不能 抗精神病药引起的静坐不能，表现为患者想要通过移动整个身体来缓解不适症状。患者存在使用多巴胺能受体拮抗剂、常同时伴有锥体外系症状、无昼夜节律变化等特点，可以与 RLS 相鉴别。

2. 夜间腿肌痉挛 表现为夜间突发的肌肉痉挛、肌肉扭结，通过伸展腿部、站立、走动可使症状得到缓解。不适症状主要是肌肉疼痛，常可触及痉挛的肌肉，这两点可以与 RLS 相鉴别。

3. 焦虑症 患者有明显的紧张、担心、恐惧等情感症状，还常伴有心悸、出汗及坐立不安等躯体症状，无昼夜变化规律，活动后症状不能明显缓解。这些特点可与 RLS 相鉴别。

4. 其他疾病 关节的活动受限，往往提示关节炎。触诊时有疼痛，往往提示存在局部肌肉等异常。

五、治疗原则与方法

RLS 的治疗包括非药物治疗和药物治疗。

1. 非药物治疗 主要是去除各种导致 RLS 的因素，比如停用导致 RLS 的药物，包括喹硫平等抗精神病药、米氮平等抗抑郁药、苯海拉明等抗组胺药；戒除烟、酒或含咖啡因的刺激性饮料；培养规律的作息习惯；睡前洗热水澡、肢体按摩或适度活动。

2. 药物治疗 2012 年欧洲神经科学协会联盟发布的《RLS 治疗指南》，依据循证医学证据，A 级推荐的药物如下。

（1）强推荐

①罗替戈汀透皮贴剂（1～3mg） 短期和长期治疗原发性 RLS 有效。

②罗匹尼罗 短期使用，日均剂量为 2.1～3.1mg 时对原发性 RLS 有效。

③普拉克索 短期治疗，剂量在 0.25～0.75mg 之间有效。

④其他药物 加巴喷汀缓释片（1200mg/d）、普瑞巴林（150～450mg/d）短期治疗 RLS 有效。

（2）弱推荐

①卡麦角林（0.5～3mg/d） 能够改善 RLS 症状，但由于其严重的不良反应，并

不推荐常规使用。

②左旋多巴（300mg/d） 可改善 RLS 症状，但存在逐渐增加剂量的风险，不作常规推荐。

【周期性肢体运动障碍】

周期性肢体运动障碍（PLMD）是指在睡眠时出现的周期性、反复发作的、高度刻板的肢体运动所导致的睡眠障碍。由于这种活动较常出现在下肢，因此通常被称为“周期性腿动”。PLMD 与 RLS 经常同时存在。

PLMD 的确切发病率目前尚不清楚，儿童和成年人均有发病，但随着年龄的增长 PLMD 的发生率明显增高，且无明显的性别差异。PLMD 的病因不是十分清楚。RLS 阳性家族史被认为是 PLMD 的危险因素，这可能与遗传变异有关。使用某些药物，如选择性 5－羟色胺再摄取抑制剂、抗精神病药、锂盐等，可诱发或加重 PLMD。脑内铁缺乏，主要是血清铁蛋白降低，可以加重 PLMD。

一、临床表现

患者主要表现为睡眠期间周期性出现反复、高度刻板的肢体运动，多发生在下肢远端，典型的表现是双足大拇指伸展，常伴有踝关节、膝关节部分屈曲，有时候也可累及髋部。患者睡眠中容易觉醒、早醒或入睡困难、日间疲乏。

二、评估

PSG 是该病的最重要检查方法。周期性肢体运动指数是在整个睡眠过程中通过 PSG 测定的每小时肢体规律性运动的次数。诊断 PLMD 的标准是：儿童周期性肢体运动指数 >5 次/小时，成人周期性肢体运动指数 >15 次/小时。

三、诊断要点

ICSD－3 对于 PLMD 的诊断要点如下。

必须同时满足 1 ~4 项标准。

1. 按照最新版 AASM 的睡眠分期判读手册定义的标准，存在 PSG 证实的睡眠中周期性肢体运动。

2. 儿童每小时腿动达到 5 次以上，成人腿动达到 15 次以上。

3. 周期性肢体运动可引起临床睡眠障碍和精神心理、社会、工作、学习、行为和其他重要领域的功能障碍。

4. 周期性肢体运动的症状不能用其他类型睡眠障碍、内科疾病、神经疾病或精神障碍解释。

四、鉴别诊断

根据 PLMD 诊断标准，需要排除其他导致周期性肢体运动发生的情况，特别是 RLS、快速眼动睡眠行为障碍、发作性睡病和睡眠相关呼吸障碍等睡眠障碍。除此以外，还要与以下神经疾病相鉴别。

1. 肌阵挛发作 在肌电图上的特点是短暂、间隔时间长短不一，与 PLMD 相比缺乏周期性，并且通常没有或很少有可见的肢体运动。

2. 夜间癫痫 主要是通过脑电检查是否存在癫痫波与PLMD相鉴别。

五、治疗原则与方法

参见RLS的治疗。

（孙 伟）

第六节 异态睡眠

异态睡眠是指发生在入睡时、睡眠期间或从睡眠中觉醒时的异常行为、体验或生理事件。这些事件可能以轻微的动作或暴力的行为为特征，可导致微觉醒或完全觉醒，甚至引起睡眠时相转换的紊乱。目前国际睡眠障碍分类标准将异态睡眠分为：非快速眼动（NREM）睡眠相关的异态睡眠；快速眼动（REM）睡眠相关的异态睡眠；其他异态睡眠。本节将阐述常见的异态睡眠：快速眼动睡眠行为障碍和睡行症。

【快速眼动睡眠行为障碍】

快速眼动睡眠行为障碍（RBD）又称为快速眼球运动睡眠期行为紊乱，指在REM睡眠阶段出现与梦境内容相关的身体活动，发作期间的异常行为通常具有暴力性质，因而导致个人或床伴受到伤害。REM睡眠行为障碍分为特发性RBD（iRBD）和继发性RBD，继发性RBD多与神经系统疾病或使用抗抑郁药物等有关，特发性RBD为不伴随其他神经系统疾病症状的REM期睡眠行为异常，但目前有研究报道，iRBD可能为神经系统变性疾病的前驱期，尤其是50岁以上的男性在患特发性REM睡眠行为障碍后，在起病10年左右发展为α-突触核蛋白病，如帕金森病、路易体痴呆或多系统萎缩。

目前有关REM睡眠行为障碍的患病率仍不清楚，有研究报道，在>60岁的人群中，特发性REM睡眠行为障碍的患病率约为1.0%。继发性REM睡眠行为障碍因原发疾病而异，约有30%~50%帕金森病、>70%的路易体痴呆或多系统萎缩合并继发性REM睡眠行为障碍。

一、临床表现

REM睡眠行为障碍主要表现为REM期的梦境演绎，梦境表演行为可以是简单的肢体动作，如拳打、脚踢，也可能为伴有呓语、尖叫或咒骂的复杂动作（如跳下床、爬行等）。发作期间患者常常由于暴力动作受伤或伤及他人，甚至导致软组织损伤、挫伤、骨折等严重后果，发作后对梦境内容能够回忆。然而，在临床上，很多患者仅能报告其梦境内容，不了解在睡眠中的梦境表演行为，只有在受伤或伤及同床者时才发现异常症状，所以，向同床者采集病史、为患者进行多导睡眠图（PSG）检查至关重要。

二、评估

1. PSG检查 RBD特征性PSG检查结果为REM期肌张力弛缓状态消失，出现下颌肌电、上下肢肌电的肌张力增高，可表现为持续性肌张力增高或多发短暂性肌电活动。为了更清晰的观察 RBD 患者的异常肢体活动，可以选择视频 PSG（vPSG），同时监测上肢和下肢肌电图。

2. 头颅 CT 或 MRI REM 睡眠行为障碍与神经系统疾病有着密切的联系，故应行头颅 CT 或 MRI，以便及时发现或排除神经系统疾病。

三、诊断要点

必须满足 1 ~4 项标准。

1. 反复出现与睡眠有关的梦语症和（或）异常的运动行为。

2. PSG 检查证实这些行为在 REM 睡眠期间发生，或者临床病史中出现梦境表演行为从而推测在 REM 睡眠期间发生。

3. PSG 检查结果显示 REM 睡眠期肌张力弛缓状态消失。

4. 上述症状无法用其他睡眠障碍、精神障碍、躯体障碍、药物或物质的滥用解释。

诊断标准参见 ICSD－3。

四、鉴别诊断

1. 睡行症 REM 睡眠期行为紊乱表现的梦境扮演与睡行症的典型行为相似，但睡行症通常发生在前半夜，多见于儿童，以 PSG 检查显示 NREM 期有节律的 δ 波和深睡眠频繁觉醒，觉醒后以对梦境内容遗忘为特征。

2. 睡眠相关性癫痫 主要表现为与睡眠相关的癫痫发作，经 PSG 检查可显示 EEG 异常放电，发作时的动作通常为简单动作，发作后不能回忆。

五、治疗原则与方法

1. 健康教育与睡眠环境管理 教育患者及同床者通过建立安全的睡眠环境来避免由于异常行为造成的伤害，包括将尖锐和坚硬的物体远离床铺，把柔软的防护用品安置在床旁，床下放置床垫或使用带有护栏的床品。同时，应建议患者尽量避免睡前饮酒，饮酒可能引起或加重 RBD 的发作。

2. 药物治疗 睡眠环境的安全防护仅能减少伤害，但不能控制异常行为，故仍需要进行药物治疗缓解症状。氯硝西泮和褪黑素可以用于控制 RBD 症状，但应注意苯二氮䓬类药物常见的不良反应，如次日的镇静作用和潜在的依赖性、突然停药引起的 RBD 反跳性发作等。此外，针对由于使用抗抑郁药引起的继发性 REM 睡眠行为障碍，应及时调整抗抑郁药的种类及剂量。

【睡行症】

睡行症曾称为夜游症或梦游症，是指起始于睡眠前 1/3 阶段，在慢波（N3）睡眠不完全觉醒时出现的复杂行为。本病基本特征为睡眠觉醒后出现持续性意识模糊伴下床活动，患者在发作期间很难被唤醒，即使被唤醒，仍表现为意识混乱状态，醒后患者通常部分或完全遗忘事情经过。睡行期间的异常行为可以是简单、非目的性的，如坐起、行走，也可以是复杂、持续的，如打扫卫生、搬运家具等。睡行症在处于发作期时，患者通常呈现定向力受损，意识状态改变，对外界感知功能减低，故存在潜在的自伤、伤人或受伤风险。

一般人群发病率为1%～15%，儿童高达17%。儿童睡行症通常在青春期前后自行消失，也可持续至青少年阶段，成年后在睡眠剥夺或压力大时可能再次发作。有研究报道，睡行症具有家族聚集性，父母有睡行症病史，其子女的睡行症患病率增加。

一、临床表现

睡行症通常出现于常规睡眠的前半夜，即初入睡的2～3小时内。患者双眼通常呈睁大状态，目光呆滞，可表现为发作时坐起，做一些刻板单一的动作，持续数分钟后活动自行终止，躺下继续睡觉。可有下床活动，当在熟悉的环境中走路时通常不会摔倒，并可能进行一些复杂的活动，甚至出现不合理的行为，如踢门或爬出窗外等。患者发作时通常不说话，但可有内容单一模糊的言语，语速缓慢，答非所问。处于发作中的患者很难被唤醒，即使被唤醒其意识水平仍较低，在活动自行终止后，患者有时在发作终止地点入睡，有时可自行返回床上继续睡眠。发作次日通常对内容无法回忆，有时会诉说梦样体验，但内容多为单一的片段。

在不同年龄段和性别的患者中，临床表现可有不同。成人睡行症患者可出现暴力行为，以男性比较多见，暴力行为通常表现为防御性攻击，当有人试图阻止或唤醒发作中的患者，则可能遭受攻击。儿童睡行症患者通常表现较为平静，如会向父母的房间安静行走，但存在走出室外的风险。

二、评估

PSG可用于睡行症的检查，表现为在第一段或第二段NREM睡眠的第3期即将结束时，可见到有节律的δ波和深睡眠频繁觉醒。考虑到睡眠监测室与居家环境不同、作息时间和习惯等因素，PSG记录到慢波睡眠阶段不完全觉醒后典型行为的可能性较低。如果临床诊断需要PSG支持时，则需要进行同步视频PSG监测。当记录到不伴有任何异态睡眠行为的多次从慢波睡眠中觉醒，或伴有睡行症的典型行为均支持该临床诊断。

三、诊断要点

1. 反复发作睡眠中不完全觉醒，通常发生于夜间睡眠的前1/3阶段。
2. 发作中对他人的干预缺乏反应或反应不当，难以被唤醒。
3. 仅存在有限的症状（如简单的梦境）或没有相关的认知或梦境景象。
4. 对发作过程不能回忆。
5. 觉醒的发生与离床后行动相关。
6. 不能以其他睡眠障碍、精神障碍、躯体障碍、药物或物质使用进行解释（必须同时符合1－6项标准）。

诊断标准参见ICSD－3。

四、鉴别诊断

1. 睡惊症　睡行症和睡惊症均为发生在慢波睡眠中的不完全觉醒，故在临床上需要加以鉴别。睡惊症通常在尖叫中惊醒，伴有强烈的恐惧感和自主神经功能亢进，如心动过速、呼吸急促等，通常不出现下床活动等行为。

2. REM 睡眠行为障碍 REM 睡眠行为障碍表现的梦境扮演与睡行症的典型行为相似，但 REM 睡眠期行为障碍通常发生在下半夜，多见于中老年，以 PSG 检查显示 REM 期肌张力弛缓消失，并伴有与梦境相关的行为动作为特征。

五、治疗原则与方法

睡行症的发作可能与劳累、压力和睡眠剥夺等有关，故治疗原则以改善睡眠为主，必要时进行药物干预治疗，辅以心理行为治疗。

1. 健康教育与行为指导 向患者宣教保持规律作息时间的重要性，鼓励患者充分休息，睡前排空膀胱、避免饮酒，并保持轻松愉悦的心情入睡。同时，应注意做好安全防护，预防在发作中的自伤、伤人风险，不要在发作期间强行唤醒患者。

2. 药物治疗 当患者出现反复频繁发作或睡行症的行为动作存在危险时，应及时给予药物干预治疗。可以选择中效和长效制剂苯二氮䓬类药物，但需要谨慎应用于合并睡眠呼吸障碍的患者中。

3. 心理行为治疗 指导和教育患者在入睡前进行放松练习和正念治疗等，以减少睡行症的发作，同时起到改善夜间睡眠的作用。

（洪梦玥　孙洪强）

参考文献

[1] 张斌．中国失眠障碍诊断和治疗指南[M]．北京：人民卫生出版社，2016.

[2] 陆林．中国失眠障碍综合防治指南[M]．北京：人民卫生出版社，2019.

[3] American Psychiatric Association. Diagnostic and statistical manual of mental disorders. Fifth Edition [M]. American Psychiatric Publishing, 2013.

[4] 韩芳，吕长俊译．Paul RC, Richard BB, James DG. 临床睡眠疾病[M]．北京：人民卫生出版社，2011.

[5] 陆林，王雪芹，唐向东．睡眠与睡眠障碍量表[N]．北京：人民卫生出版社，2016.

[6] Dauvilliers Y, Beziat S, Pesenti C, et al. Measurement of narcolepsy symptoms: The Narcolepsy Severity Scale[J]. Neurology, 2017, 88(14): 1358 – 1365.

[7] American Academy of Sleep Medicine. International classification of sleep disorders. 3rd ed. Darren, IL: American Academy of Sleep Medicine, 2014.

[8] 美国睡眠医学会．睡眠障碍国际分类[M]．3 版．北京：人民卫生出版社，2017.

[9] Joo EY, Abbott SM, Reid KJ, et al. Timing of light exposure and activity in adults with delayed sleep – wake phase disorder[J]. SleepMed, 2017, 32: 259 – 265.

[10] Figueiro MG. Delayed sleep phase disorder: clinical perspective with a focus on light therapy[J]. Nat Sci Sleep, 2016, 8: 91 – 106.

[11] Dauvilliers Y, Schenck CH, Postuma RB, et al. REM sleep behaviour disorder[J]. Nat Rev Dis Prymers, 2018, 4(1): 19.

[12] Petit D, Pennestri MH, Paquet J, et al. Childhood Sleepwalking and Sleep Terrors: A Longitudinal Study of Prevalence and Familial Aggregation[J]. JAMA Pediatr, 2015, 169(7): 653 – 658.

第十九章　无抽搐电休克治疗与重复经颅磁刺激治疗

第一节　无抽搐电休克治疗

无抽搐电休克治疗（MECT），又称改良电休克治疗，是利用短暂适量的电流刺激大脑，引起患者脑细胞同步放电，产生一次癫痫大发作，从而脑内的神经递质代谢也会产生相应改变，进而达到治疗精神障碍的一种方法。由于在通电治疗前先作静脉麻醉并注射适量肌肉松弛剂，因而患者无明显抽搐发作。

一、MECT 治疗适应证和禁忌证

【适应证】

1. 抑郁状态，有严重消极观念、自伤、自杀企图和行为或明显自责自罪者。
2. 极度兴奋躁动、冲动伤人者。
3. 缄默、违拗、拒食、拒药、木僵状态或亚木僵状态。
4. 精神运动性兴奋，或有严重的焦虑、强迫者。
5. 明显幻觉、妄想。
6. 癫痫性精神障碍、分离转换障碍和严重应激反应等。
7. 药物治疗效果不明显、对药物不能耐受或不适于药物治疗者。
8. 难治性精神疾病或需要长期维持治疗者。

【禁忌证】

除对麻醉药物和肌松剂过敏者，无抽搐电休克治疗无绝对禁忌证。但有的疾病可增加治疗的危险性（即相对禁忌证），必须高度注意。

1. 近期颅内出血，大脑占位性病变或其他增加颅内压的病变。
2. 心脏功能不稳定的心脏病、心肌炎和严重的心律失常。
3. 嗜铬细胞瘤，出血或不稳定的动脉瘤畸形。
4. 严重高血压。
5. 青光眼、视网膜脱离。
6. 急性重症全身感染性疾病。
7. 严重呼吸系统疾病如严重的支气管炎、哮喘和活动性肺结核。
8. 服用对循环及呼吸有明显抑制作用的药物，如利血平片等。
9. 严重的肝、肾及内分泌疾病。
10. 由于躯体疾患引起的明显营养不良者。

11. 严重骨和关节疾病及韧带断裂等。

12. 儿童、孕妇应慎用。

二、MECT 治疗方法

【MECT 术前准备工作】

1. 应向患者和家属进行必要的解释，解除紧张恐惧情绪，争取合作，签署知情同意书。

2. 应详细询问病史、查体、必要的理化检查，包括心电图、血生化、脑电图，胸部和脊柱 X 线照片等。

3. 治疗前应将抗精神病药物减量，剂量以中小剂量为宜；新型抗抑郁药可接近治疗量。如果没有特殊情况应停用抗癫痫药物，如果患者同时患有癫痫时可将抗癫痫药物减为半量。治疗前一天晚上，尽量避免服用长效安定类药物，以免影响治疗的效果。

4. 每次治疗前应测体温、脉搏、呼吸和血压。

5. 治疗前 6 小时内禁饮食，避免在治疗过程中发生呛咳、误吸、窒息等意外事故；临近治疗前先排空大、小便，取出活动义齿、发夹及各种装饰物品，清除所有化妆，去除指甲油，解开领扣及腰带。

6. 治疗室应安静、宽敞明亮，备好各种急救药品和器械，室温应保持在 18 ~26℃。

7. 打开 MECT 治疗仪和多参数监护仪，开通氧气；准备好所需药品及牙垫等；抢救设备为应急状态。

【MECT 术中工作】

1. 依据患者体重计算麻醉药及肌松药的用量（麻醉药：丙泊酚 1.0 ~2.5mg/kg，依托咪脂 0.2 ~0.6mg/kg；肌松药：氯化琥珀酸胆碱 0.5 ~1.2mg/kg。首次治疗时依据此标准，根据患者的具体情况调整后续治疗时药物使用剂量，做到药物剂量个体化）。如果患者唾液分泌过多，可在治疗前 0.5 ~1 小时给予阿托品 0.5mg 肌注，注意青光眼或前列腺肥大患者禁用。

2. 患者平躺于治疗床上，为患者监测血氧饱和度及心电，连接好脑电监测电极及 MECT 电极，常用刺激电极放置位置有非优势半球单侧放置、双侧颞叶放置 2 种。非优势半球单侧放置位置为一电极置于眼外眦与同侧耳屏连线中点上 2.5cm，另一电极置于鼻根与枕骨隆突连线和双侧耳屏连线的交点下 1cm。观察患者血氧饱和度及心率。

3. 用 0.9% 生理盐水开通静脉通道，确保静脉通畅后，遵照医嘱依次推注药物。丙泊酚或依托咪酯作为诱导麻醉剂，至睫毛反射迟钝或消失即可；麻醉深度根据患者躯体情况而定。氯化琥珀胆碱以 0.9% 生理盐水稀释至 5ml，迅速推入，使肌肉松弛。由于氯化琥珀胆碱的作用与性别、年龄、肌肉发达程度等有关，个体差异较大，使用剂量可酌情而定。

4. 测量电阻（应为 200 ~3000Ω 之间，低为短路，高为断路），首次治疗按照滴定法，根据不同电抽搐治疗仪的要求、患者的年龄、合并使用药物等情况，确定电刺激参数。再次治疗根据上一次脑癫痫波发作的时间、抑制指数而定。

5. 使用麻醉药和肌松药后，注意观察患者血氧饱和度，保持呼吸道通畅，同时面罩加压给氧，使患者的血氧饱和度尽量保持90%～100%，待患者肌肉完全松弛（约60～90秒）后放好牙垫（应垂直放入牙垫，防止唇、舌损伤），行MECT治疗。

6. 强直期结束后取出牙垫，根据血氧饱和度变化随时加压给氧，去除患者呼吸道的分泌物，待仪器描记完毕后，取下所有头部电极片。直到患者自主呼吸恢复，呼吸频率均匀，血氧饱和度平稳不再下降，去除心电监护，将患者送入恢复室观察。

7. 一次有效的治疗应具有以下指标：脑电监测指标的抑制指数和峰值强度应达到一定数值（具体数值因设备而定），发作时间应在20～120秒。发作过程中，由于交感神经兴奋可观察到患者面部潮红、结膜充血、瞳孔放大、心率明显加快。部分患者的面部肌肉及四肢远端可出现轻度节律抽动。

【MECT术后工作】

患者在恢复室观察10～30分钟，此时注意观察患者的血氧饱和度，如有缺氧，应及时面罩加压给氧，当患者意识完全清醒后，无明显头痛、恶心、胸闷和心悸等不适感时可离开观察室。

三、MECT治疗相关不良反应

1. 头痛、头晕、恶心、呕吐和发热等 是MECT治疗后常见的不良反应，临床上多为一过性表现，一般为0.5～1小时，很少超过1小时，MECT治疗和麻醉药物均有可能导致此类反应，其中依托咪酯多见，可以考虑换用其他麻醉药物，部分患者会缓解。不缓解的患者，轻者无需特殊处理，严重者对症处理。

2. 呼吸道梗阻 由于麻醉药物的使用，呼吸道梗阻发生率高，其中以舌后坠较为常见，故治疗后恢复期应密切观察。处理时症状轻者将患者头部后仰，托起下颌即可打开呼吸道；重者可置入口咽通气道。偶见喉痉挛的患者，可给予加压人工通气，无效者可以静推氯化琥珀胆碱25～50mg。

3. 认知功能影响 大多数患者在接受电痉挛治疗之后都会出现一定程度的认知功能改变，轻者表现为近记忆力减退，重者可有远期记忆力下降、注意力集中困难、反应速度减慢，甚至表现为一定程度的意识障碍。MECT引起认知功能改变与很多因素有关，如刺激波形、抽搐形式、治疗次数、频率、电流强度、刺激电量、单次刺激波宽、电极安放位置及合并用药等，患者治疗之前的躯体状况及神经系统功能状态也会对认知功能变化有影响，治疗以对症处理为主，如促大脑代谢治疗等。

4. 吸入性肺炎 由于在MECT治疗前严格禁食、禁水6小时以上，在治疗后一般不会出现严重的反流现象，有些患者虽然分泌物较多，但对于多数患者来说，在自主呼吸恢复之前吞咽反射已经出现，因此一般情况下不会出现误吸现象；只有当患者分泌物较多，自主呼吸恢复时伴有缺氧，且未给予及时处理的情况下，才有可能出现误吸情况。如出现误吸情况以对症处理为治疗原则。

5. 谵妄状态 一般表现为简单机械的重复动作、神志模糊、表情茫然、定向力障碍、对命令无反应、激越、不宁等，无危险性的患者无需处理，约十几分钟症状会自行缓解，对于持续时间长、伴有危险行为的患者可在治疗结束后静推丙泊酚30mg～60mg或安定10mg～20mg，对仍然无效者要加强护理，防止患者发生意外。目前机理尚不清楚，可能反映了大脑在治疗后导致神经代谢活性增强，也可能与麻醉相关。

四、MECT治疗疗程

MECT治疗疗程视病情而定，一般以6～12次为1个疗程。病情急重者可每天1次，连续治疗3～6次以后隔1～2日1次。难治性精神疾病的疗程可适当延长，随着药物的调整，可逐步过渡到每周1～2次或更长间隔。采用MECT巩固维持治疗的患者，间隔时间可根据具体情况调整，一般每月1～2次。

（孔庆梅）

第二节　重复经颅磁刺激治疗

一、经颅磁刺激简介

经颅磁刺激（TMS）是一种利用脉冲磁场作用于大脑，引起一系列生理生化反应的磁刺激技术，由Barker等在1985年创立。基于电磁感应与电磁转换的原理，通过将线圈置于特定头皮区域，当线圈上有强烈电流通过时，会产生局部磁场，磁场会以与线圈垂直的方向穿透头皮和颅骨，电流强度的快速波动会导致磁场的波动，磁场的波动又会导致在大脑皮层产生感应电流，从而影响神经细胞的功能。

二、rTMS治疗参数

按照固定频率连续发放多个脉冲的经颅磁刺激模式，即重复经颅磁刺激（rTMS），主要用于治疗多种神经精神疾病。rTMS治疗参数包括刺激部位、强度、频率、刺激时间和疗程等。

1. 刺激部位　多种精神障碍的发病与额叶皮层结构或功能异常有关。常见的刺激部位左背外侧前额叶皮层（DLPFC）、右DLPFC等。治疗精神分裂症幻听症状时，刺激部位选择为颞顶叶皮层。

2. 刺激强度　根据运动阈值（MT）制定治疗方案中的刺激强度。静息运动阈值（RMT）或活动运动阈值（AMT）测定是开展rTMS治疗的必要环节。rTMS治疗精神障碍的强度范围通常为80%～120%的运动阈值，严格进行刺激强度设定以免增加诱发癫痫的风险。

3. 刺激的频率　rTMS一般刺激的频率范围为1～25Hz。频率≥5Hz为高频刺激，频率≤1Hz为低频刺激。

4. 刺激时间　参数包括：刺激持续时间、间隔时间、每日治疗时间及疗程。

2009年“TMS安全工作组（STMSCG）”专家修订“TMS临床及研究应用指南”，并对不同频率不同强度下的刺激时间和刺激数进行了规定（表19－1）。

表 19－1　不同刺激强度对应的刺激频率、刺激时间和刺激数推荐

	刺激强度（％MT）							
	100%		110%		120%		130%	
频率	刺激时间（秒）	刺激数	刺激时间（秒）	刺激数	刺激时间（秒）	刺激数	刺激时间（秒）	刺激数
1Hz	>270	>270	>270	>270	>180	>180	50	50
5Hz	10	50	10	50	10	50	10	50
10Hz	5	50	5	50	3.2	32	10	50
20Hz	1.5	30	1.2	24	0.8	16	0.4	8
25Hz	1.0	25	0.7	17	0.3	7	0.2	5

三、rTMS 治疗风险及评估

rTMS 线圈会对其磁场范围内的磁体、可磁化金属物品或电极等（钛合金不是磁化金属）产生影响，金属可能会发热、磁体会受磁力作用发生移动等。治疗前需进行安全筛查和签订知情同意书。

1. 安全筛查　治疗前患者先根据安全筛查表进行筛查，其中项目 1～3 属于 rTMS 治疗的绝对禁忌，如果患者有任何一项选择“是”，不能开展治疗；项目 4～13 属于相对禁忌，如果患者有任何一项选择“是”，则需要主管医生仔细排查，达到 rTMS 治疗安全标准后，方可开展治疗（表 19－2）。有癫痫发作史的患者禁用高频 rTMS，但低频 rTMS 可以治疗癫痫。有近期脑外伤史的患者，rTMS 治疗时如刺激位置在外伤位置，可能会由于引起头皮收缩加重患者疼痛感，则不建议使用 rTMS 进行治疗。对于近期发生脑卒中的患者，处于康复期时，需与神经科医师会诊后，决定是否给予 rTMS 治疗。

表 19－2　重复经颅磁刺激治疗安全筛查表

为了最大程度地确保您的安全，请认真如实回答下列问题。您现在或曾经有过下列情况吗？如果有请选“是”，并注明；如果没有请选“否”。

□是　□否　头颅内或头皮上有金属物品或装置（电极、颅骨替代金属片、人工耳蜗）
□是　□否　心脏起搏器
□是　□否　胰岛素泵　□是　□否　心脏内导线
□是　□否　中心静脉导管
□是　□否　皮质中风病史，或其他形式的脑损伤，如脑瘤
□是　□否　癫痫发作史（癫痫禁用高频 rTMS）
□是　□否　曾经做过神经外科手术
□是　□否　已怀孕或有可能怀孕？最近一次月经的时期：
□是　□否　身体带有任何带电的、机械的或带有磁性的植入物？
□是　□否　偏头痛
□是　□否　请在表格后面列出您正在服用的药物__________
□是　□否　身体上有某种病症或不适尚未痊愈
□是　□否　肩膀以上部位身体内有金属制品吗？
□是　□否　您身上有金属制品吗？（包括手表、首饰、发卡、眼镜、耳环等穿孔饰品、钱包、钥匙等）如果有请摘除

2. 告知患者治疗风险并签署知情同意书

（1）癫痫发作　高频 rTMS 可引起神经元高度同步放电而引起癫痫发作。特别对有

癫痫家族史者和癫痫患者要慎重使用高频刺激。

（2）头痛　是 rTMS 较为常见的不良反应，疼痛程度与个人耐受性、刺激部位、线圈类型、刺激强度等有关。多是轻微短暂的，可自行缓解。

（3）听力损害　rTMS 输出高频刺激时可能会达到 140dB，长时间治疗可能短暂增加患者的听力阈值。建议 12 岁以下儿童和青少年进行治疗时佩戴耳塞。

四、经颅磁刺激安全操作规范

rTMS 操作简便、安全性高、不良反应少，但治疗前后也严格遵守操作规范和注意事项：

1. 首先进行 rTMS 治疗安全筛查和签署知情同意书。

2. 医生根据患者的诊断和症状表现确定合适的治疗方案。

3. 必须由专业的医生或技师操作设备。为了保证操作人员的安全，应与刺激线圈保持 0.7 米以上的距离。

4. 设备开机前，确保治疗室房间电压稳定，电缆线完好无损，插座和插头接触牢固。

5. 设备开机 10 秒后再进行软件界面操作，选择参数时勿使用尖锐的利器以免划伤触摸屏。

6. 运动阈值测定　运动阈值可间接反映相关大脑皮质的兴奋性程度，并根据运动阈值制定治疗方案中的刺激强度。患者取坐位或仰卧位，手放松，手心向上平放，在拇短展肌处连接记录电极、参考电极，手腕处连接地线，医生或技师使用单脉冲刺激拇短展肌对应的运动皮质（M1 区），观察软件中采集到的运动诱发电位，10 次刺激中至少有 5 次诱发的波幅大于 50μV 时的最小刺激强度即可认为是运动阈值。

7. 治疗靶点定位，可以采用功能与解剖的结合定位、脑电 10～20 系统电极放置法或基于影像导航的定位系统的方法。使用 8 字形线圈时手柄应与矢状面成 45 度。

8. 在操作软件中设置治疗参数：刺激强度、刺激时间、间隔时间、串数和总脉冲数等。

9. 运行程序，开始 rTMS 治疗，治疗结束后，将线圈从患者头上方移除，关闭程序和电源开关。

五、rTMS 治疗精神障碍及其疗效

rTMS 可用于治疗精神分裂症、抑郁障碍、物质使用障碍、强迫障碍和睡眠障碍等多种精神疾病，并预防精神分裂症、抑郁障碍等疾病的复发。

1. 抑郁障碍　美国、加拿大、新西兰、以色列等国家已批准 rTMS 用于治疗抑郁障碍。rTMS 指南中指出，高频刺激左 DLPFC 或低频刺激右 DLPFC 都可用于治疗抑郁障碍。rTMS 既可用于抑郁障碍首发患者，也可用于复发患者；可用于急性期治疗和复发抑郁患者的维持治疗；可单独使或联合使用精神科药物。常规抑郁障碍治疗为每天一次、为期 4～6 周，共 20～30 次，必要时可延长治疗时间，若为难治性抑郁症患者或此次抑郁发作持续时间较长，可延长到持续治疗 10 周以达到缓解。

2. 精神分裂症　rTMS 可用于治疗精神分裂症幻听和阴性症状。采用 rTMS 低频

1Hz 刺激左侧颞顶叶皮质可以有效改善精神分裂症幻听的症状。高频刺激左侧 DLPFC 可以改善精神分裂症患者的阴性症状。

3. 物质相关及成瘾障碍 rTMS 通过高频或低频刺激不同的脑区，调节成瘾环路中不同脑区皮层的兴奋来改变心理渴求和冲动。rTMS 高频刺激左侧 DLPFC 可以降低或缓解尼古丁、阿片类药物等成瘾者的心理渴求或戒断症状。

4. 强迫障碍 低频 rTMS 作用于辅助运动区可以有效改善强迫症患者的症状。美国 FDA 批准深部经颅磁刺激用于治疗强迫症，也有研究证实内侧前额叶皮层进行高频的深部经颅磁刺激可以有效改善强迫症状。

5. 应激相关障碍 rTMS 高频刺激或间歇爆发式脉冲刺激右侧 DLPFC 可以改善创伤后应激障碍的症状。

6. 睡眠障碍 低频刺激右侧 DLPFC 可以改善失眠的症状、缩短入睡潜伏期和延长总睡眠时间等。低频刺激顶叶皮质也可以有效治疗失眠。

7. 焦虑障碍 低频 1Hz 刺激顶叶皮质可以有效治疗广泛性焦虑障碍。

（邓佳慧）

参考文献

［1］改良电休克治疗专家共识［J］. 转化医学杂志，2019，8(03)：129－134.

［2］Kellner CH，Obbels J，Sienaert P. When to Consider Electroconvulsive Therapy(ECT)［J］. Acta Psychiatr Scand，2019，141(4)：304－315.

［3］Read J，Bentall R. The effectiveness of electroconvulsive therapy：a literature review［J］. Epidemiol Psychiatr Soc，2014，19(3)：333－347.

［4］Barker，A. T.，Jalinous，R. & Freeston，I. L. Non－invasive magnetic stimulation of human motor cortex［J］. Lancet，1985，1：1106－1107.

［5］Lefaucheur，J. P. et al. Evidence－based guidelines on the therapeutic use of repetitivetranscranial magnetic stimulation(rTMS)：An update(2014－2018)［J］. Clin Neurophysiol，2020，131：474－528.

［6］中国医师协会神经调控专业委员会电休克与神经刺激学组. 重复经颅磁刺激治疗专家共识［J］. 转化医学杂志，2018，7：4－9.

［7］Lefaucheur，J. P. et al. Evidence－based guidelines on the therapeutic use of repetitivetranscranial magnetic stimulation(rTMS)［J］. Clin Neurophysiol，2014，125：2150－2206.

［8］Perera，T. et al. The Clinical TMS Society Consensus Review and Treatment Recommendations for TMS Therapy for Major Depressive Disorder［J］. Brain Stimul，2016，9：336－346.

第二十章　心理治疗

心理治疗是一种人与人之间相互作用的过程，在此过程中，由一个社会公认的专业治疗者应用心理学理论与方法去帮助一个因无力摆脱痛苦或不能完全发挥其功能的人。其目的是激发和调动患者改善的动机和潜能，以消除或缓解其心理问题与障碍，改善非适应性行为，并促进人格的成熟。可能同时有一个以上的治疗者和不止一个患者参与这一过程。心理治疗按其理论流派分为支持性心理治疗、行为治疗、认知治疗、精神分析治疗和人本主义治疗等。按其实施的对象分为个别治疗、团体治疗和家庭治疗。按治疗时间分为长程心理治疗（3 个月以上）和短程心理治疗（不足 3 个月）。

第一节　心理治疗对象和形式

一、心理治疗的对象

广义来说，心理治疗没有绝对的禁忌证，亦就是说，什么样的人都可以是心理治疗的对象，包括健康人。狭义的或专门的心理治疗主要适用于各类神经症性障碍、分离（转换）性障碍、应激相关障碍、人格障碍和心理生理障碍等，专门的心理治疗也适用于某些重性精神病患者（非急性期）。

但专门的心理治疗并不是适用于所有的、各个病期的患者，对有些患者只能谨慎而有限度地使用。心理治疗的错误应用不但不能帮助患者，反而可伤害他们或加重病情。例如：对伴有强烈自杀观念的抑郁症患者如一味纠正其“错误认知”或分析其心理冲突，则会加重患者的负担，甚至会带来危险；对精神分裂症急性期患者的病态思维如一味挖掘其无意识冲突，则可使患者陷入更深的混乱，导致更严重的疾病状态。

不同的心理治疗种类可能有各自的适用范围，同一类障碍也可采用不同的治疗方法。总的来讲以下几种类型的人更可能得益于心理治疗。

1. 与心理社会因素密切相关的障碍　无论是躯体疾病，还是精神障碍，其发病与心理社会因素关系越明显，心理治疗在其康复和预后中的地位就越重要，如：神经症性及应激相关障碍、心理因素明显的心境障碍及各种重性和器质性精神障碍恢复期的社会心理功能的康复。

2. 有求治的动机　心理治疗是一种两人或多人合作的过程，它不像药物治疗，不管患者主观上是否认同，只要吃进去就会有作用，而心理治疗的疗效取决于双方的配合，如果患者不合作，治疗者不管多努力也是徒劳的。因此，求治的动机是心理治疗的前提，如果最初没有明确的求治动机，则应在最初的几次治疗中通过医患之间信任关系的建立，以及心理治疗效果的不断验证来培养患者的求治动机。

3. 有一定的领悟力　心理治疗的重点是促进患者自身的成长，能更好地处理现实的困难及自我潜能的发挥。因此，患者在治疗互动中的领悟力是关键的，必要的智力及一定的文化程度在治疗中起重要的基础作用。

4. 愿意暴露内心体验 心理治疗可能会涉及患者的一些隐私性的或禁忌性的话题，并且这些话题常常是患者的病因所在，因此，越是能在治疗中袒露内心体验者越能得益于心理治疗。当然，患者对内心世界的袒露程度是完全可以自主的，治疗者也应该使得患者相信其隐私是得到保密的。

5. 为了长远的利益能忍受暂时的痛苦 正如“良药苦口”，心理治疗中常常会涉及患者的痛处，或促使患者做一些自己不愿意做的事情，如面对既往的伤痛、现实的压力和羞于启口的情欲等，而这些都需要得到患者的配合。

6. 人格有一定的可塑性 心理治疗的重要目标之一在于促进患者健康人格的成长，心理治疗的短期疗效在于症状的改善，而持久的疗效则取决于人格的成长。患者的人格可塑性越大受益也就会越多，因此，一般来说，年轻人比老年人、灵活者比固执刻板者更容易得益于心理治疗。

二、心理治疗形式

1. 类别形式

（1）个别心理治疗 是以单个患者为对象的心理治疗。治疗的重心放在与个人有关的心理问题上，是心理治疗最常见的方式，患者与治疗师一般是一对一的，较具私密性，能较深入地谈及个人隐私性的内容。

（2）团体心理治疗 是以团体为对象的治疗形式，团体可以是 3 ~ 5 人的小团体，也可以是几十甚至上百的大团体，通常治疗性的团体是 8 ~ 12 人，成员为经过选择并具有某些共同特点的患者。治疗者一般是由 1 ~ 2 个人组成，通过团体内部的人际互动而产生治疗作用。

（3）家庭治疗 治疗的对象是整个家庭，着眼点亦是在家庭的互动模式和家庭功能上。一般由 1 ~ 2 个治疗者参加。

（4）婚姻治疗 面对的是一对夫妻，着重于夫妻之间的功能及沟通。

2. 治疗协议 心理治疗是两个人或多个人相互作用的过程，因此在这个过程中一定的协议是必要的。治疗协议应在治疗正式开始之前签署。当然，这些协议并非全部以书面的形式签署，有些可以是告示的、约定俗成的、口头协商的。协议一般包括以下几种类型。

（1）经济协议 学校的、公益性的或福利性的心理治疗可以是免费的，而医院的、开业性的治疗机构则是收费的。

（2）时间协议 时间协议一旦确定，最好不要轻易更改，一般的个别治疗是每周 1 ~ 2 次，每次 30 ~ 50 分钟。

（3）关系协议 在治疗中，由于双方的互动，如精神分析强调的移情、反移情的作用，使得治疗关系几乎包含生活中的所有人际关系的元素，如亲子、伴侣、朋友、师生和仇人等，但最后一定是落脚在治疗性的工作关系上。

（4）疗效协议 疗效取决于双方的配合，治疗者会尽可能地帮助患者，但治疗者不可能完全包办代替，疗效与治疗所采取的理论技术，治疗者的人格、阅历，患者的合作程度、领悟力、人格和问题的类型等多种因素有关，但只要患者能积极配合，一般都是有疗效的。另外，在治疗的过程中，任何一方都可随时提出中断治疗。这种看似松散的疗效协议可以充分调动患者的主观积极性，并使得患者感觉治疗者的态度更中肯、更具亲和力。

（5）专门性协议　如果治疗过程中需要录音、录像、教学等，要征得来访者的同意，专门签署有关协议。

治疗协议是为了保障来访者的，特别是确保保密原则的实行。同时治疗协议也保护治疗师的利益。如果出现因利益而发生的纠纷，治疗协议是处理纠纷的重要依据。具体要签署的协议内容包括：介绍什么是心理治疗、心理治疗的范围、心理治疗的原则，特别是保密原则、治疗师的权利与义务、来访者的权利与义务、签字。

3. 治疗设置

（1）心理治疗室的建立　心理治疗要有专门的工作场所，心理治疗室应设在安静、方便易找、有安全感的地方，不同的流派对治疗室会有不同的要求。

（2）心理治疗的预约　在接受心理治疗之前应有预约。预约可以通过电话和面谈两种方式。预约时应简单填写情况表。如果是面谈预约，同时可以签署心理治疗协议。

4. 伦理要求

（1）心理治疗人员应有责任意识，在自身专业知识和能力限定范围内，为服务对象提供适宜而有效的专业服务。当自身的专业知识和能力以及所在场所条件不能满足服务对象需要时，应及时转介。

（2）心理治疗人员应当建立恰当的关系及界限意识。尊重服务对象（包括患者及其亲属），按照专业的伦理规范与服务对象建立职业关系，促进其成长和发展。

（3）应当尊重服务对象的知情同意权，让服务对象了解服务的目的、主要内容及局限性、自身权益等信息，征得服务对象同意后提供服务。

（4）应当遵循保密原则，尊重和保护服务对象的隐私权；向接受治疗的相关人员说明保密原则，并采取适当的措施为其保守秘密。但如果发现患者有危害其自身或危及他人安全的情况、有虐待老年人、虐待儿童的情况或未成年患者受到违法犯罪行为侵害的情况时，不能保密，应该及时向所在医疗机构汇报，并采取必要的措施以防止意外事件的发生，及时向其监护人通报；如发现触犯刑律的行为，医疗机构应该向有关部门通报。心理治疗人员应该参照医疗机构病案管理办法，对心理治疗病案做适当文字记录。只有在患者签署书面同意书的情况下才能对治疗过程进行录音、录像。在因专业需要进行案例讨论，或采用案例进行教学、科研、写作等工作时，应隐去那些可能会提示患者身份的有关信息（在得到患者书面许可的情况下可以例外）。心理治疗工作中的有关信息需妥善保管，无关人员不得翻阅。

（唐登华）

第二节　心理治疗提供者应具备的条件

心理治疗中治疗者是用自己来投入治疗，自身的种种因素会直接影响着治疗的进程和疗效，治疗者应具备以下两个方面的条件。

一、知识与技能

心理治疗所面对的人具有不同的心理特点和社会背景，治疗者需要与形形色色的人互动，并使得对方在此过程中受益，这就要求治疗者不仅要有较熟练的心理治疗理论和技术，还要有较广博的知识面，以下知识储备是必要的。

1. 心理治疗的专业理论和技术 包括熟悉心理治疗的基本概念、主要理论流派与技术，至少深入掌握一种流派的理论和技术。

2. 临床医学、精神病学知识 包括各种心理障碍以及重性精神障碍的诊断与治疗原则，善于与医生的合作与转介。

3. 相关心理学知识 如发展心理学、普通心理学、社会心理学、人格心理学、心理测量学和实验心理学等。

4. 其他相关的社会科学知识 如人类文化学、宗教、艺术、社会学和政治经济学等。

5. 哲学 任何心理治疗理论的产生都有其哲学背景，心理治疗需要治疗者有一个好的对人性、对世界的哲学思考。

6. 基本技能 包括：治疗关系建立的能力、心理健康教育的能力、资料收集与评估能力、案例概念化能力、制定治疗计划、治疗设置、行为记录和实验、认知矫正和复发预防干预等技能。

二、治疗者的心理条件

心理治疗中治疗者不仅仅要用自己的理论和技术，而且还要用自己的经验、人格和情感等自身的条件，因此治疗者的心理条件是治疗中很关键的因素，有时，治疗者自身的人格魅力比其所用的理论和技术还要有用。一般来讲，以下几方面的素质和条件对心理治疗是重要的。

1. 共情的能力 有些学者将共情翻译为“投情”、“同理心”等，它是指治疗者设身处地地感受患者的感受，它本质上是一种替代性情绪、情感反应能力，其突出表现为能够将自身投射到他人的心理活动中去，分享其对外界事物的心理反应。人们常说的“善解人意”、“设身处地”、“感同身受”、“将心比心”等等，都跟共情的意思很接近。共情是心理治疗的前提之一，只有能感受到患者的真实感受才有可能真正地理解、帮助患者。

2. 对人性理解的能力 任何心理治疗的理论都是在对人性不同侧面的理解基础之上建立起来的。治疗者没有足够的对人、对人性的理解就很难真正进入患者的内心，去理解那些被压抑的情和欲、内在的心理冲突或心理病理，也就会常常流于对患者表面言语的理解，而难以真正帮助患者。世界上没有完全相同的人，每个人在面对相同情况时的观点、态度、情绪和行为反应方式都是不一样的，但人也并不是不可捉摸，人类有很多基本的特性是共同的，亦即是人性。人性有低级的、生物属性的一面，也有高级的、社会属性的一面，但不管是高级与低级它都会对我们的心理起作用，而患者通常是由于过于强大的理性使得他们不能在意识层面来理解和接纳那些低级的、本能性的人性特点，在与治疗者的互动当中常常停留于理性层面，这就要求治疗者对人性有一个全面的、深入的理解。

3. 内在动力 在心理治疗中，治疗者应走出自己的参照框架而进入患者的参照框架，把自己放在患者的地位和处境上来尝试感受他的喜怒哀乐。因此，心理治疗是一种很耗精力的助人过程，要求治疗者有较强的内在活力或生命力，即内在动力。这种动力并不是指体力，而主要是指一种心理的活力、较强的内在欲望，有时这种强的内在欲望可能表现社会性欲望与生物性欲望之间的冲突而类似于神经症，因此有的学者认为，好的心理治疗者可能有一点点神经症，但不能太重，并且在他的职业生涯开始以前应该经由其体验师或治疗师予以专业的帮助，并将这种内在活力升华到其助人的职业当中。也可以说，一个心理治疗者的成长需要有作为患者的经验，如心理治疗师培训中的自我体验、个人成长等。

4. 积极关注的能力 积极关注是指治疗者以积极的态度看待患者，注意强调他们的长处，有选择地突出患者的言语及行为中的积极方面，充分利用其自身的积极因素和资源。心理治疗者应该是一个善于发现他人长处并乐于欣赏他人长处的人。来寻求心理治疗的患者通常过于关注自己、他人、社会乃至整个世界的不足与弊端，他们常常抱怨自己满身的缺点、别人都太自私、领导不公正、孩子不听话和配偶不够关心等，因而他们常常是越活越不开心，越活越自卑。心理治疗者用这种积极关注的倾向去与患者互动，将会产生很好的治疗作用。

5. 好奇心 心理治疗中治疗者需要有一种对患者、对患者的心理及其痛苦尽可能好奇的心态和能力，在对患者好奇的过程中会促进患者对自身不同视野的探索和好奇，并不断成长、解决自身困难。

6. 自省的能力 心理治疗者的成长是一个终身的过程，治疗者在与患者互动的过程中要有一种内省的能力，不仅要对患者的情绪保持敏感，也要对自身情绪同样敏感。可以说治疗者在治疗过程中各种情绪反应都是值得重视的，治疗者要经常跳出来，作为一个局外人来看看自己，并不断审视了解自己，促进自我的成长，更好地帮助患者。治疗中患者也像一面镜子，治疗者在不断看清自己。

7. 在各种价值观下工作的能力 治疗者所面对的是具有各种价值观和生活方式的人，当患者的价值观和生活方式与治疗者相冲突时，治疗者难免会有一定的情绪和行为反应，从而影响到治疗的关系和进程。治疗者应有能力将这种影响减低到最小。

8. 相对健康稳定的人格 在心理治疗中，治疗者的人格特征和行为方式作为一个重要的非技术性的治疗性因素，常常对治疗关系和治疗过程产生影响。治疗师需要认同自我，理解自己的能力及限度，真诚、诚恳和诚实，勇于承认自己的错误，乐于改变自己，真诚地关心他人，治疗者健康的人格会给患者带来健康的影响，而不健康的人格则会给患者带来消极的影响。同样治疗者还要有一定的人格稳定性，一个不成熟而多变的人格会有害于治疗，因而要求治疗者的人格相对成熟和定型。

9. 较丰富的人生经验 治疗者面对的是各种各样的人，每个患者都有他们的人生经验和苦恼，治疗者较丰富的人生经验将会有利于对患者的理解和沟通。当然，并不是要求治疗者一定要亲身经历众多的人生才能去做心理治疗，不是已婚的治疗者才能给别人做婚姻治疗，也不是只有经历过离休的人才能给离休者做心理治疗。重要的是治疗者要有一种能力，一种经历他人经历的能力，如在读小说、看电视电影、听别人的故事等时，能将他人的经历变成自己的体验。

（唐登华）

第三节　支持性心理治疗

一、概述

支持性心理治疗（SP）是遵循心理治疗一般原则而向患者提供的基础的心理治疗方法。其主要特点是提供支持，善用患者的潜在资源与能力，去减轻挫折、改变对挫折的感受与看法、指导适应的方法和供给所需的精神支持，协助患者渡过危机、应付困境并且以较有效的方式去处理所面对的困难或挫折。

支持性心理治疗早在古希腊就已被人使用；德国医生 Johann Christian Reil 被推崇为现代支持性心理治疗的奠基者；1950 年，Thorne 首先提出“支持性心理治疗”的名称。1954 年，Knight 描述支持性心理治疗为“表浅的心理治疗”；1979 年，Bloch 强调支持性心理治疗聚焦于给来访者的支持和维持，而非关注压抑和潜抑；1984 年，Werman 将支持性心理治疗看作是给那些缺乏完整的心理功能的来访者提供替代的治疗方式；1988 年，Wallerstein 认为支持性心理治疗的目的是强固防御机制，压抑某些症状；1992 年，Pinsker 和 Rosenthal 描述支持性心理治疗即通过直接的方式来改善症状，维持、恢复或提升自尊、适应技能和心理功能；1993 年，Novalis 认为支持性心理治疗是采用有效的经验性技术，来达到治疗目标。

支持性心理治疗建立在“应激与适应”的基础上。研究表明：个体若处在支持性因素较多的环境中，即使是很严重的应激事件，往往也能顺利渡过心理危机，很好地适应所面临的各种应激。

二、适应证

支持性心理治疗适用于几乎所有可以进行交谈的人群。

三、技术及操作过程

支持性心理治疗要求治疗师与来访者建立并保持情感投入、鼓励和支持性的联盟关系，并将其作为一种方法来强化来访者健康的防御机制。其中，来访者与治疗师之间的信任尤为重要，它有助于来访者取得更好的治疗效果。

1. 耐心倾听　心理治疗的首要技巧是要细心聆听患者的倾诉，充分了解病情。从支持的角度来说，治疗师要以共情的心态来倾听并努力去理解患者目前的处境，让其尽情倾诉内心的痛苦与烦恼，以达到情感“宣泄”。共情并非同情，而是要求治疗师站在患者的立场去理解其感受，并将这些感受反馈给对方。此外，治疗师还要提供安全的会谈环境，尊重病人隐私，助其敞开心扉。对于性格要强、爱面子，羞于向别人表达自己的内心感受，或表达后感到尴尬、后悔的患者，治疗师还需要循循善诱，慢慢引导，不要急于让对方一次性暴露内心的感受。对于精神分裂症或边缘型人格障碍的患者，支持性心理治疗要适可而止：不要过分探索其潜意识的东西，否则会破坏患者心理状态的稳定性。

2. 支持与鼓励 当个体遭遇困境悲观消极、丧失信心时，或面对应激事件，难于应对、意志消沉时，最需要的是他人的支持与鼓励。此时，治疗师通过给予适当支持，充分发挥患者潜能并调动积极性，鼓励其重新振作，提升信心。治疗过程中，治疗师不能只是一味地支持，还需评估患者的自我能力，判断其所需的支持程度，以提供适度帮助。避免因支持过度，让患者产生依赖，丧失自行努力适应的机会。

3. 调整对应激的看法 挫折的轻重，困难的大小与个体的主观感受密不可分。治疗师通过协助患者对困惑或挫折重新评估与了解，纠正对困难或挫折的极端看法，将有助于减轻患者的反应，进而调节并改善心理问题。

4. 善用“资源” “资源”包括家人与亲友的关心支持、家庭的财源与背景、周边的生活环境及社会环境等。患者常常想不到去寻求他人的帮助，有的患者则在求助方面存在困难，一旦发现患者周围其实有可借用的资源，但患者并不能有效启用时，治疗师便可从此处着手，帮助患者获得家人、朋友和社会的支持，以应对所面临的困难和挫折。

5. 解释与指导 有些患者因缺乏相关知识或受到不正确观念影响而产生错误的认知，而感到烦恼痛苦。治疗师可通过给予医学相关知识的解释、说明和指导，帮助来访者减除烦恼。指导意见需简明扼要，必要时可书写下来交给患者，让他们事后参照执行。

6. 兴趣外化 治疗师可鼓励患者恢复曾经对他们有意义的活动，或者帮助其发展新兴趣来充实业余时间。这些娱乐活动不仅丰富生活，还能加强人际互动，减少社会隔离，促进患者更好地融入社会。

（钱　英）

第四节　催眠疗法

一、概述

奥地利医生麦斯麦，1775 年提出了神秘的动物磁气说，解释用催眠术治疗疾病的机理，并最早将催眠术作为一种治疗方法。1841 年，英国外科医师布雷德在催眠过程中运用语言暗示，并借用希腊语“Hypnos”（即睡眠），衍生出催眠一词，将对催眠的研究转到了生理学和心理学的层面。法国巴黎学派神经病学家夏科特用催眠治疗癔症。然而随着精神分析的兴起，催眠学被滞后很多年。埃里克森采用诸如讲故事（隐喻）、使用悖论等间接的手法，推动业界使用更为自然的、谈话式的方式来进行催眠。他强调在构建催眠临床干预的时候，有必要将每一个人独特的特质作为干预的基础。

目前对催眠的理解分为两种观点：一种观点主张催眠是改变的意识状态，与个体体验到催眠现象能力的差异相关；另一种观点关注不同形式的暗示及其影响，如直接暗示、间接暗示、需求特征、期待、强化、模式化和角色引导等。

为了尽可能坚持理论中立，将催眠定义为通过一种催眠诱导仪式，在暗示后发生的一套通常可以被观察到的主观体验的变化，如感觉、知觉、情绪、想法或行为的变化。

二、催眠疗法适应证和禁忌证

1. 适应证 精神疾病、心身疾病、与免疫相关的躯体疾病（如皮炎、癌症等）、疼痛管理和行为问题管理等。

2. 禁忌证 创伤后应激障碍出现严重的闪回时，精神分裂症急性期、严重抑郁障碍、偏执型人格障碍、脑器质与躯体疾病所致精神障碍、兴奋及不合作的患者等。

三、催眠疗法常用技术

1. 导入阶段常用的技术

（1）注意集中

①凝视法 让患者盯视墙面某点或距眼 20～40cm 的物体尖部或灯光。

②渐进肌肉放松法配合腹式深呼吸技术 让患者在医生的引导下从足部到头部或按从上往下的顺序体验放松。

③讲故事或隐喻法。

④放松场景的体验法。

（2）调整语音模式

①同步 与患者呼吸达到节律性同步。

②重复 频繁重复词汇或整句话。

③标记 通过改变说话的方向、声音，强调并突出暗示内容。

④困惑 通过杂乱信息，使妨碍催眠的惯常思维模式失去效力。

⑤分离 将患者从一种意识状态引向另一种。

⑥批准 用肯定语式对显出个性特点的行为进行强化，或者可以把它们当做已经出现的催眠表现的标记加以肯定、默许，使之加深。

在导入阶段后期，可以采用暗示手臂沉重或漂浮、数字遗忘法，评估患者是否进入催眠状态及程度。

2. 治疗阶段常用技术

（1）直接暗示 以专业而坚定的口吻暗示症状消失或减轻。

（2）间接暗示 借助某种媒介暗示增强正性体验；或通过隐喻，间接达到减轻或消除症状。

（3）催眠后暗示 把在治疗阶段已经由暗示引起的变化与将来出现的诱发因素联系。

（4）视觉化 既可以产生治疗性体验，也可以产生症状体验。

（5）年龄退行 此技术包括记忆复苏和记忆增强两种形式，可以用来回溯负性甚至创伤类型的经历；触及和放大患者的资源。但对有性侵经历的病人不适合使用记忆复苏技术。

（6）痛觉缺失

①直接暗示疼痛减轻。

②手套麻痹技术　暗示病人的一只手或双手体验到麻木感，进一步暗示病人将麻木感转移到身体疼痛的部位。

③催眠下疼痛移置　暗示疼痛位置转移到另一个能更容忍的区域，或更小的区域。

④疼痛视觉化　用某种颜色来代替疼痛，暗示范围逐渐缩少，色彩越来越淡。

⑤身心分离　暗示头脑或心灵去往某个地方，而身体还待在此地；或者身体的某部位和其余部位发生解离。

3. 结束阶段常用技术　如数数字，或使用许可式暗示“当你准备好的时候，你可以睁开你的眼睛，让自己重新回到此时此刻”。给予正性暗示，如“苏醒后会头脑清醒、心情愉快、全身充满力量”。

四、治疗过程

催眠治疗过程通常包括治疗前准备、导入阶段、治疗阶段、结束阶段、清醒后交谈等。

1. 治疗前准备

（1）在相对安静、光线较暗、温度适宜的房间进行。如果男治疗师给女患者治疗，建议女助手在场。

（2）对初次接受催眠治疗的患者，医生要充分了解患者的基本情况、病史，选择适合治疗的对象，订出治疗计划。对于已经在接受催眠治疗的患者，再次进行催眠治疗之前，医生要评估患者前次催眠治疗后症状、情绪、认知及行为等方面有无变化。

（3）医生对患者进行催眠感受性测试并评分，但测试并非必须。

（4）建立良好的、相互信任的医患关系，让患者了解催眠疗法的概况、步骤和要求，消除对催眠的恐惧心理。治疗可以在坐位或卧位进行。

2. 导入阶段　医生以某种技术将被催眠者导入催眠状态。在导入阶段后期，可以评估患者是否进入催眠状态及程度。

3. 治疗阶段　在催眠状态中通过暗示，达到症状缓解，处理相关心理因素，完善人格的目的。也可以与认知行为疗法及其他心理流派的治疗技术相结合。

治疗阶段也要处理患者在催眠治疗中可能出现的异常情绪和行为。患者可能会出现兴奋、冲动行为，医生要保持镇定，可以用手轻按患者头部，并告诉患者在催眠状态中不要紧张，对于涉及过去的生活经历和事件，医生可以给予处理。

4. 结束阶段　收回所有不同于日常意识状态的暗示，并将患者的注意力重新导向现实情境。

5. 清醒后交谈　患者睁眼后到完全清醒之间是灰色地带，此时如果让一个下肢“瘫痪”的患者挪动脚，患者可以配合做。医生要确保已完全解除催眠，可以让患者活动肢体，或辨认房间的某些物品，确保患者完全清醒。询问患者在催眠过程中的感受，指导患者在现实中如何心理调节，进一步强化治疗效果。

（潘成英）

第五节 认知行为治疗

认知行为治疗（CBT）是指通过一种目标导向的系统的方法，解决情绪、认知和行为的问题，提高和改善患者的功能水平。其基本原理有两点：①认知对情绪和行为有控制性的影响力；②行为反过来又强烈地影响着认知和情绪。认知行为治疗由行为治疗和认知治疗的整合而成，经过了半个世纪3个阶段的发展，近年来已经成为非常有影响力的主流的治疗流派，也是证据支持最多的心理治疗方法。

一、适应证

1. 心境障碍。
2. 神经症性障碍、心理生理障碍。
3. 不良行为及人格障碍。
4. 心身疾病、慢性疼痛等。
5. 急、慢性精神分裂症等精神病性障碍。

二、方法及技术

认知行为治疗的核心特征之一是结构化，即具有较为严格的治疗程序及时间安排，每次治疗都设立合理的治疗目标，治疗目标具备可操作性的特点，可以直接评估。认知行为治疗直接针对症状工作，目的是减少痛苦，通过重新评估想法促进有助益行为的发生，支持来访者用自己的资源解决问题。

1. 基本方法 建立良好的医患关系，让患者了解认知行为治疗的目的及基本方法，主动参与治疗。找出患者的主要症状、问题，向患者展示认知和行为、情绪的关系。结合病情指导患者识别自动思维，在现实生活中加以检验，修正，提高社会适应能力。进一步挖掘产生自动思维的认知方式，对合理化的思维方式进一步强化和实践。

2. 寻找自动思维的技术

（1）ABC技术 A（activating events）即刺激，B（beliefs）即患者脑内的信念，C（consequences）即情绪和行为结果。认知行为理论认为，诱发事件A，只是引起情绪和行为反应的间接原因；而人对诱发事件所持的看法、解释、评价B，才是引起人的情绪及行为反应C的更直接的起因。帮助和指导患者分清对事件的认识，哪些是合理的，哪些是不合理的，从而有助于改变不合理的认知和行为。

（2）错误思维记录 记录每天的适应不良思维方式。

3. 行为改变技术

（1）日常活动计划表 使患者通过由易到难的活动，看到自己改变的潜力。

（2）M和P治疗 M意为掌握和控制，P意为愉快，患者每天记录完成日常活动计划的情况及每一活动的M和P值（0~5分制），如果按计划行事，自信和愉快感就会增加。

4. 改变错误认知方式方法

（1）替代性想法 让患者转换用另一种想法或观念来解释和来应付自己的心理和环境问题。

（2）图式改变 “认知图式”是瑞士心理学家皮亚杰提出的认知发展理论的一个核心概念。他认为，发展是个体在与环境不断地相互作用中的一种建构过程，其内部的心理结构是不断变化的，而所谓图式正是人们为了应付某一特定情境而产生的认知结构。Beck 认为如果图式太绝对，就会产生适应不良，结果导致焦虑、抑郁等现象。

（3）角色扮演 是发现患者的认知歪曲和找出解决的办法。

5. 家庭作业 家庭作业是认知行为治疗的重要特征，对于其疗效起了很重要的作用。每次治疗结束需要布置家庭作业，每次治疗开始也要检查家庭作业完成情况。

三、诊疗进展

传统认知行为治疗采取面对面的临床访谈形式，收效大小很大程度上取决于医生或治疗师的临床技术。为了扩展认知行为治疗适用场景、增加治疗可及性，基于数字化技术（网络，电话等）平台的 CBT 疗法应运而生。

基于网络平台的 CBT 疗法（iCBT）是依托 CBT 理论基础产生的，包含心理教育、认知重构、行为监督和行为激活等多个治疗模块在内的新型 CBT 治疗办法。iCBT 可以认为是一种患者自助干预手段，不同于传统 CBT，iCBT 主要通过文本、音频和视频的形式而实施，医师或治疗师在整个治疗过程中仅做部分参与或不参与，由此大大提高了干预可及性。

CBT 疗法不仅在医患互动平台层面有革新，还由 CBT 的基本理论和方法学衍生出诸多其他形式，其中包括：

①行为激活（BA）疗法：主要利用特定办法增加个体在生活中有益体验以提升个体生活质量，该疗法针对年龄层对象较为广泛。

②正念认知疗法（MBCT）：是由泰斯德等人融合了认知疗法与正念减压疗法而发展的一种用以主要解决长期抑郁症复发问题的一种心理疗法。

（李晓虹）

第六节 森田疗法

森田疗法是由日本森田正马依据自己多年的临床经验，取说理疗法、作业疗法、生活疗法和隔离疗法等精华，择优组合而形成的一种综合性的心理治疗方法。后经高良武久、大原健士郎、长谷川洋三和田代信雄等专家学者的临床应用与理论完善，已经成为心理学界的重要疗法之一，是获得国际认同的心理治疗方式。

一、适应证

焦虑障碍、强迫障碍、抑郁障碍、睡眠障碍及慢性精神分裂症。

二、方法及技术

1. 治疗目标 改变患者的疑病基调，打破精神交互作用，将求生欲望投向外界，促进社会功能恢复。

2. 治疗基本要点

（1）顺应自然　包括认识情感活动规律，认识精神活动规律，认识症状形成和发展的规律，认识主观和客观之间的关系。

（2）为所当为　要求患者通过治疗，学习以顺应自然的态度不去控制不能控制的事，如症状、情绪等。同时还应为所当为，即控制那些可以控制的事，如人的行为。

总之，顺应自然，为所当为就是接受症状，忍受痛苦，积极行动，带着症状、烦恼做自己应该做的事。

3. 治疗形式　森田疗法主要有3种形式，即住院式森田疗法、门诊式森田疗法和生活发现法。可根据患者的症状轻重，以及对社会功能影响的大小，选择适当的方法。

住院式森田疗法治疗分期：

（1）第一期，绝对卧床期。经历安静—烦闷—无聊等过程，通过烦闷即解脱的体验，认识情感变化规律。

（2）第二期，轻工作期。通过完成较轻的作业使之认识到坚持行动与症状减轻之间的关系。

（3）第三期，重作业期。通过增加劳动强度和作业量的方式帮助患者将注意力由自身转向外界，理解人类心理的自然状态。

（4）第四期，生活训练期。指导患者回归自然环境。实施住院治疗时，指导重点在于帮助患者在行动中理解顺应自然的道理，放弃对症状的注意和抵抗。

4. 诊疗进展

（1）治疗抑郁障碍：研究表明森田疗法合并药物治疗是一种安全、有效的抗抑郁治疗方法，相比于仅用抗抑郁药物治疗，其能更加有效地减轻病人的抑郁症状，改善应对方式，提高其心理社会方面的生活质量，增加抗抑郁剂疗效，提高缓解率和改善疾病预后。

（2）治疗强迫性障碍：研究表明森田疗法合并抗抑郁药物能更好地改善强迫症患者的强迫、焦虑症状和社会功能。

（3）治疗焦虑障碍：研究表明在药物治疗或生物反馈技术等其他物理治疗方式的基础上合并森田疗法能够进一步提高焦虑障碍患者的临床疗效，改善其临床症状与社会功能，总体上安全有效、依从性好。

（4）治疗慢性精神分裂症：森田疗法通过作业期和卧床期的治疗，彻底扭转“情绪本位”的心理状态，消除精神冲突，将患者的注意从症状转向面对现实，养成“带着症状，为所当为”的生活方式，能改善精神分裂症的阴性症状，提高患者社会适应能力及日常生活能力，使其逐步适应社会工作环境及作业生活；提高患者社会适应能力和自我的生活能力，引导患者回归社会，因此无论在医院或社区、家庭，森田疗法对慢性精神分裂症的治疗都是可行的，值得推广应用。但也有荟萃研究表明森田疗法对精神分裂症患者的心理状态和社会功能有积极的影响，但也导致了精神分裂症患者的一些行为问题。因此森田疗法是否能在慢性精神分裂症患者中推广，需要进一步的研究。

近年来森田疗法还扩展到酒精中毒、晚期肿瘤和围手术期等共患精神心理疾病的治疗中，并提出在健康人群中普及森田疗法也更有利于心理健康。

（李晓虹）

第七节　家庭夫妻治疗

家庭夫妻治疗是20世纪50年代以来发展起来的一种以家庭为单位的治疗技术，是以系统观念来理解和干预家庭的一种心理治疗方法，是将所存在的问题或症状从个体转向关系的一种思考和实践的方式。简单说，个体心理治疗通常把关注的焦点放在个人的内心精神状态和挖掘深层的心理问题；而家庭夫妻治疗比较注重家庭成员互动关系以及生活中需要改善的相处问题。为了处理和消除所存在的症状，包括家庭和更大的机构在内的系统必须有所改变。

一、特点

家庭夫妻治疗的特点，是不去注重成员个人的内在心理构造与状态，而把焦点放在家庭各成员之间的人际关系上。它的主要理论观点，是把家庭看成一个私人性的特殊的群体，需要以组织结构、沟通、扮演角色、联盟与关系等观念与看法来了解此小群体；并且依据系统学的观念来体会该家庭系统内所发生的各种现象。即在家庭的系统内，任何成员所表现的行为，都会受到家庭系统内其他成员的影响；个人的行为影响系统，而系统也影响成员的行为。这种系统相关的连锁反应，可导致许多所谓的病态的家庭现象；而一个人的病态行为，也常因配合其他成员的心理需要而被维持。基于此种观点，家庭治疗学者认为，要改变病态的现象或行为，不能单从治疗某一个成员着手，而应以整个家庭系统为其对象。

二、核心理念

家庭夫妻治疗的核心理念是：家庭是一个系统和整体，要更有效、更快捷地缓解或消除家庭中某个成员的问题或症状，需要整个家庭共同参与，共同成长。这样，一方面有利于“根除”问题，不会陷入“拆东墙补西墙”的恶性循环；另一方面有利于维持咨询的长期效果。

三、适应证和禁忌证

哪些家庭适于采用家庭夫妻治疗呢？这涉及家庭夫妻心理治疗的适应证问题。20世纪中叶，美国的家庭治疗师莱曼·温尼就提出，只要家庭中有人认为家庭问题不能由一个人自己去解决的情况，这个家庭就可以接受家庭心理治疗。另外一位美国家庭治疗的先驱者罗宾·斯金纳也曾经指出，当家庭不能应付孩子的问题而出现“替罪羔羊”时，家庭治疗一般是有效的。如果有其他明确诊断的精神心理疾患，如心境障碍、精神分裂症等，家庭治疗也可以作为辅助手段。

因此说，家庭治疗的适应证是很广泛的，可以用于很多方面，没有绝对的禁忌证。下面所有的情况都适合采用家庭夫妻心理治疗的方法干预。

1. 家庭成员有冲突，经过其他治疗无效。
2. “症状”在某人身上，但是反映的却是家庭系统有问题。
3. 在个别治疗中不能处理的个人的冲突。

4. 家庭对于患病成员的忽视或过分焦虑于治疗。

5. 家庭对个体治疗起到了阻碍作用。

6. 家庭成员必须参与某个病人的治疗。

7. 个别心理治疗没有达到预期在家庭中应有的效果。

8. 家庭中某人与他人交往有问题（个体症状与家庭交流互动有关）。

9. 家庭中有一个反复复发、慢性化精神疾病病人。

10. 家庭中有处于青少年期的成员。

11. 症状主要表现为　情绪－行为问题（抑郁、焦虑等）、摄食障碍、学习问题和独立－依赖问题等。

家庭治疗的相对禁忌包括：①重性精神障碍发作期一般不宜首选家庭治疗；②当家庭主要成员（如父母）不愿意参与家庭治疗时也不要急于实施。

四、操作流程

家庭夫妻治疗通常在专用治疗室里进行。治疗师与病人及其家庭成员进行 1 ~1.5 小时的会谈。治疗室布置优雅、安静，备有玩具，座椅舒适且位置无主次之分。

为了给家庭充足的时间在日常生活中发生改变，两次访谈中间间隔的时间往往比其他心理治疗疗法要长。开始阶段可以间隔短一些，一般 1 到 2 周一次面谈，以后可逐步延长至一月或数月面谈一次。总访谈次数一般在 6 到 12 次，亦有单次治疗后即好转而结束的情况。超过 12 次仍未见效时，应检查治疗计划并重新确定该家庭是否适合此种形式的治疗。总时间长度一般在六到八个月内。若仅仅以解决症状为主，治疗需时较短；若希望重新塑造家庭系统，则需要加长疗程。

按照治疗的时间顺序，可将家庭夫妻治疗分成三个阶段：前段—开始阶段；中段—探讨干预阶段；后段—评估、反馈和总结阶段。但是这样的分段并非一成不变，也无绝对的时间界限，只是让治疗师在每个阶段能够意识到治疗的目标和任务。

五、常用技术

1. 提问技术

（1）循环提问　循环提问指轮流、反复地请每一位家庭成员猜测其他成员对家庭成员之间关系的看法、对家庭成员行为的观察，或是某种观点、感觉，并请被提问的成员代替被猜测的成员去报告这些看法、观察、观点和感觉。这种技术的使用可以为家庭提供多重视角，丰富家庭的认知，并在循环反复的提问中揭示不同成员观点、感受方面的差异。

（2）差异提问　差异提问是一种直接指向不同的家庭成员对同一件事、同一行为、同一个人或同一问题看法差异，以及家庭在不同的时间、地点、人物场景下的行为差异，以及不同成员对同一件事、同一个人或问题关注程度差异的提问方式。

（3）假设提问　假设提问指治疗师提出某种在家庭的现实生活中不曾出现过的，家庭从未曾思考过的假设情况，并提问家庭设想在这些假设情境下可能发生的一些行为、想法或事件。提问中假设的内容可以是某种情境、问题解决方法、问题的原因或者某种奇迹性的情况。

（4）例外提问　例外提问指治疗师所使用的一种直接指向与家庭的一贯叙述、行为或观点不相符的例外情况的提问技术。比如提问家庭回忆没有问题与症状的时间、场合和人事等情景，或是提问请家庭思考一直被认为“一无是处”的某一位或某几位成员的优点。此外，揭示“继发性获益”的提问也属“例外提问”。

（5）前瞻性提问　前瞻性提问指一种时态为将来时的提问方式，提问所指向的内容是与家庭相关的未来的人、事、行为或生活情境。治疗师认为，“前瞻性提问”一方面可以评估家庭的观点，另一方面还可以通过让家庭设想未来的美好情境而诱导这些设想变成现实。

2. 隐喻　隐喻指治疗师运用暗示性的比较和类推，将原先用于指代某一事物或含义的语句、故事或概念转移到另一事物上，以此将治疗师想要传达的观念和意思，以及家庭的互动模式和人际关系形象地呈现给家庭。或是请家庭完成某些具有特殊含义或暗示性较强的非言语行为和动作，来传达治疗师所想表达的意思。

例如，治疗师紧密结合当前家庭的情况，为其讲述一些故事。这些故事中所描述的事件或情况与家庭正面临的问题或境遇存在相似之处。治疗师常采用不同的方式、从不同的角度讲述这些故事，从叙事学角度将自己的观点，包括对于家庭关系和问题的理解、建议等间接地传递给家庭，软化家庭认知。

3. 改释　改释指治疗师针对家庭原本对问题的定义和看法，以及家庭所认定的某位或某几位成员行为背后的意图，给予一个完全不同于其既往理解的、正向的和积极的解释，以代替家庭原先所持的负向解释。使用改释的前提条件是治疗师真诚地抱着一种正性的眼光去寻找家庭所拥有的闪光点和资源，以及对家庭情况的充分评估和稳定的治疗关系。

4. 家庭作业　为了将治疗干预的效应延续至治疗访谈后，同时为了帮助家庭自发地寻找可行的应对方式，或是触发家庭改变，治疗师可在会谈结束前常布置给家庭一些直接指向靶症状或家庭人际关系的行为和认知作业。这些作业内容通常显得出其不意，有悖常理，但愉快幽默，意味深长。与“改释”技术类似，治疗师的反馈提示，布置这些扰动作用强大的家庭作业同样需要有良好的治疗关系作为基础，否则很容易引起阻抗、治疗关系中断。家庭作业包括单双日作业、记红账、悖论处方、水枪射击和弹橡皮筋游戏等。

（林　红）

第八节　动机性访谈

动机性访谈又称为动机增强技术，是一类鼓励患者改变适应不良行为的心理治疗方法。动机性访谈以患者为中心，在平等合作的基础上，通过启发性地提问和分析，从探索和解决矛盾中提高患者内在改变的动机。

一、适应证

动机性访谈最初应用于物质依赖的治疗，后来得到越来越广泛的应用，目前主要应用于物质依赖患者，促进改变生活方式（如减肥、早睡），以及鼓励患者进行慢性病管理（如心力衰竭的自我管理）等方面。对于改变动机不强的患者，也作为其他治疗的辅助手段。

二、治疗过程

动机性访谈的过程大致分为四个阶段：导进、聚焦、唤出和计划。首先需要建立良好的关系，收集信息，之后逐渐明确需要解决的问题，选择一个重点问题或者需要首先解决的问题作为重点进行讨论，就改变的愿望、理由、困难、能力、方法等进行“改变性交谈”，最后形成的具体计划，或者改变的意向。在整个过程中都需要使用OARS技术。

1. 开放性提问（Open questions，O） 开放性提问是鼓励表达的好方法，能够收集更广泛的信息，对于动机性访谈的各个阶段都非常有帮助。如相对于“你愿意戒烟吗?”，“你对自己吸烟有何感受?”更好。

2. 肯定（Affirmations，A） 肯定可以传达对患者的支持、尊重和理解，鼓励更多的进步，同时能够增强自我效能感。例如：“我明白你做出到这里来的这个决定有多难。你迈出了一大步”，“对这个问题你想要做的改变，我认为非常好”。

3. 反馈性倾听（Reflections，R） 反馈性倾听是在动机性访谈中发展、加强改变的有效技术。简单反馈通过贴近患者的谈话内容，将有助于改变的信息反馈给患者。例如“看来你现在必须依靠药物才能入睡了”，“喝酒确实给你的生活带来了很多麻烦”。复杂反馈是在简单反馈的基础上，进一步的补充额外的意义和内容，引导患者增强改变的动机。如“看来你现在必须依靠药物才能入睡了，你很担心不能摆脱药物”，“喝酒确实给你的生活带来了很多麻烦，但似乎你仍然不愿意戒酒”。

4. 总结（Summaries，S） 总结可以看成是更长的反馈，把这一阶段到目前为止表达的所有东西进行汇总。有策略的总结可以加深患者对于有意义信息的印象，将讨论的内容进行提炼和升华。

三、常用技术

1. 表达共情 动机性访谈的核心概念为合作、启发、自主，首先是建立在平等合作的关系之上，以一种不具有威胁性的方式开展。很多医生都认为这种独特合作的关系甚至比具体的技巧更为重要，充分地表达共情可以帮助医生和患者建立这样的关系。保持对患者所处困难理解和同情的态度，以及表达愿意同患者一起努力促进改变的意愿，有助于吸引患者投入到治疗之中，减少阻抗和耻感，为整个治疗建立良好的关系基础。

2. 展现冲突 通过启发性的提问和分析帮助患者看到改变不良行为的潜在愿望，比如酒依赖患者对美好生活品质的期待，戒酒后重建家庭关系等等。另一方面帮助患者认识到目前动机不足且不愿改变的状态，通过充分的展现和感受冲突，激发患者认真的思考，促进改变决定的形成。

3. 处理阻抗 在任何心理治疗过程中都可能会出现阻抗，动机性访谈尤为明显，但这也是治疗能够深入和起效的关键。面对阻抗，医生应保持中立的态度，顺应阻力，开展深入的讨论，让患者发现潜在的改变需要。例如酒依赖患者可能会说“我不认为喝酒是问题，并且能让我放松”。采用动机性访谈技术的医生可能会说：“可能你真的很喜欢酒后的放松感，那么你能谈谈喝酒给你的生活带来哪些好的或者坏的影响吗?”以此引导患者注意到饮酒带来的不良影响，展现无法摆脱酒精的现实，产生改变的愿望。在处理阻抗的过程中应避免强硬的态度和批判的言语，有人形容这种处理为“打太极式的处理”，在潜移默化中促进认知的改变。

4. 增加自我效能感 改变的决定和计划应是患者自主做出并为此负责，医生的角色是鼓励和引导这个过程的发生，自我效能感能推进改变的顺利进行。患者可能已经经历了很多挫折，对于改变缺乏信心，医生应敏锐地发现患者的进步或潜在的动力并放大地反馈给患者，增强自我效能感。

（易嘉龙）

第九节 精神分析治疗

一、概述

1. 精神分析治疗 精神分析包含精神分析理论和实践两部分。精神分析疗法是1900年西格蒙德·弗洛伊德在对癔症、强迫症等开展临床治疗工作中所创建的世界上最早的心理治疗理论与方法。精神分析治疗是精神分析理论学说指导下、以精神分析操作技术为主导的临床实践活动，包括工作联盟、谈话治疗、自由联想、梦的分析、处理阻抗与移情等核心治疗技术；治疗师与病人建立工作联盟，并在设定的精神分析情境中，治疗师通过治疗关系互动，发现和处理病人的潜意识症结、早年创伤、心理防御机制、阻抗和移情，理解和解释病人的潜意识欲望、心理冲突、梦及临床症状等的心理意义，促进病人对潜意识的自我觉察和领悟，使潜意识意识化。

在弗洛伊德之后的一百多年中，精神分析理论和治疗方法又有了深入广泛的发展，形成了诸如自我心理学、客体关系理论、依恋理论、自体心理学和主体间性心理治疗等理论及治疗方法。这些被称为“精神分析的现代理论”，当初弗洛伊德的精神分析理论随之演变为当前的“精神动力学理论”，其相应的治疗方法被叫作“精神动力学治疗”，也可依然习惯性地简称为“精神分析疗法”。

弗洛伊德的经典精神分析学说，重视病人心理内部的动力特征，重视病人潜意识中被压抑的早年心理创伤及其症结、被压抑的潜意识情感和欲望，以及俄狄浦斯期的心理冲突。因此，弗洛伊德的精神分析学说又被叫作“心理冲突的理论”。

现代精神分析理论，重视病人两岁以内的心理发展过程，尤其重视母婴阶段的心理创伤所导致的人格缺陷，因此，又被叫作“心理功能缺损的理论”。

所有不用流派的精神分析理论和治疗方法，共同遵循的理论主线和假设：

（1）既往的生活经历，正在对当前的心理活动，包括精神症状、人格特征等，产生影响；

（2）个体内在的潜意识，正在外化为当前的人格特征、精神症状和人际关系模式。

2. 精神分析治疗的两个重要取向

（1）个体取向　精神分析治疗针对个体内部的潜意识开展治疗工作，促进病人对潜意识的自我觉察、自我反省和自我理解。个体取向的精神分析治疗比较适合于心理冲突的病人、神经症性人格组织结构心理发展水平的病人。

（2）关系取向　通过治疗关系互动，治疗师与病人一起深入探讨病人潜意识中的客体关系表象，以及当前的人际关系互动模式；借助病人的人际关系表现，使病人的潜意识得以浮现，促进病人对潜意识客体关系表象的自我觉察，促进其人格完善和发展，改善病人当前的人际关系互动模式。关系取向的精神分析治疗适用于所有病人，更适用于人格功能缺损的病人，尤其是边缘性或精神病性人格组织结构心理发展水平的病人。

3. 精神分析治疗中的心理支持与揭示　精神分析治疗，在治疗操作中，又可以简单区分为支持性的精神分析治疗和揭示性的精神分析治疗。

以心理支持为主的精神分析治疗，叫作“支持性的精神分析治疗”。以解释、揭示潜意识动机、欲望、症状含义等为主的精神分析治疗，叫作“揭示性的精神分析治疗”。

对于心理冲突为主的神经症性人格组织结构心理发育水平的病人，可以采取短程的、揭示性的精神分析治疗；对于心理功能明显缺损的病人，宜采取中长程的、支持性的精神分析治疗。

无论是心理冲突为主的病人，还是心理功能缺损为主的病人，在整个治疗过程中，治疗师自始至终都应坚持以心理支持为基础和主线。

二、适应证与病人的选择

1. 精神分析治疗的适应证

（1）各类神经症　焦虑及恐惧相关障碍，强迫及相关障碍。

（2）分离性障碍或癔症。

（3）应激特有相关障碍，尤其是早年创伤。

（4）躯体症状及相关障碍。

（5）进食障碍。

（6）睡眠障碍。

（7）性功能障碍。

（8）性心理障碍。

（9）轻中度的人格障碍。

（10）轻中度的抑郁障碍。

（11）其他具有自知力、自我觉察力、自我反省能力、自我调整能力，具有心理治疗求治动机的各种精神障碍，包括精神病性障碍，如精神分裂症、双相情感障碍等。

2. 病人的选择　精神分析治疗，需要治疗师对病人进行选择，挑选出合适的病人，并形成良好的治疗关系和医患配对，以期取得较好的治疗收效。病人最好具备如下特征：

（1）精神分析治疗的适应证。

（2）有主动寻求心理治疗帮助的求治动机。

（3）能够与治疗师建立平等、尊重、信任、合作的治疗关系和治疗联盟。

（4）能够履约就诊，能够承受治疗中所出现的心理挫折、压力，甚至痛苦。

（5）具有心理学头脑。

（6）能够觉察自身的情感体验。

（7）能够积极主动探索自身症状的心理意义，能够理解治疗师的精神分析解释并具有一定的领悟能力。

（8）借助治疗师的精神分析解释，病人通过自我觉察、自我理解，症状就能有所缓解或治愈。

（9）生活中拥有较好的人际关系和社会支持资源。

（10）拥有较好的社会功能。

三、技术方法和治疗过程

1. 设置

（1）关系设置　治疗师要做到对病人共情、无条件接纳、积极关注、坦诚一致、保密等；给病人足够自由、自主的心灵空间；以病人为主体，真正体现以人为本，人文关怀。切忌野蛮分析。

（2）时间设置　一般每周会谈 1～2 次，最多每周会谈不超过 5 次；每次会谈时间为 40～60 分钟。具体频次可根据病情等与病人商定。

（3）空间设置　治疗室应优雅、舒适、隔音、安静，不会轻易被打扰，使病人有安全感；应配置心理治疗会谈座椅，最好能配有精神分析治疗的斜靠背沙发。

（4）疗程设置　精神分析治疗的疗程：一般 30 次以内为短程治疗；30～50 次为中程；50 次以上为长程。

（5）保密设置　治疗师应向病人说明心理治疗的保密原则，治疗师对病人在治疗过程中所呈现的个人信息进行保密。以下情况属于保密例外：病人有伤害其自身或危及他人安全的情况；病人有虐待老年人或儿童的情况；当未成年病人受到违法犯罪行为的侵害时。

2. 主要技术

（1）工作联盟　是病人在分析情境中与治疗师之间的形成的、对病人的治疗具有促进作用的、非神经症性的、合理的、可以理解的和谐关系，是为保持精神分析治疗工作能够顺利进行所需要的联盟。

（2）谈话治疗　谈话治疗是精神分析治疗的主要方式，适用于每个病人；谈话治疗的常用技术包括倾听、共情、提问、对质、澄清、解释、修通等。

（3）梦的分析　梦是病人潜意识愿望的达成，是用象征语言写成的；梦是通往潜意识的捷径。梦的分析是精神分析治疗最基本的操作技术之一。梦的分析就是针对梦境及其伴随情感，展开自由联想，再加上治疗师的解释，促进病人觉察理解自身的潜意识症结、情感和欲望。梦的真意只存在于病人的潜意识之中，而不是治疗师的个人推断和主观臆想。梦往往具有多重含义，治疗师可根据治疗进程的不同阶段，对同一个梦做出不同的具体解释。梦的分析并非精神分析治疗所必须要进行的操作。

（4）自由联想　自由联想是经典精神分析治疗最基本的操作技术之一，仅适用于神经症性心理发展水平的病人。自由联想是病人潜意识中自发进行的、非逻辑的、无目的的联想，包括脑海里浮现出的念头、想象、回忆、思考及体验。

病人半躺在斜靠背的沙发椅上使自己完全放松，治疗者坐在侧背后倾听病人的讲述。治疗师应注意倾听病人的每一句话，尽可能少干扰患者的思路（保持被动），对病人讲述的经历及各种不相关的内容（包括梦）进行分析，找出它们之间的内在联系。目的是找出隐藏在症状背后的潜意识冲突。弗洛依德将自由联想称为精神分析的“基本准则”。

自由联想，并非精神分析治疗所必须要进行的操作。自由联想不适用于精神分裂症和抑郁障碍的发作期，以及重度人格障碍患者。

（5）阻抗和移情的识别与处理

①阻抗是病人在心理治疗中所出现的对抗治疗的全部力量。

②移情是病人将其童年时对重要客体（尤其指父母）的互动方式和情感模式，在治疗过程中转向了治疗师。移情包括正性移情和负性移情。

③反移情是治疗师对病人移情的潜意识反应。反移情可以分为一致性投射性认同的反移情和互补性投射性认同的反移情。反移情可以成为治疗师的工作“帮手”，治疗师借助觉察自己的反移情，能够快速了解病人的潜意识症结、欲望及移情。

治疗师在精神分析治疗中，要注意识别发现病人的阻抗和移情，在建立良好治疗关系的基础上，选择适当的时机，通过对质、澄清和解释，促进病人的领悟与修通。

（6）解释与领悟

①解释：精神分析治疗最具特异性的语言干预技术。精神分析的解释是治疗师对病人的表达和行为的潜意识意义的理解和推断；或者说，解释可促使病人的潜意识的含义、根源、经历、方式或特定心理事件的动因上升为意识。通过解释，超越了显而易见的东西，指出某个精神现象的含义和原因。

②领悟：病人在精神分析治疗前期工作的基础上，尤其是在治疗师的精神分析解释帮助下，对自身精神症状的潜意识动机、目的和成因所形成的自我觉察、自我理解、自我反省、自我认识。一旦领悟，症状就会立刻永久地消失，病人的人格在认知、情感和行为方面都会取得显著的进步。

（7）艺术表达性治疗　音乐、舞蹈、书法和绘画等治疗方式，可以作为精神分析治疗中的辅助治疗方法。

（8）其他治疗技术　如沙盘、心理剧、意象治疗、行为雕塑和家庭系统排列等，也可作为精神分析治疗的辅助治疗方法。

3. 治疗过程

（1）初始访谈、精神动力学评估与诊断，个案概念化　在建立关系和倾听、观察、共情等基础上，治疗师需要用 1 至 4 次的会谈时间与病人进行初始访谈，收集资料，对病人的症状、人格现状及成长过程、当前的心理发展水平、社会功能、情感模式、人际关系及社会支持资源、心理防御机制和早年创伤等进行资料收集并做出精神动力学评估，进一步参照相关的精神分析理论做出精神动力学诊断；了解和共情理解病人的症结及其形成原因，形成精神分析治疗的工作假设，即个案概念化；选择出适合精神分析治疗的病人，向病人说明精神分析治疗的基本治疗特点和具体要求，与病人一起协商制定治疗方案，形成治疗目标和疗程安排，签订治疗协议；然后，开始精神分析治疗。

精神动力学评估与诊断，以及治疗目标和疗程的设定，会随着治疗的深入而进行动态的调整。

（2）治疗开始阶段　巩固治疗联盟，与病人一起回顾其成长过程、成长中的重要事件、重要他人、重大心理创伤事件等，展现和识别病人在治疗中所呈现的阻抗与移情；

（3）治疗中期阶段　治疗师与病人一起深入讨论病人潜意识中的早年客体关系、心理创伤症结、心理冲突、防御机制、阻抗、治疗关系中的移情和治疗师的反移情；形成治疗焦点，进行精神分析的解释，促进病人的自我觉察和领悟，促进病人当前人际关系的建立与发展；促进病人的人格及社会功能的恢复与完善。

（4）治疗结束阶段

①结束治疗的指标：症状已经明显缓解，治疗目标已经基本完成；病人能够自我识别防御机制和移情；病人能够进行自我探索，初步掌握了自己解决心理冲突的方法，并在行为上出现了持久的疗效改变。

②结束会谈：治疗师在结束治疗时，应安排至少一次会谈，与病人共同讨论治疗结束的问题。

结束会谈的工作要点，主要包含：回顾治疗过程，回顾精神分析治疗会谈的要点和病人的内心体验；对照治疗目标，总结已经完成了哪些工作任务，以及尚未完成的目标任务；讨论结束治疗的具体理由和现实情况；病人对于结束治疗的内心体验，如分离、失望等；帮助病人了解他在未来发展中可能会遇到的心理问题及其应对策略；将来必要时可以再次回来继续进行进一步的治疗。

4. 案例督导与个人分析　治疗师在精神分析专业培训及精神分析治疗工作中，应接受案例督导和个人分析，以提高精神分析治疗的专业工作能力、提高对自身潜意识的自我觉察能力和心理健康水平。

（丛　中）

第十节　团体治疗

团体治疗是指在团体情境中提供心理治疗的一种形式，是针对需要长期性、人格改变的临床服务，在一个较正式组成且保护的团体中进行，目的是协助个人人格及行为上的改变。在治疗期间，团体成员就大家所共同关心的问题进行讨论，观察和分析有关自己和他人的心理与行为反应、情感体验和人际关系，从而使自己的行为得以改善。在帮助那些有类似心理困扰和心理疾病的人时，团体是一种经济而有效的方法，这已经成为临床心理工作者的共识。团体治疗是许多精神卫生和保健机构中的重要干预手段。

一、理论基础

团体治疗的理论基础是：许多心理问题的产生和发展与社会环境和人际交往有关。团体是一个微型社会的缩影，通过团体中成员之间的互动以及真实感受的反馈，了解自己在日常生活中人际交往的模式，促使个人在人际交往中观察、学习和体验，认识自我、分析自我、接纳自我，改善和调整人际关系，学习新的态度与行为方式，从而发展良好的生活适应。

二、团体治疗形式

在医疗临床心理服务中，团体治疗不仅应用于焦虑症、抑郁症、强迫症、恐怖症、进食障碍、物质依赖、精神病、癌症和艾滋病等患者的治疗，也应用于家庭暴力、哀伤、职业压力、慢性疼痛、教养子女问题和患者家属支持等问题的矫正或处理。

典型的治疗团体常与一些主题有关，如抑郁、焦虑、男性、女性以及其他特定主题团体，又如性虐待或暴力受害者团体。针对有严重精神疾病病人的典型团体一般持续 12 周，每周会面 45 ~75 分钟，关注沟通技巧、人际关系、愤怒管理等。

此外，体验式的团体会议（或者过程团体）以及自助团体（或相互支持团体），如性成瘾者匿名团体、小孩遭谋杀的父母亲团体和匿名戒酒会等团体也值得关注。虽然这些团体并不是正式的治疗团体，但这些团体经常具有治疗作用，其内容涉及个人成长、支持、教育和治疗多个范畴。还有年轻、富有朝气并具有发展潜力的网络支持性团体也不容忽视。

三、团体治疗类型

团体治疗有不同分类标准和视角。按照团体治疗的目标分类，可以分为改善抑郁状态的团体、癌症病人重建生命意义的团体、愤怒情绪控制团体等；按照团体成员的特征分类，可以分为妇女团体、青少年团体、老年人团体等；按照团体治疗的形式分类，可以分为心理剧治疗、表达性艺术治疗团体等；按照团体治疗的工作领域分，可以分为医院团体治疗、学校团体治疗等；按照团体治疗依据的理论来划分，可以分为精神分析取向、行为治疗取向、认知行为治疗取向、人本治疗取向，以及存在治疗、现实治疗、沟通分析治疗、完形团体治疗、叙事团体治疗、短程焦点团体治疗等。

四、疗效因素

与个别心理治疗相比，采用团体的形式进行心理治疗时，团体的互动过程会出现一些独特的疗效因素，成为改变的机制。治疗性的改变是一个非常复杂的过程，而且是经由人类各种经验错综复杂的交互作用而产生的。这种交互作用被称为“疗效因素”，包括以下 11 个：希望重塑或灌输（看到希望，愿意在未来做出努力），普遍性（看到他人和自己有相似的处境，而感到有共同感），传递信息（通过经验交换与信息分享，得到对现状的解释或理解），利他主义（在帮助他人的过程和互动中，提升自我价值感），原生家庭的矫正性重现（在团体中重新经历原生家庭相似的议题，但能体验不一样的经历，而能有矫正性的改变），提高社交技巧（从他人的言行中学到技巧，更能够接近他人），行为模仿（模仿治疗师或团体中其他人的行为风格），人际学习（更能够了解自己的人际风格，更清楚知道自己所逃避的人际压力），团体凝聚力（使得成员愿意留在团体中，感到有归属），宣泄（情绪的释放与内在压抑情绪的疏解），存在因子（觉察与理解与人生处境有关的意义和存在感）。

五、对治疗师的要求

团体治疗是否有效最关键的因素在于有专业训练的治疗师。团体治疗技术的基础是治疗师和来访者之间建立持续的、积极的关系。治疗师对每一位来访者的基本姿态是关心、接纳、真诚和共情，任何理论或技术因素都比不上这种态度的重要性。

1. 团体的创立与维系　团体治疗师对于团体的创立和召集当然是责无旁贷的。治疗师要为团体设定活动的时间和地点。治疗师在对成员筛选和事前准备上的专业能力将大大影响团体的命运。团体治疗开始，治疗师要承担起管理者的角色，要特别注意预防成员脱落。团体治疗开始时，来访者彼此之间是陌生的，治疗师是团体初期聚合的主要力量。治疗师要能识别且能阻止威胁团体凝聚力的力量，如持续迟到、缺席、亚团体形成、具分离作用的团体外社交关系、在团体成员中寻找替罪羊等。

2. 团体文化的建立　当团体已初具形态，治疗师的精力主要在于使团体形成具有治疗性的社会体系。治疗师的工作是尽可能地创造一种团体文化，以诱导有效的团体互动。要努力去建立一套引导团体互动方式的默契的行为原则或规范，使成员能自由地说出他们所体验到的对团体、其他成员和治疗师的即时的感觉。成员诚实及自发性的表达是被鼓励的。其他良好的规范包括主动参与团体、对他人无指责地接受、广泛的自我暴露，渴求了解自我、急切改变目前行为模式的动机。

团体的规范是由团体成员对治疗的期待、治疗师的行为共同塑造而成的。治疗师在团体中具有两种基本角色：技术方面的专家和具有示范作用的参与者。治疗师运用这两种功能帮助团体形成规范。

3. 关注此时此地并予以阐释　所有治疗团体，都可以从团体治疗师的能力中受益以识别和理解此时此地发生了什么。此时此地所产生的效用由两方面构成，任何单一方面均不具有治疗效能。

（1）第一层面是体验性　团体成员生活在此时此地，他们对团体内其他成员、治疗师和团体本身都会产生强烈的感受。这些此时此地的感受可能成为团体的主要话题。这种聚焦于此时此地感受的做法，促进了每个成员的社会缩影的产生和发展；促进了回馈、情绪宣泄、有意义的自我暴露和社交技巧的习得。

（2）第二层面是历程阐释　此时此地的聚焦如果缺少了历程阐释这一方面，则功亏一篑。团体必须对体验的过程加以确认、检视并加以理解。也就是说，团体必须自我检视，审视自身的交流，超越纯粹的体验而致力于体验的整合。

因此，此时此地的有效运用有两个步骤：团体存在于此时此地体验中，同时也回顾体验历程；形成一个自我反省的循环，来检视刚才发生于此时此地的行为。

治疗师在此时此地中具有两项独立的任务：一项是激发团体进入此时此地；另一项是促成自我反省循环（或历程阐释）。

六、团体治疗的基本设置

一般由1~2名治疗师主持，治疗对象可由6~10名具有相同或不同问题的成员组成。考虑对象和团体目标，一般8~20次为宜。活动间隔每周1~2次，每次时间1.5~2小时。在精神卫生服务中，短程团体在8~25次治疗之内，超过26次会面的团体被称之为长程团体。短程团体越来越被重视是因为短程团体经济，来访者可以快速地进出团体、团体成员相互学习，拥有相似目标的成员也可以帮助相互成长和改变。团体治疗场所的基本要求是尽量避免成员分心，也就是要使团体成员在没有干扰的条件下集中精神投入团体。

七、团体治疗的实施

1. 确定团体的性质 治疗师需要考虑将要带领的团体性质是结构式还是非结构团体的、是开放式还是封闭式的、是同质还是异质的。结构式团体是指事先有充分的计划和设计，有明确的主题和练习来带领团体；而非结构式团体是指团体治疗过程灵活性、弹性大，讨论的主题是随团体进程而自然引发的，一般适合年龄较长、心智成熟、表达和反思能力较强的人。开放式团体是指成员不固定，不断更换，新成员可以随时加入；封闭式团体是指一个团体的成员从开始到结束保持不变，这种团体的成员安全感和认同感更高。同质团体指团体成员本身的条件或问题具有相似性；异质团体指团体成员自身的条件或问题差异大、情况比较复杂，如年龄、经验、地位极不相同的人。差异越大，复杂程度越高，对团体领导者更有挑战，也更有充分的机会让成员去学习和改变自己。

2. 招募团体治疗的成员 通过张贴广告和海报，宣传单张、小册子、报刊、广播、网络等媒体，可以招募团体成员。也可以通过个别治疗，发现来访者在发展课题或心理问题方面与团体的目标和主旨较为接近，经介绍团体目标，征得同意，加入团体。也有经由其他渠道，如学校老师、其他科室医生、或其他治疗师转介而来。

3. 甄选参加团体心理治疗的成员 参加团体的成员应具备的条件：自愿参加，并怀有改变自我和发展自我的强烈愿望；愿意与他人交流，并具有与他人交流的能力；能坚持参加团体活动全过程，并愿意遵守团体的各项规则。但自愿参加团体心理治疗的申请者并不一定都适合成为团体成员。因此，团体治疗师还要对申请者进行筛选，以便排除那些无法在团体中获益，而只可能阻碍和破坏团体进程的人。最常用的甄选方法有直接面谈，心理测验和书面报告。面谈一般15~25分钟，提出的问题主要有：你为什么想要参加这个团体？你对团体的期望是什么？你以前参加过团体吗？你需要帮助的是什么问题？你能做到全程参加并保守秘密吗？

（林　红）

第十一节　正念治疗

一、概述

正念治疗是近年来发展比较迅速的心理治疗方法。美国麻省大学乔·卡巴金教授首先提出了正念治疗的概念，他对正念的定义是：“有意识的、不带评价的对当下发生的一切保持觉察”。正念治疗的核心首先是有意识的觉察；其次是不评价，也就是接纳。正念治疗的练习方法主要包括：正念呼吸、身体扫描、思维觉知、情绪觉知、正念运动、正念进食等。这些所有的练习方法，都是训练人们对自己身心状态的觉知力。觉知以后，不对身心状态进行评价，而是保持开放和接纳，就可以使病痛减轻甚至消失。

二、适应证

1. 焦虑及恐惧相关障碍。
2. 抑郁障碍。
3. 失眠障碍。
4. 强迫障碍。
5. 躯体症状及相关障碍。
6. 物质使用所致障碍。

三、常用技术

1. 正念呼吸　是通过有意识的觉察呼吸而提高练习者的专注力和觉知力。练习方法为：练习者以舒适的姿势坐着，可以微微的闭上眼睛，保持清醒的觉察，在自然呼吸的同时去觉察身体，把注意力放在呼吸感觉最明显的部位，如下腹部、鼻孔等处，然后对此处的呼吸进行觉察。如果注意力从呼吸上漂移走了，就重新把注意力带回到呼吸的觉察上。通过如此反复的练习，练习者的觉知力和专注力逐渐得到提高。

2. 身体扫描　主要是训练对身体感受的觉知力。练习者以舒适的方式躺着，可以依照身体的解剖顺序从下到上或从上到下，依次觉知身体各个部位的感受，就像扫描仪一样把身体扫描一遍。练习中要如其所是的觉知身体的感受，而不做评判，也不追求达到某个特定的状态，只是感知已经存在的感受。当出现走神的时候，把意念重新带回到身体的感觉上。

3. 思绪觉知　主要是训练对念头、情绪的觉知力。练习者可以按照正念呼吸的方法先进行呼吸觉知练习，然后把觉知对象从呼吸转移到念头和情绪感受。在觉知到念头和情绪时，可以给念头和情绪进行命名，从而提高觉知力。不对觉知到的念头和情绪进行评价，如其所是的觉知，就像站在岸边看着河水一样，观念念如流而念念不住。

4. 生活中的正念练习　正念可以在生活中的很多方面进行练习，比如运动时、进食时。在做这些事情时，保持正念的态度，也就是有意识的、不带评价的对当下发生的一切保持觉察。比如走路时，觉知脚和地面的接触、感受身体的运动，这就是正念行走练习；吃饭时，放慢速度，用心观察食物的颜色、形态、质地，然后闻食物的气味，尝食物的味道，觉知吞咽的过程等，这就是正念进食练习。

四、治疗过程

治疗师根据来访者的主要问题安排相应的正念练习。正念呼吸往往是首先进行的正念练习。来访者能掌握正念呼吸练习以后，治疗师会安排后续的正念练习，如身体扫描、思绪觉知、生活中的正念练习等。一般每周进行一次个体或团体的正念练习指导，来访者按照治疗师制定的正念练习计划每日坚持练习。一个疗程大约需要 5 ~8 周。

（孙　伟）

第十二节　短程整合心理治疗

在精神科工作中，临床共病是常态，临床治疗也需要灵活性。一个问题常常可能需要多样干预，这也是临床事实。越来越多的精神科医生或心理治疗师开始采用整合当前主要心理治疗流派，如精神动力学治疗、认知行为治疗、人本主义治疗、家庭治疗和存在主义治疗等理论与方法的心理治疗。整合的具体方法可能有技术选择（混合各种干预技术）、理论整合（将现有理论归入一个新的理论框架）、共同因素途径（结合所有心理治疗中共同的核心元素）及吸收整合（以一个学派为主，兼收其他学派）等。在面对个体患者时，医生结合有循证医学支持的药物治疗以及心理治疗证据，结合医生的个人经验和技术知识擅长，同时结合患者的健康信念、价值观和愿望、既往和当前资源，最终做出专业的、清晰的、审慎的、有效的判断和干预。

以面对躯体症状障碍（SSD）的患者为例，医生在接受、容纳患者症状并给予患者支持，同时加强共情的基础上需要有更多认知治疗成分，需要和患者讨论疾病观念，帮助其建立对症状的合理理解；还需要积极促进患者的健康行为，鼓励患者尽最大努力保持社会功能；还可能讨论症状在内心冲突水平的意义；讨论症状与人际关系等问题的联系等。而当面对肿瘤患者的焦虑时，医生对患者的无助、害怕甚至恐惧，则绝大多数时以人本主义心理治疗和资源取向心理治疗为主要基础；给予患者无条件的关注、支持、肯定和鼓励；帮助患者激活和寻找更多的自我支持、家庭支持；探索有益的心理、社会、专业资源；避免冲突取向的心理治疗；对自我功能良好、积极思考生命意义、心理防御机制成熟的患者，适时地加入存在主义心理治疗也是可取的。这便是理论与技术上整合的心理治疗。

一、短程整合心理治疗的内涵和适应证

1. 短程整合心理治疗的内涵则更为局限一些。短程指的是治疗次数小于或等于 15 次的心理治疗设置。这是基于有研究表明：

（1）较高比例的患者在 15 次以内的治疗时间内就发生改善了。

（2）当治疗师提出治疗时间的限制时，患者改善发生得更快。

（3）对合并人格障碍的患者则需要长得多的治疗时间来获得改善。

2. 短程整合心理治疗的适应证应为：

（1）患者的自我结构整合功能相对较好。

（2）所患精神障碍的临床预后较好。（自我结构整合功能是指：对自体和客体的感知，对自体的调节和对与客体关系的调节，内在的情感交流和与他人的情感交流，与内在客体的依恋和与外在客体的依恋）。

二、短程整合心理治疗的设置

1. 设置 治疗进程与安排（10～15次）

（1）起始阶段（3次） 诊断，形成聚焦，达成治疗目标。

（2）工作阶段（5～9次） 密切配合，按既定目标密集治疗，积极探索。

（3）后期阶段（2～3次） 结束与分离。

2. 整合的治疗元素

（1）精神动力学治疗方法及内容。

（2）认知行为治疗方法及内容。

（3）家庭治疗的方法及内容。

（4）人本主义心理治疗方法及内容。

三、短程整合心理治疗的常规和技术（以一例抑郁障碍为例）

在短程整合心理治疗中，医患对工作联盟和治疗目标达成知情同意；治疗聚焦于患者的核心问题；治疗的结构清晰；治疗师的干预也更为积极。以下以一例抑郁障碍为例，简要介绍治疗的常规和技术。

患者少年女性，近半年余情绪低落，动力低下，玩手机打发时间，不愿上学。平日较多有头疼不适，自评下降，无助无望感，自杀观念，睡眠差。既往体健。与父母及弟弟一起生活，弟弟比自己小2岁，觉得父母对弟弟更为偏爱，在与弟弟发生争执时多得不到父母支持。成长发育良好，学习优秀，善于与人交往，与老师同学关系均不错。半年前新换学校后最初适应良好，但觉得与某些同学无意之中发生了竞争关系。一次上课时被老师体罚，之后渐有情绪低落等症状。目前未上学（前期是因为生病、看病和治病，最近几个月是因为疫情期间在家上网课）。

患者的短程整合心理治疗过程如下。

1. 起始阶段（2～3次） 在最初两次的评估性访谈中，可见患者接触对答良好，思维速度正常，对在学校被体罚一事表现得情感隔离。有意愿上学。

至此可初步形成对患者的精神科疾病诊断及精神动力学诊断：患者诊断符合中度抑郁发作，自我结构功能水平相对较好，但不足以面对在学校被老师体罚的事件。

与患者关于治疗设置和治疗目标达成一致：治疗定期进行，患者主动参与，治疗目标为改善情绪和恢复正常功能。

2. 工作阶段（5～9次） 人本主义的、理解、支持和保护的医患关系是基础，在此基础上促进患者的自我保护能力，进而发展问题解决的策略能力。

（1）认知行为治疗

①促进患者的自主性和活动计划。

②识别自己的能力与局限性，尤其是现实的局限性。

③提升问题解决的策略能力。

④提升自我效能和内在自尊。

⑤识别自己的需求，尤其是安全的需求。

⑥识别产生抑郁的原因，校正内心体验。

（2）精神动力学治疗

①促进患者对内心情绪（低落、愤怒和失望等等）、认知的自我觉察。

②与个人成长史链接，检验所形成观念的现实合理性。

③识别功能不良的防御机制。

④在医患互动中对人际关系重体验，增强内心的安全客体。

⑤重建抑郁－无助的自我，增强患者的自主性、掌控感。

3. 后期阶段（2~3次） 与治疗师分离：延长治疗间隔，预告治疗结束，讨论应对未来可预期的问题。

四、短程整合心理治疗的局限性

短程整合心理治疗虽有循证支持和优势，也有临床疗效和良好的可操作性，但潜在风险是可能造成决策混乱，治疗方法和治疗结果良莠不齐。对此，解决方案是在临床实践中验证并加以改善，不僵化地使用循证医学证据，而是将其作为临床工作提升的一个台阶。

（魏　镜　曹锦亚）

参考文献

[1] 卫生部心理治疗规范[S],2013.

[2] Bloch S. An introduction to Psychotherapies[M],4th ed. 2013.

[3] J Temperley. Settings for Psychotherapy[J]. British Journal of Psychotherapy,2007,1(2):101－111.

[4] A Werbart,Cv Below,J Brun & H Gunnarsdottir. "Spinning one's wheels":Nonimproved Patients View Their Psychotherapy[J]. Psychotherapy Research,2015,25(5):1－19.

[5] 卫生部心理治疗师考试大纲[M].

[6] 欧文·B·韦纳. 心理治疗的法则[M]. 成都:四川人民出版社,2007.

[7] 迈克尔·B·萨斯曼. 心理治疗师的动机[M]. 李利红,译. 上海:上海社会科学院出版社,2017.

[8] Miller L. Who are the best psychotherapists? Qualities of the effective practitioner[J]. Psychotherapy in Private Practice,1993,12(1):1－18.

[9] 陆林主编. 沈渔邨精神病学[M].6版. 北京:人民卫生出版社,2017.

[10] Arnold Winston,Richard N. Rosenthal,Henry Pinsker. 支持性心理治疗导论[M]. 程文红,译. 北京:人民卫生出版社,2010.

[11] 甘灵杰,甘翰钊. 支持性心理治疗的应用原则及临床应用研究[J]. 湘潮(下半月),2016(01):91－92.

[12] Grover S, Avasthi A, Jagiwala M. Clinical Practice[M].

[13] Guidelines for Practice of Supportive Psychotherapy[J]. Indian J Psychiatry, 2020 62(2): 173 - 182.

[14] Buckley LA, Maayan N, Soares - Weiser K, et al. Supportive therapy for schizophrenia[J]. Cochrane Database Syst Rev, 2015(4): D4716.

[15] Harari E. Supportive psychotherapy[J]. Australas Psychiatry, 2014, 22(5): 440 - 442.

[16] Richard P. Reconsidering Hypnosis and Psychoanalysis: Toward Creating a Context for Understanding [J]. American Journal of Clinical Hypnosis, 2018, 60: 201 - 215.

[17] Dan Short. Conversational Hypnosis: Conceptual and Technical Differences Relative to Traditional Hypnosis[J]. American Journal of Clinical Hypnosis, 2018, 61: 125 - 139.

[18] Richard P. Freud's Rejection of Hypnosis, Part I: The Genesis of a Rift[J]. American Journal of Clinical Hypnosis, 2018, 60: 307 - 323.

[19] BeckAT, RushAJ, ShawBF, et al. Cognitive Therapy of Depression[M]. NewYork: Guilfor, 1979.

[20] FalkL, Wolfgang H, Michael Weissberg, et al. Cognitive - behavior Therapy and psychodynamic Psychotherapy: Techniques, Efficacy andIndications[J]. AmJPsychother, 2006, 60(3): 233 - 259.

[21] Zhou T, Li X, Pei Y, et al. Internet - based cognitive behavioural therapy for subthreshold depression: a systematic review and meta - analysis[J]. BMC Psychiatry, 2016, 16(1): 356.

[22] Furukawa TA, Horikoshi M, Kawakami N, et al. Telephone cognitive - behavioral therapy for subthreshold depression andpresenteeism in workplace: a randomized controlled trial[J]. PLoS One, 2012, 7(4): e35330.

[23] Ngai FW, Wong PW, Leung KY, et al. The Effect of Telephone - Based Cognitive - Behavioral Therapy on Postnatal Depression: A Randomized Controlled Trial[J]. Psychother Psychosom, 2015, 84(5): 294 - 303.

[24] Takagaki K, Okamoto Y, Jinnin R, et al. Behavioral activation for late adolescents with subthreshold depression: a randomized controlled trial[J]. Eur Child Adolesc Psychiatry, 2016, 25(11): 1171 - 1182.

[25] Wong SYS, Sun YY, Chan ATY, et al. Treating Subthreshold Depression in Primary Care: A Randomized Controlled Trial of Behavioral Activation With Mindfulness[J]. Ann Fam Med, 2018, 16(2): 111 - 119.

[26] 李振涛．森田式心理疗法[J]．中华行为医学与脑科学杂志，2014，23：851 - 852.

[27] 王立昭．森田疗法现状及评述[J]．信息化建设，2016，7：241 - 243.

[28] 郝红杰．森田疗法一来自日本的认知行为疗法[J]．日本问题研究，2007，4：44 - 47.

[29] 田代信雄，施旺红．森田疗法理论及其进展[J]．神经疾病与精神卫生，2001：1.

[30] 李艳青．中国森田疗法治疗抑郁症的研究进展[J]．中国健康心理学杂志，2014，22：1429 - 1430.

[31] Jia Y, Li M, Cheng Z, Cui L, Zhao J, Liu Y, et al. Morita therapy for depression in adults: A systematic review and meta - analysis[J]. Psychiatry Res, 2018, 269: 763 - 71.

[32] 冯文君，李江波．森田疗法治疗强迫症疗效的 Meta 分析[J]．Front Neurol，2019，19：888 - 93.

[33] 李锦棉，宋妍，李子欢．改良森田疗法联合生物反馈治疗焦虑症疗效分析[J]．临床医药文献电子杂志，2020，75 - 6.

[34] 卞宏毅．森田疗法对精神分裂症患者的 SANS 因子分影响的 Meta 分析[J]．中国社区医师，2015，31：77 - 9.

[35] Xuezhu Feng YJ, Xuelian Caoa, Tianyi Jib, Yawei Zhaoc, Huimin Tiana, Na Lid, Zhaohua Chenge LC. Morita therapy for schizophrenia: An updated meta - analysis[J]. Asian Journal of Psychiatry, 2020, 53.

[36] 曾文星，徐静，吕秋云．心理治疗：家庭与辅导[M]．北京：北京大学医学出版社，2011.

[37] 曾文星. 家庭的关系与家庭治疗[M]. 北京:北京大学医学出版社,2002.

[38] 王成彪,林红. 家庭心理学[M]. 北京:开明出版社,2012.

[39] 马希权,赵旭东. 家庭治疗及相关的家庭研究概述[J]. 同济大学学报(医学版),2010,31(01).

[40] 刘丹,张婕. 个案概念化在系统家庭治疗中的应用[J]. 中国临床心理学杂志,2014,22(4):746-748.

[41] Marker I, Norton PJ. The efficacy of incorporating motivational interviewing to cognitive behavior therapy for anxiety disorders:A review and meta-analysis[J]. Clin Psychol Rev,2018,62:1.

[42] 徐玥泽. 心理动力学疗法[M]. 北京:中国轻工业出版社,2012.

[43] 欧文·亚隆(Irvin Yalom),等. 团体心理治疗——理论与实践[M]. 5 版. 李敏,李鸣,译. 北京:中国轻工业出版社,2010.

[44] 樊富珉,何瑾. 团体心理咨询理论、技术与设计[M]. 北京:中央电大出版社,2014.

[45] 乔恩·卡巴金. 多舛的生命[M]. 北京:机械工业出版社,2018.

[46] 乔恩·卡巴金. 正念[M]. 海南:海南出版社,2013.

[47] Peter Fonagy, Patrick Luyten. Fidelity vs. flexibility in the implementation of psychotherapies:time to move on[J]. World psychiatry:2019,18(3):270-271.

[48] Norcross JC, Goldfried MR(eds). Handbook of psychotherapy integration[M]. Oxford:Oxford University Press,2005.

[49] 曹锦亚,魏镜,洪霞,等. 综合医院多元整合精神卫生服务[J]. 协和医学杂志,2016,007(006):436-438.

第二十一章　康复治疗

康复治疗是治疗精神疾病的重要方法之一。它是通过学习、训练措施和环境支持，以尽可能使社会性及职业性角色功能恢复到最大程度，当恢复功能受到持续性缺陷与症状的限制时，应致力于帮助个体对象获得补偿性的生活、学习和工作环境，如庇护工厂、中途宿舍等，以及将其功能调整或训练到实际可达到的水平。

精神康复基本原则：①功能训练；②全面康复；③回归社会；④提高生活质量。常用的康复治疗主要有：日常生活技能训练、家庭生活技能训练、文体娱乐活动训练、社会交往技能训练、疾病的自我管理技能训练、职业技能训练等。

第一节　日常生活技能训练

一、适应证

精神疾病的慢性期，最基本的自我照料能力减退。

二、目的

对患者仪表不整、退缩和生活懒散等行为进行有针对性的训练，改善患者日常生活不能自理、躯体状况及身体运动功能衰弱的状态，以适应生活环境，提高自我照料的能力。

三、内容

训练个人卫生与生活自理能力，如洗漱、穿衣、饮食、排便、衣着和整理个人物品等。

四、方法

1. 在治疗前先对患者进行始动性评定，包括：起床、洗漱、穿衣、整理床铺、整理房间、进餐、服药、接受治疗、参加娱乐活动及睡眠等。
2. 治疗师制定康复治疗计划。
3. 治疗师演示规范的作息流程及日常生活自理相关的技能。
4. 采用阳性强化法鼓励患者逐项练习并掌握，生活技能训练应该一个项目、一个技能的简捷、轻松、愉快地进行，在练习的过程中，把技巧详细地告诉患者，要尽可能地接近现实生活。
5. 通过4周左右的训练再对患者进行始动性评定，根据评定结果治疗师制定新的治疗计划。
6. 治疗师帮助患者根据自己的实际情况制定作息时间表，并督促实施。

（姚贵忠）

第二节 家庭生活技能训练

一、适应证

精神疾病的慢性期，日常生活基本能够自理，不伴有自伤、自杀及冲动行为，但家庭生活技能缺乏。

二、目的

通过训练使患者学习有关家庭生活的一些技能，以改善家庭职能、家庭关系，增强患者的自信心。

三、内容

根据患者回归社区所要使用的社会技能开设，如家庭环境布置、家务料理、衣服洗涤、物品采购、食品烹饪、钱财管理、家庭社交礼节和交通工具使用等。

四、方法

1. 建立良好的治疗和训练关系，在充分信任与合作的基础上，由康复治疗师组织家庭成员参与的讨论，评估患者目前存在的技能问题，有针对性地选择训练项目和制定康复治疗计划。
2. 对复杂的家庭生活技能如烹饪等可集中办短期培训班。
3. 在示范带教的同时，治疗师要积极辅导患者自己操作，同时安排工作人员配合、指导和适当的监护。
4. 对患者的工作成果进行总结及评价，用肯定和引导的方法促使患者的技能不断提高，特别要鼓励家庭成员对患者的劳动表示认可。
5. 训练结束时，由工作人员与患者进行总的考评，总结交流参加活动的收获，也可以组织小组间技能比赛。

（姚贵忠）

第三节 文体娱乐活动训练

一、适应证

精神疾病的慢性期，日常生活基本能够自理，不伴有严重的躯体疾病，但主动性缺乏，对疾病过分关注。

二、目的

通过文体娱乐活动的训练，提高患者机体对外界环境的应对能力，消除敌意及攻击，转移患者对疾病的过分关注，减轻病态体验，缓解不良情绪，改善患者的认知功能，提高患者的灵活性和协调性。

三、内容

开展一些参与性、学习性、竞技性的文体活动，包括：体操、球类、棋牌、音乐、舞蹈、文艺汇演等。

四、方法

1. 康复治疗师首先要调查患者的兴趣爱好、特长和对文体娱乐项目的需求。

2. 根据调查结果分成不同的小组，每一个小组制定活动计划，包括技术的讲解、联系、比赛、组内联谊等，以增加患者的集体意识和竞争意识。

3. 对在活动过程中进步缓慢的患者应该积极鼓励，特别是注重来自小组内部成员之间的互动、交流及评鉴。

4. 大型活动的组织突出患者的参与，培养患者的组织和协调能力，使每位患者走出“病人”的角色，消除病耻感和自卑心理。

5. 教会患者学习寻找和利用社区文体娱乐资源。

（程　嘉）

第四节　社会交往技能训练

一、适应证

精神疾病的慢性期，日常生活能自理，但社会交往能力缺乏、自信心缺乏，不能适应当前的社会环境。

二、目的

帮助患者学习沟通和社会交往的技巧，提高社会适应能力，正确处理角色功能的缺损。

三、内容

主要针对社交技能的几个方面进行系统的、规范化的训练，这些技能包括：如何正确表达自己的感受；学习言语和非言语沟通的技巧；学习解决问题的能力；学习在不同场合的社交礼节；学会通过语言、书信等方式表达自己的愿望，与家庭成员保持情感的联系；适应不同场合的人际交谈、非言语社交技巧、友谊的建立和保持、约会或礼貌地拒绝、与人共享的休闲娱乐活动以及职业的寻找和保持等。

四、方法

1. 建立社交技能训练小组并对小组成员的社交能力进行初期评估。

2. 康复治疗师与患者一起讨论训练目标，并制定康复治疗计划。

3. 社交技能训练的主要技术是：指导、示范、角色扮演、反馈及家庭作业。

4. 鼓励患者使用同样的社会性学习的方法，在社区内发展社交行为。

5. 促使患者习得的技能维持及灵活应用。

（程　嘉）

第五节　疾病的自我管理技能训练

一、适应证

精神疾病的恢复期，日常生活能自理，具有基本的社交技能，但对疾病的认识不足，药物治疗的依从性不良。

二、目的

通过症状自我监控和药物自我管理等技能训练，提高患者对精神疾病的认识，了解精神疾病的诊断、治疗及康复的常识，有效地提高药物治疗的依从性，症状识别，减少疾病的复发。

三、内容

1. 症状自我监控技能包括4个领域

（1）识别精神疾病复发的先兆症状。

（2）监控复发的先兆症状。

（3）识别和应对持续症状。

（4）学会拒绝饮酒和吸毒的技能。

2. 药物自我管理技能包括4个技能领域

（1）获得抗精神病药物作用的有关知识。

（2）学会自我管理和评价药物作用的正确方法。

（3）识别和处置药物的不良反应。

（4）学会与医务人员联系商讨有关药物治疗问题的知识。

四、方法

1. 建立疾病的自我管理技能训练小组并进行初期评估，评估使用列举的精神疾病防治康复的基本知识清单。

2. 每个领域训练内容均包括7个步骤：

（1）内容介绍　介绍这部分训练的主要内容、目的、意义，鼓励患者积极参与训练。

（2）看录像、提问与解答　观看这部分技能训练的录像（基于Liberman RP. 的国内版本），由康复治疗师针对录像内容进行讲解，然后提出一些问题让患者回答。

（3）角色扮演　让患者结合录像内容进行角色扮演和行为演练，以巩固所学的知识，并锻炼人际交往能力。

（4）资源管理 让患者讨论在现实生活中使用这些技能时需要具备的条件。

（5）解决新出现的问题 让患者讨论在现实生活中使用这些技能时，如果出现意外情况应该如何应付，使他们把所学到的解决问题的办法应用到实际中去。

（6）实际练习 在康复师的陪伴下，模拟现实环境，让患者进行实际生活练习。

（7）布置家庭作业 每堂课后给患者留少量作业，帮助患者进一步巩固课堂上所学到的技能，不依赖康复师独立完成布置的作业。

3. 通过以上的7个步骤，患者掌握包括症状监控和药物自我管理技能的知识，使用列举的精神疾病防治康复的基本知识清单再次评估。

4. 在整个治疗过程中鼓励患者的家属参与。

（闫 芳）

第六节 职业技能训练

一、适应证

处于精神疾病恢复期的从业年龄阶段的患者，具有一定的独立生活能力，有从事工作的愿望，但缺乏相应的职业技能。

二、目的

通过职业技能训练帮助从业年龄段的患者寻找就业方向或保持及适应职业的状态，逐步恢复患者的劳动能力，为就业和工作安置创造条件。

三、内容

为了使患者的工作和学习得到重新安置，尽可能恢复病前职业技能或发展新技能，以适应职业的需要。训练内容应尽可能与回归社会后将从事的职业技能相关。

四、方法

1. 评估患者的职业定向，根据评估结果制定康复治疗计划。

2. 职业康复训练一般包括以下步骤：（1）工作技能评估；（2）工作适应训练；（3）职业技能训练；（4）庇护性就业；（5）过渡性就业；（6）工作安置；（7）职业保持。

3. 在职业技能训练中首先确定患者的个体能力、技巧和兴趣，针对其个体需要给予训练和有效指导。

4. 职业康复训练要遵循量力而行的原则，逐步加大劳动强度和工作的复杂性，直到恢复原有的工作。

5. 鼓励患者充分利用社区中过渡性的康复机构如日间康复站，并积极参与活动。

6. 积极开展有组织的集体训练活动，防止出现松散放任的局面，并采取各种激励性和强化性措施以加强效果。

（闫 芳）

参考文献

[1] 翁永振．精神分裂症的康复操作手册[M]. 北京:人民卫生出版社,2009.

[2] 姚贵忠．精神分裂症住院康复管理手册[J]. 中国心理卫生杂志,2009.

[3] 陆林．沈渔邨精神病学[M].6 版．北京:人民卫生出版社,2018.

[4] Helen Killaspy. The Rehabilitation Effectiveness for Activities for Life(REAL) study: a national programme of research into NHS inpatient mental health rehabilitation services across England,2017.